NANDA International Nursing Diagnoses: Definitions and Classification

2021—2023

NANDA-I 护理诊断

定义与分类（2021—2023）

（原著第 12 版）

主　编　［美］T. Heather Herdman

［日］Shigemi Kamitsuru

［巴西］Camila Takáo Lopes

主　译　李小妹　周凯娜

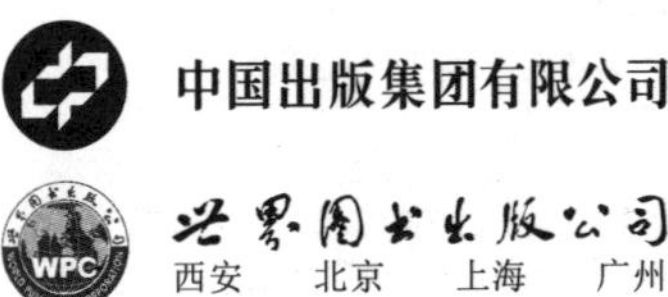

中国出版集团有限公司

世界图书出版公司

西安　北京　上海　广州

图书在版编目（CIP）数据

NANDA-I 护理诊断：定义与分类（2021—2023）（原著第 12 版）/（美）T. 希瑟·赫德曼（T. Heather Herdman），（日）上原重美（Shigemi Kamitsuru），（巴西）卡米拉·塔卡奥·洛佩斯（Camila Takáo Lopes）主编；李小妹，周凯娜译 .—西安：世界图书出版西安有限公司，2023.9

书名原文：NANDA-I Nursing Diagnoses: Definitions and Classification（2021—2023），12/e

ISBN 978-7-5232-0384-2

Ⅰ．① N… Ⅱ．① T… ②上… ③卡… ④李… ⑤周… Ⅲ．①护理学—诊断学 Ⅳ．① R47

中国国家版本馆 CIP 数据核字（2023）第 088304 号

书　　名	**NANDA-I 护理诊断：定义与分类（2021—2023）** NANDA-I HULI ZHENDUAN: DINGYI YU FENLEI（2021—2023）
主　　编	［美］T. Heather Herdman　［日］Shigemi Kamitsuru ［巴西］Camila Takáo Lopes
译　　者	李小妹　周凯娜
责任编辑	胡玉平
装帧设计	新纪元文化传播
出版发行	**世界图书出版西安有限公司**
地　　址	西安市雁塔区曲江新区汇新路 355 号
邮　　编	710061
电　　话	029-87214941　029-87233647（市场营销部） 029-87234767（总编室）
网　　址	http://www.wpcxa.com
邮　　箱	xast@wpcxa.com
经　　销	新华书店
印　　刷	西安市久盛印务有限责任公司
开　　本	889mm × 1194mm　1/32
印　　张	17.25
字　　数	500 千字
版次印次	2023 年 9 月第 1 版　　2023 年 9 月第 1 次印刷
版权登记	25-2023-105
国际书号	ISBN 978-7-5232-0384-2
定　　价	158.00 元

医学投稿　xastyx@163.com ‖ 029-87279745　029-87285296

☆如有印装错误，请寄回本公司更换☆

献　辞

NANDA-I 公司董事会谨将本书献给曾在新冠病毒疫情一线工作的护士们。在此期间，我们向这些护士的勇气和奉献精神致敬，并特别要表彰那些在照护患者及家属的过程中牺牲的护士们！

译者序

在全球突发公共卫生事件不断增多、疾病谱快速转化，以及护士角色不断扩展的背景下，护士亟须不断提升自身专业水平，采用科学的途径及方法，进一步检索和收集新发疾病护理的科学证据，以保障护理活动的科学性、安全性、系统性及有效性。在这种情况下，如何制定能够准确反映目前全球公众健康与疾病问题的护理诊断，并确保诊断的科学证据水平，已成为国内外护理同仁共同面临的严峻挑战。

基于上述背景，《NANDA-I护理诊断：定义与分类（2021—2023）》第12版对第11版提供的244项诊断项目及其证据水平进行了大幅修订和完善。在整体结构上，对上一版的内容及结构做了进一步调整、优化、增补及整合。内容共包括四部分，即NANDA-I术语的基本信息、改进术语的研究建议、NANDA-I护理诊断的应用，以及NANDA-I护理诊断。全书整体布局简洁明了，内容循序渐进，逻辑深入浅出，满足了国内外不同工作环境及领域的护理同仁不断提高自身专业水平，以满足公众不断增加的健康需求的愿望。

需要强调的是，第12版每一项护理诊断及其证据基础都是NANDA-I成员及志愿者智慧的结晶。为了及时分享这些护理学的最新信息，使国内广大护理同仁及学生更深入地了解NANDA-I的最新护理诊断及其发展和现状，满足其学习、科研和临床护理实践的迫切需要，世界图书出版西安有限公司在充分听取国内外权威专家意见的基础上，选择引进了全球最权威、也是最新版的护理诊断版权进行翻译。该书不仅可以帮助临床护士系统学习护理诊断，而且也可以帮助护理院校的师生全面了解并应用最新的护理诊断。

在翻译过程中，我们尽可能忠实于原文，从专业角度尽量做到准确理解及表达，对于某些因文化及语言表达造成的差异，我们采用了意译，以最大限度满足广大读者的学习需要。

由于译者的水平及能力有限，本书在翻译过程中难免有疏漏之处，敬请使用本书的各位读者及护理界同仁不吝指正，使我们的翻译日臻完善。

李小妹　周凯娜

2023 年 6 月

前　言

“国际护士与助产士年”活动在与新冠病毒疫情的斗争中拉开了序幕。尽管有时缺乏防护设备，但我们对照护患者的卫生保健专业人员深怀感激。在撰写本书原著的时候，新冠病毒疫情的影响在全球范围内仍持续蔓延。希望读者在阅读本书时，人们已经拥有针对新冠病毒感染疾病的有效治疗和预防措施，并可供每个人使用。

前段时间，一位奋战在一线的护士问我，新冠病毒感染患者应该使用哪种护理诊断？这个问题提醒我们需要反复强调护理诊断的意义，然而重要的是，具有相同医疗诊断的患者，不一定具备相同的人类反应（护理诊断）。同样，感染相同基因型冠状病毒的患者，也不一定具备相同的人类反应。这就是在为每个患者提供适当的护理之前，为什么护士必须进行护理评估，并确定患者的独特反应（护理诊断）。即使在当前这样的时刻，护士也需要识别独立的护理诊断并处理与患者及其家属相关的信息，而这与医疗诊断不同。如果护士对新冠病毒感染患者及其家属的护理诊断做了适当的记录，那么在不久的将来，我们将能够以国际视野识别他们在人类反应中的共性与差异。

在本书2021—2023版（第12版）中，分类系统提供了267项诊断，其中增加了一些新的护理诊断。每一项护理诊断都是NANDA-I一位或多位志愿者的劳动成果，并且大部分护理诊断都具有明确的证据基础。在获得诊断发展委员会（Diagnosis Development Committee, DDC）批准之前，每一项新的诊断都由DDC指定的首席评审员和内容专家进行评审和完善。然而，获得DDC的批准并不意味着诊断“完整”或在所有国家或实践领域“均可使用”。众所周知，护理实践和规范因不同国家或地区而有差异。希望新护理诊断的发布将促进世界不同地区的进一步实证研究，以获得更高水平的证据。

我们始终欢迎提交新的护理诊断。与此同时，也迫切需要修订现有的诊断，以反映最新的证据。在第 11 版中，我们确定了大约 90 个没有指定证据水平（level of evidence, LOE）的诊断，或需要重点更新的诊断。感谢众多志愿者的合作，他们中的大多数都在护理诊断的重点领域发表了研究成果，这些诊断中的大多数目前都得到了修订，并满足了 LOE 标准的要求。然而，我们无法完成所有诊断的修订。因此，仍有 32 项诊断没有确定的 LOE。这就需要在下一版出版之前修订或删除剩余的诊断。我们热烈欢迎所有的学生和研究人员向 NANDA-I 提交其有关护理诊断的研究成果，以加强术语的证据基础。

NANDA-I 术语已被翻译成 20 多种不同的语言。把抽象的英语术语翻译成其他语言往往面临重重困难，此时可采用美国国家医学图书馆的医学主题词（Medical Subject Headings, MeSH）中的标准化术语，以便于翻译。在适当情况下，识别诊断指标中的医学主题词还可以提供术语的标准化定义，从而能够支持翻译人员的工作。

自上一版出版以来，我们希望与学术合作伙伴波士顿学院（Boston College, BC）和康奈尔护理学院（Connell School of Nursing）建立持久的合作伙伴关系。在 Dorothy Jones 博士的指导下，马乔里·戈登知识开发和临床推理项目（Marjory Gordon Program for Knowledge Development and Clinical Reasoning）已经成立，且于 2018 年在波士顿学院召开了第一次大会，并计划在 2020 年举行第二次大会；但由于新冠病毒疫情的影响，第二次大会被遗憾取消。然而，作为波士顿学院和 NANDA-I 合作的结晶，在线教育模块的工作已经完成。欢迎来自世界各地尤其是巴西、意大利、西班牙和尼日利亚的博士后学者加入该项目，这些合作仍将继续。期待与波士顿学院的合作关系能够带来更多的会议、教育机会、博士后奖学金及未来的机会。衷心感谢 Jones 博士、Susan Gennaro 院长和 Christopher Grillo 副院长的协作、共同指导和奉献，使这一伙伴关系成为现实。

感谢所有 NANDA-I 志愿者、委员会成员、主任委员和董事会所做的工作，感谢他们付出的时间、承诺、贡献和持续的支持。也感谢各位内容专家（content experts），虽然他们不是 NANDA-I 的成员，但也花费了大量的时间和精力审核和修订各自专业领域内的诊断。衷心感谢由首席执行官 T. 希瑟·赫德曼（T. Heather Herdman）博士领导的 NANDA-I 所有工作人员的努力和支持。

特别感谢 DDC 的各位委员在修订和编辑本书时对全部术语的审查和修订所付出的努力，特别是新任主席 Camila Takáo Lopes 博士 2019 年以来所做的领导工作。这一卓越的委员会代表了北美、南美和欧洲的学术水平，是 NANDA-I 知识内涵真正的“动力室”。此外，对志愿者们在此期间所做的令人惊叹的全面工作印象深刻，这些志愿者令人倍感欣慰。

能够担任这一国际护士协会的主席令我深感荣幸，期待未来能够继续完成我们的工作。

Shigemi Kamitsuru, PhD, RN, FNI

President, NANDA International, Inc.

致　谢

本版做了大量的修订工作。如果没有世界各地众多护士自愿付出的大量时间和精力，这项任务是不可能完成的。我们特别感谢以下人员：

章节编委

提交诊断的证据水平标准的修订

—Marcos Venícios de Oliveira Lopes, PhD, RN, FNI. *Universidade Federal do Ceará* (Federal University of Ceará), Brazil

—Viviane Martins da Silva, PhD, RN, FNI. *Universidade Federal do Ceará* (Federal University of Ceará), Brazil

—Diná Monteiro da Cruz, PhD, RN, FNI. *Universidade de São Paulo* (São Paulo University), Brazil

护理诊断基础和护理诊断：国际术语

—Susan Gallagher-Lepak, PhD, RN. University of Wisconsin-Green Bay, USA

临床推理：从评估到形成诊断

—Dorothy A. Jones, EdD, RNC, ANP, FNI, FAAN. Boston College, USA

—Rita de Cássia Gengo e Silva Butcher, PhD, RN. The Marjory Gordon Program for Clinical Reasoning and Knowledge Development, Boston College, USA

NANDA-I 护理诊断分类系统的特点及定义

—Sílvia Caldeira, PhD, RN. *Universidade Católica Portuguesa* (Catholic Portuguese University), Portugal

顾　问

2019年诊断发展委员会工作组的内容专家名单

—Emilia Campos de Carvalho, PhD, RN, FNI. *Universidade de São Paulo* (São Paulo University) Brazil

心理健康诊断内容

—Jacqueline K. Cantor, MSN, RN, PMHCNS-BC, APRN. West Hartford, USA

初级卫生保健诊断内容

—Ángel Martín García, RN. Centro de Salud San Blas (Sal Blas Healthcare Center), Spain

—Martín Rodríguez álvaro, PhD, RN. *Universidad de la Laguna* (Laguna University), Spain

重症监护诊断内容

—Fabio D'Agostino, PhD, RN. Saint Camillus International University of Health and Medical Sciences, Italy

—Gianfranco Sanson, PhD, RN. *Università degli studi di Trieste* (University of Trieste), Italy

技术支持

特别感谢Thieme出版公司高级技术开发人员Mary Kalinosky。她创建和改编了NANDA-I术语数据库，极大地提高了我们评阅和修订各分类系统术语的能力，对她为这一庞大项目所做的贡献深表感谢。

如果读者对本书中的内容有任何疑问，或发现本书的错误，请发邮件至admin@nanda.org联系我们，以便在未来出版和翻译中做出修正。

诚挚的

T. Heather Herdman, PhD, RN, FNI, FAAN

Shigemi Kamitsuru, PhD, RN, FNI

Camila Takáo Lopes, PhD, RN, FNI

NANDA International, Inc.

目　录

第 1 部分　NANDA-I 术语：基本信息

第 2 部分　改进术语的研究建议

第 3 部分　NANDA-I 护理诊断的应用

第 4 部分　NANDA-I 护理诊断

第 1 部分

NANDA-I 术语：基本信息

1 NANDA-I 2021—2023 版新增内容

2 NANDA-I 护理诊断应用的国际化思考

1 NANDA-I 2021—2023 版新增内容

T. Heather Herdman, Shigemi Kamitsuru, Camila Takáo Lopes

1.1 NANDA-I 2021—2023 版的变化和修订概述

第一部分概述了本版的主要变化：新的和修订的诊断，废弃的诊断，继续修订使诊断指标术语标准化，诊断提交的新证据水平，对术语的拟定细化，以及对护理诊断需要发展的介绍性建议。

我们希望第 12 版的组织编排能够使其得到高效和有效的使用。我们欢迎各位读者的反馈。如果有任何建议，请通过电子邮件发送至：admin@nanda.org。

本版已根据读者的反馈进行了修订，以满足学生、临床医生和研究人员的需求，并为教育工作者提供额外的支持。评估中添加了新信息。诊断发展委员会工作组的国际合作者修订了许多诊断，以强化其证据水平。对每个诊断的诊断指标进行了修订，以减少歧义并提高清晰度。编辑人员尽可能通过参考医学主题词表（MeSH，https://www.ncbi.nlm.nih.gov/mesh）为翻译人员提供标准化定义，以确保跨语言的一致性。提出了修订后的证据水平标准，以确保所有提交纳入分类系统的未来诊断都处于适当的证据水平，从而代表当前的护理知识强度。

熟悉本书之前版本的读者可能会注意到，本版的诊断标签中不再突出显示诊断焦点。相反，读者将在分类系统中每个诊断的标签下方找到诊断焦点。这样做是为了便于识别跨语言的诊断焦点。

1.2 新的护理诊断

新的和修订的护理诊断已提交给 NANDA-I 诊断发展委员会。在此祝贺那些提交和（或）修订的诊断成功达到证据水平标准的提交者。诊断发展委员会批准了 46 项新诊断，并提交给了 NANDA-I 董事会（表 1.1），现将提交术语的成员和用户纳入此处。下面列出了每个诊断的提交者。

表 1.1　新增 NANDA-I 护理诊断（2021—2023）*

领域	诊断
1. 健康促进	有企图私自出走的危险（00290）
	愿意加强锻炼参与度（00307）
	健康维持行为无效（00292）*
	健康自我管理无效（00276）*
	愿意加强健康自我管理（00293）*
	家庭健康自我管理无效（00294）*
	家庭维持行为无效（00300）*
	有家庭维持行为无效的危险（00308）
	愿意加强家庭维持行为（00309）
2. 营　养	婴儿吸吮－吞咽反应无效（00295）*
	有代谢综合征的危险（00296）*
3. 排泄与交换	残疾相关性尿失禁（00297）*
	混合性尿失禁（00310）
	有尿潴留的危险（00322）
	排便控制受损（00319）*
4. 活动 / 休息	活动耐受性降低（00298）*
	有活动耐受性降低的危险（00299）*
	有心血管功能受损的危险（00311）
	淋巴水肿自我管理无效（00278）
	有淋巴水肿自我管理无效的危险（00281）
	有血栓形成的危险（00291）
	成人呼吸机戒断反应性功能障碍（00318）
5. 感知 / 认知	思维过程受损（00279）
7. 角色关系	家庭认同障碍综合征（00283）
	有家庭认同障碍综合征的危险（00284）
9. 应对 / 压力耐受性	适应不良性哀伤（00301）*
	有适应不良性哀伤的危险（00302）*
	愿意改善哀伤（00285）
11. 安全 / 保护	干眼症自我管理无效（00277）
	有成人跌倒的危险（00303）*
	有儿童跌倒的危险（00306）
	乳头－乳晕复合体损伤（00320）
	有乳头－乳晕复合体损伤的危险（00321）

表 1.1（续）

领域	诊断
	成人压力性损伤（00312）
	有成人压力性损伤的危险（00304）*
	儿童压力性损伤（00313）
	有儿童压力性损伤的危险（00286）
	新生儿压力性损伤（00287）
	有新生儿压力性损伤的危险（00288）
	有自杀行为的危险（00289）*
	新生儿体温过低（00280）
	有新生儿体温过低的危险（00282）
13. 生长 / 发育	儿童发育迟滞（00314）
	有儿童发育迟滞的危险（00305）*
	婴儿运动发育迟滞（00315）
	有婴儿运动发育迟滞的危险（00316）

* 出于分类的目的，在修订诊断标签和定义时，原始代码将被淘汰，同时分配新代码

护理诊断提交者：这里包括那些提交新诊断或完成诊断评审的贡献者，包括标签和定义的修改，或重点内容的修改。集体工作中的个人集中列出；如果有多个个人或团体提交了修订的内容，则会单独列出。

提交国：1. 巴西；2. 德国；3. 伊朗；4. 墨西哥；5. 西班牙；6. 土耳其；7. 美国。

领域 1. 健康促进

– 有企图私自出走的危险

· Amália F. Lucena, Ester M. Borba, Betina Franco, Gláucia S. Policarpo, Deborah B. Melo, Simone Pasin, Luciana R. Pinto, Michele Schmid[1]

– 愿意加强锻炼参与度

· Raúl Fernando G. Castañeda[4]

– 健康维持行为无效

· Rafaela S. Pedrosa, Andressa T. Nunciaroni[1]

· Camila T. Lopes[1]

– 健康自我管理无效

· Camila S. Carneiro, Agueda Maria R. Z. Cavalcante, Gisele S. Bispo, Viviane M. Silva, Alba Lucia B.L. Barros[1]

· Maria G.M.N. Paiva, Jéssica D.S. Tinôco, Fernanda Beatriz B.L. Silva, Juliane R. Dantas, Maria Isabel C.D. Fernandes, Isadora L.A. Nogueira, Ana B.A. Medeiros Marcos Venícios O. Lopes, Ana L.B.C. Lira[1]

· Richardson Augusto R. Silva, Wenysson N. Santos, Francisca M.L.C. Souza, Rebecca Stefany C. Santos, Izaque C. Oliveira, Hallyson L.L. Silva, Dhyanine M. Lima[1]

· Camila T. Lopes[1]

– 愿意加强健康自我管理

· DDC

– 家庭健康自我管理无效

· Andressa T. Nunciaroni, Rafaela S. Pedrosa[1]

· Camila T. Lopes[1]

– 家庭维持行为无效，有家庭维持行为无效的危险，愿意强化家庭维持行为

· Ángel Martín-García[5]

· DDC

领域 2. 营　养

– 婴儿吸吮 – 吞咽反应无效

· T. Heather Herdman[7]

– 有代谢综合征的危险

· DDC

领域 3. 排泄与交换

– 残疾相关性尿失禁，混合性尿失禁

· Juliana N. Costa, Maria Helena B.M. Lopes, Marcos Venícios O.Lopes[1]

– 有尿潴留的危险

· Aline S. Meira, Gabriella S. Lima, Luana B. Storti, Maria Angélica A. Diniz, Renato M. Ribeiro, Samantha S. Cruz, Luciana Kusumota[2]

· Juliana N. Costa, Micnéias L. Botelho, Erika C.M. Duran,

Elenice V. Carmona, Ana Railka S. Oliveira-Kumakura, Maria Helena B.M. Lopes[2]

– 排便控制受损

· DDC

· Barbara G. Anderson[7]

领域 4. 活动 / 休息

– 活动耐受性降低，有活动耐受性降低的危险

· Jana Kolb, Steve Strupeit[2]

– 有心血管功能受损的危险

· María B.S. Gómez5, Gonzalo D. Clíments5, Tibelle F. Mauricio1, Rafaela P. Moreira1, Edmara C. Costa[1]

· Gabrielle P. da Silva, Francisca Márcia P. Linhares, Suzana O. Mangueira, Marcos Venícius O. Lopes, Jaqueline G.A. Perrelli, Tatiane G. Guedes[1]

– 淋巴水肿自我管理无效，有淋巴水肿自我管理无效的危险

· Gülengün Türk, Elem K. Güler, İzmir Demokrasi[6]

· DDC

– 有血栓形成的危险

· Eneida R.R. Silva, Thamires S. Hilário, Graziela B. Aliti, Vanessa M. Mantovani, Amália F. Lucena[1]

· DDC

– 成人呼吸机戒断反应性功能障碍

· Ludmila Christiane R. Silva, Tania C.M. Chianca[1]

领域 5. 感知 / 认知

– 思维过程受损

· Paula Escalada-Hernández, Blanca Marín-Fernández[5]

领域 7. 角色关系

– 家庭认同障碍综合征，有家庭认同障碍综合征的危险

· Mitra Zandi, Eesa Mohammadi[3]

· DDC

领域 9. 应对 / 压力耐受性

– 适应不良性哀伤，有适应不良性哀伤的危险，愿意改善哀伤

· Martín Rodríguez-Álvaro, Alfonso M. García-Hernández, Ruymán Brito-Brito[5]

· DDC

领域 11. 安全 / 保护

– 干眼症自我管理无效

· Elem K. Güler, İsmet Eşer[6], Diego D. Araujo, Andreza Werli-Alvarenga, Tania C.M. Chianca1

· Jéssica N. M. Araújo, Allyne F. Vitor[1]

· DDC

– 有成人跌倒的危险

· Flávia O.M. Maia[1]

· Danielle Garbuio, Emilia C. Carvalho[1]

· Dolores E. Hernández[1]

· Camila T. Lopes[1]

· Silvana B. Pena, Heloísa C.Q.C.P. Guimarães, Lidia S. Guandalini, Mônica Taminato, Dulce A. Barbosa, Juliana L. Lopes, Alba Lucia B.L. Barros[1]

– 有儿童跌倒的危险

· Camila T. Lopes, Ana Paula D.F. Guareschi[1]

– 乳头 – 乳晕复合体损伤，有乳头 – 乳晕复合体损伤的危险

· Flaviana Vely Mendonca Vieira[1]

· Agueda Maria Ruiz Zimmer Cavalcante[1]

· Janaina Valadares Guimarães[1]

– 成人压力性损伤，有成人压力性损伤的危险

· Amália F. Lucena, Cássia T. Santos, Taline Bavaresco, Miriam A. Almeida[1]

· T. Heather Herdman[7]

– 儿童压力性损伤，有儿童压力性损伤的危险，新生儿压力性损伤，有新生儿压力性损伤的危险

· T. Heather Herdman[7]

· Amália F. Lucena, Cássia T. Santos, Taline Bavaresco, Miriam A. Almeida[1]

– 有自杀行为的危险

· Girliani S. Sousa, Jaqueline G.A. Perrelli, Suzana O. Mangueira, Marcos Venícios O. Lopes, Everton B. Sougey[1]

– 新生儿体温过低，有新生儿体温过低的危险

· T. Heather Herdman[7]

领域 13. 生长 / 发育

– 儿童发育迟滞

· Juliana M. Souza, Maria L.O.R. Veríssimo[1]

· T. Heather Herdman[7]

– 有儿童发育迟滞的危险，婴儿运动发育迟滞，有婴儿运动发育迟滞的危险

· T. Heather Herdman[7]

1.3 修订的护理诊断

作为 DDC 工作组工作内容的一部分，有 67 项诊断在此修订周期内做了修订。表 1.2 展示了这些诊断，表内列出了每个诊断修订的贡献者。表中未展示的是那些由于严格短语细化或细微编辑修改而修订的诊断；此处仅列出了内容修改（标签修订、诊断定义修订或诊断指标修改）的诊断。

表 1.2 修订的 NANDA-I 护理诊断（2021—2023）

诊断	修订				
	定义	DC 补充	DC 删除	ReF/RiF 补充	ReF/RiF 删除
领域 1. 健康促进					
久坐的生活方式	×	×	×	×	
保护无效		×		×	
领域 2. 营　养					
营养失衡：低于机体需要量		×	×	×	×
吞咽受损		×			
有血糖水平不稳定的危险				×	
有体液容量失衡的危险				×	
体液容量不足				×	
有体液容量不足的危险				×	
体液容量过多		×		×	

表 1.2（续）

诊断	修订				
	定义	DC 补充	DC 删除	ReF/RiF 补充	ReF/RiF 删除
领域 3. 排泄与交换					
排尿受损					×
压力性尿失禁	×	×		×	
急迫性尿失禁	×			×	
有急迫性尿失禁的危险				×	
尿潴留	×	×		×	
便秘	×	×	×	×	×
有便秘的危险				×	
感知性便秘				×	
腹泻	×			×	
气体交换受损		×	×	×	
领域 4. 活动 / 休息					
失眠	×	×	×	×	×
床上活动障碍		×		×	
轮椅移动障碍		×		×	
疲乏		×	×	×	×
低效性呼吸型态		×	×	×	×
领域 5. 感知 / 认知					
慢性精神错乱				×	
知识缺乏	×	×		×	
记忆受损				×	
语言沟通障碍		×		×	
领域 6. 自我感知					
绝望	×	×	×	×	
愿意加强希望	×	×			
长期低自尊	×		×	×	
有长期低自尊的危险	×				
情境性低自尊	×		×	×	
有情境性低自尊的危险	×				
体像受损	×	×	×	×	×

表 1.2（续）

诊断	修订				
	定义	DC 补充	DC 删除	ReF/RiF 补充	ReF/RiF 删除
领域 7. 角色关系					
抚养障碍	×	×		×	
有抚养障碍的危险	×			×	
愿意加强抚养	×	×			
社交障碍		×		×	
领域 9. 应对 / 压力耐受性					
焦虑	×	×	×	×	×
死亡焦虑	×	×		×	
恐惧	×	×	×	×	×
无能为力	×	×	×	×	
有无能为力的危险	×			×	
领域 10. 生活原则					
愿意加强精神健康	×	×			
精神困扰	×	×	×	×	×
有精神困扰的危险				×	×
领域 11. 安全 / 保护					
有感染的危险				×	
气道清除无效	×	×	×	×	×
有吸入的危险				×	×
有干眼症的危险	×				×
有尿道损伤的危险				×	
有围手术期体位性损伤的危险				×	
有休克的危险	×			×	
皮肤完整性受损		×	×	×	
有皮肤完整性受损的危险				×	
手术恢复延迟		×		×	
有手术恢复延迟的危险				×	
组织完整性受损		×	×	×	
有组织完整性受损的危险				×	
有乳胶过敏反应的危险	×			×	
体温过低	×		×		

表 1.2（续）

诊断	修订				
	定义	DC 补充	DC 删除	ReF/RiF 补充	ReF/RiF 删除
有体温过低的危险					×
有围手术期体温过低的危险				×	×
领域 12. 舒　适					
慢性疼痛综合征			×	×	
分娩痛				×	
社交隔离	×	×		×	

DC= 定义性特征；ReF= 相关因素；RiF= 危险因素

诊断修订的贡献者： 这里包括那些完成诊断评审的贡献者。

评审国：1. 奥地利；2. 巴西；3. 德国；4. 意大利；5. 日本；6. 墨西哥；7. 葡萄牙；8. 西班牙；9. 瑞士；10. 土耳其；11. 美国。

领域 1. 健康促进

– 久坐的生活方式

· Marcos Venicios O. Lopes, Viviane Martins da Silva, Nirla G. Guedes, Larissa C.G. Martins, Marcos R. Oliveira[2]

· Laís S.Costa, Juliana L. Lopes, Camila T. Lopes, Vinicius B. Santos, Alba Lúcia B.L. Barros[2]

– 保护无效

· Livia M. Garbim, Fernanda T.M.M. Braga, Renata C.C.P. Silveira[2]

领域 2. 营　养

– 营养失衡：低于机体需要量

· Renata K. Reis, Fernanda R.E.G. Souza[2]

– 吞咽受损

· Renan A. Silva, Viviane M. Silva[2]

– 有血糖水平不稳定的危险

· Grasiela M. Barros, Ana Carla D. Cavalcanti, Helen C. Ferreira, Marcos Venícios O. Lopes, Priscilla A. Souza[2]

– 有体液容量失衡的危险，体液容量不足，有体液容量不足的危险，体液容量过多

· Mariana Grassi, Rodrigo Jensen, Camila T. Lopes[2]

领域 3. 排泄与交换

– 排尿受损，尿潴留

· Aline S. Meira, Gabriella S. Lima, Luana B. Storti, Maria Angélica A. Diniz, Renato M. Ribeiro, Samantha S. Cruz, Luciana Kusumota[2]

· Juliana N. Costa, Micnéias L. Botelho, Erika C.M. Duran, Elenice V. Carmona, Ana Railka S. Oliveira-Kumakura, Maria Helena B.M. Lopes[2]

– 压力性尿失禁，急迫性尿失禁，有急迫性尿失禁的危险

· Juliana N. Costa, Maria Helena B.M. Lopes, Marcos Venícios O.Lopes[2]

· Aline S. Meira, Gabriella S. Lima, Luana B. Storti, Maria Angélica A. Diniz, Renato M. Ribeiro, Samantha S. Cruz, Luciana Kusumota[2]

– 便秘，有便秘的危险

· Barbara G. Anderson[11]

· Cibele C. Souza, Emilia C. Carvalho, Marta C.A. Pereira[2]

· Shigemi Kamitsuru[5]

– 感知性便秘

· 诊断发展委员会（DDC）

– 腹泻

· Barbara G. Anderson[11]

– 气体交换受损

· Marcos Venícios O. Lopes, Viviane M. Silva, Lívia Maia Pascoal, Beatriz A. Beltrão, Daniel Bruno R. Chaves, Vanessa Emile C. Sousa, Camila M. Dini, Marília M. Nunes, Natália B. Castro, Reinaldo G. Barreiro, Layana P. Cavalcante, Gabriele L. Ferreira, Larissa C.G. Martins[2]

领域 4. 活动 / 休息

– 失眠

· Lidia S. Guandalini, Vinicius B. Santos, Eduarda F. Silva, Juliana L. Lopes, Camila T. Lopes, Alba Lucia B. L. Barros[2]

– 床上活动障碍

· Allyne F. Vitor, Jéssica Naiara M. Araújo, Ana Paula N.L.

Fernandes, Amanda B. Silva, Hanna Priscilla da Silva[2]

– 轮椅移动障碍

· Allyne F. Vitor, Jéssica Naiara M. Araújo, Ana Paula N.L. Fernandes, Amanda B. Silva, Hanna Priscilla da Silva[2]

· Camila T. Lopes[2]

– 疲乏

· Rita C.G.S. Butcher, Amanda G. Muller, Leticia C. Batista, Mara N.Araújo[2]

· Vinicius B. Santos, Rita Simone L. Moreira[2]

– 低效性呼吸型态

· Viviane M. Silva, Marcos Venícios O. Lopes, Beatriz A. Beltrão, Lívia Maia Pascoal, Daniel Bruno R. Chaves, Livia Zulmyra C. Andrade, Vanessa Emile C. Sousa[2]

· Patricia R. Prado, Ana Rita C. Bettencourt, Juliana. L. Lopes[2]

领域 5. 感知 / 认知

– 慢性精神错乱，记忆受损

· Priscilla A. Souza[2], Kay Avant[11]

– 知识缺乏

· Cláudia C. Silva, Sheila C.R.V. Morais e Cecilia Maria F.Q. Frazão[2]

· Camila T. Lopes[2]

– 语言沟通障碍

· Amanda H. Severo, Zuila Maria F. Carvalho, Marcos Venícios O.Lopes, Renata S.F. Brasileiro, Deyse C.O. Braga[2]

· Vanessa S. Ribeiro, Emilia C. Carvalho[2]

领域 6. 自我感知

– 绝望

· Ana Carolina A.B. Leite, Willyane A. Alvarenga, Lucila C. Nascimento, Emilia C. Carvalho[2]

· Ramon A., Cibele Souza, Marta C.A. Pereira[2]

· Camila T. Lopes[2]

– 愿意加强希望

· Renan A. Silva[2], Geórgia A.A. Melo[2], Joselany A. Caetano[2], Marcos Venícios O. Lopes[2], Howard K. Butcher11, Viviane M. Silva[2]

– 长期低自尊，有长期低自尊的危险

· Natalia B. Castro, Marcos Venícios O. Lopes, Ana Ruth M. Monteiro[2]

· Camila T. Lopes[2]

– 情境性低自尊

· Natalia B. Castro, Marcos Venícios O. Lopes, Ana Ruth M. Monteiro[2]

· Francisca Marcia P. Linhares, Gabriella P. da Silva, Thais A.O. Moura[2]

· Camila T. Lopes[2]

—有情境性低自尊的危险

· Natalia B. Castro, Marcos Venícios O. Lopes, Ana Ruth M. Monteiro[2]

· Francisca Marcia P. Linhares, Ryanne Carolynne M. Gomes, Suzana O. Mangueira[2]

· Camila T. Lopes[2]

– 体像受损

· Julie Varns[11]

领域 7. 角色关系

– 抚养障碍，有抚养障碍的危险，愿意加强抚养

· T. Heather Herdman[10]

– 社交障碍

· Hortensia Castañedo-Hidalgo[6]

领域 9. 应对 / 压力耐受性

– 焦虑，恐惧

· Aline A. Eduardo[2]

– 死亡焦虑

· Claudia Angélica M.F. Mercês, Jaqueline S.S. Souto, Kênia R.L. Zaccaro, Jackeline F. Souza, Candida C. Primo, Marcos Antônio G. Brandão[2]

– 无能为力，有无能为力的危险

· Renan A. Silva[2], álissan Karine L. Martins2, Natália B. Castro[2], Anna Virgínia Viana[2], Howard K. Butcher11, Viviane M. Silva[2]

领域 10. 生活原则

– 愿意加强精神健康

· Chontay D. Glenn[11]

· Silvia Caldeira, Joana Romeiro, Helga Martins[7]

· Camila T. Lopes[2]

– 精神困扰，有精神困扰的危险

· Silvia Caldeira, Joana Romeiro, Helga Martins[7]

· Chontay D. Glenn[11]

领域 11. 安全 / 保护

– 有感染的危险

· Camila T. Lopes, Vinicius B. Santos, Daniele Cristina B. Aprile, Juliana L. Lopes, Tania A. M. Domingues, Karina Costa[2]

– 气道清除无效

· Viviane M. Silva, Marcos Venícios O. Lopes, Beatriz A. Beltrão, Lívia Maia Pascoal, Daniel Bruno R. Chaves, Livia Zulmyra C. Andrade, Vanessa Emile C. Sousa[2]

· Silvia A. Alonso, Susana A. López, Almudena B. Rodríguez, Luisa P. Hernandez, Paz V. Lozano, Lidia P. López, Ana Campillo, Ana Frías María E. Jiménez, David P. Otero, Respiratory Nursing Group Neumomadrid[8]

· Gianfranco Sanson[4]

– 有吸入的危险

· Fernanda R.E.G. Souza, Renata K. Reis[2]

· Nirla G. Guedes, Viviane M. Silva, Marcos Venícios O. Lopes[2]

– 有干眼症的危险

· Elem K. Güler, İsmet Eşer[10]

· Diego D. Araujo, Andreza Werli-Alvarenga, Tania C.M. Chianca[2]

· Jéssica N. M. Araújo, Allyne F. Vitor[2]

– 有尿道损伤的危险

· Danielle Garbuio, Emilia C. Carvalho, Anamaria A. Napoleão[2]

– 有围手术期体位性损伤的危险

· Danielle Garbuio, Emilia C. Carvalho[2]

· Camila Mendonça de Moraes, Namie Okino Sawada[2]

– 有休克的危险

· Luciana Ramos Corrêa Pinto, Karina O. Azzolin, Amália de Fátima Lucena[2]

– 皮肤完整性受损，有皮肤完整性受损的危险，组织完整性受损，有组织完整性受损的危险

· Edgar Noé M. García[6]

· Camila T. Lopes[2]

– 手术恢复延迟，有手术恢复延迟的危险

· Thalita G. Carmo, Rosimere F. Santana, Marcos Venícios O. Lopes, Simone Rembold[2]

– 有乳胶过敏反应的危险

· Sharon E. Hohler[11]

· Camila T. Lopes[2]

– 体温过低，有体温过低的危险

· T. Heather Herdman[11]

– 有围手术期体温过低的危险

· Manuel Schwanda1, Maria Müller-Staub[9], André Ewers[1]

领域 12. 舒　适

– 慢性疼痛综合征

· Thainá L. Silva, Cibele A.M. Pimenta, Marina G. Salvetti[2]

– 分娩痛

· Luisa Eggenschwiler, Monika Linhart, Eva Cignacco[9]

– 社交隔离

· Hortensia Castañeda-Hidalgo[6]

· Amália de Fátima Lucena[2]

1.4 护理诊断标签的修改

本书对 17 项护理诊断标签进行了修改，以确保诊断标签与当前文献一致，并体现人类反应。诊断标签修改参见表 1.3。由于定义和诊断指标也发生了很大的变化，原诊断从分类系统中被删除，新诊断取代原诊断，并分配了新代码。

表 1.3　NANDA-I 护理诊断中修改的护理诊断标签（2021—2023）

领域	原诊断标签	新诊断标签
1. 健康促进	健康维持无效 (00099)	健康维持行为无效（00292）
	健康管理无效（00078）	健康自我管理无效（00276）
	愿意加强健康管理（00162）	愿意加强健康自我管理（00293）
	家庭健康管理无效（00080）	家庭健康自我管理无效（00294）
	家庭维持障碍（00098）*	家庭维持行为无效（00300）
2. 营养	婴儿喂养方式无效（00107）	婴儿吸吮 – 吞咽反应无效（00295）
	有代谢失衡综合征的危险（00263）	有代谢综合征的危险（00296）
3. 排泄与交换	功能性尿失禁（00020）	残疾相关性尿失禁（00297）
	大便失禁（00014）	排便控制受损（00319）
4. 活动 / 休息	活动无耐力（00092）	活动耐受性降低（00298）
	有活动无耐力的危险（00094）	有活动耐受性降低的危险（00299）
9. 应对 / 压力耐受性	复杂性哀伤	适应不良性哀伤（00301）
	有复杂性哀伤的危险（00172）	有适应不良性哀伤的危险（00302）*
11. 安全 / 保护	有跌倒的危险（00155）	有成人跌倒的危险（00303）
	有压力性溃疡的危险（00249）	有成人压力性损伤的危险（00304）
	有自杀的危险（00150）	有自杀行为的危险（00289）
13. 生长 / 发育	有发育迟滞的危险（00112）	有儿童发育迟滞的危险（00305）

* 此诊断在之前的版本属于领域 4。根据新的概念，当前属于领域 1

1.5　废弃的护理诊断

在第 11 版的 NANDA-I 分类系统中，有 92 项诊断将在本版中被删除，除非完成额外的工作使这些诊断达到足够的证据水平，或确定适当的诊断指标。其中，有 52 项诊断已成功通过修订并提交给 NANDA-I，作为 DDC 工作组的集体工作或独立提供修订诊断的个人工作的一部分。但是，我们没有收到另外 40 项诊断的任何修订信息。由于英文版本和其他国家 / 地区的翻译版本之间存在延迟，我们推迟了删除这些剩余诊断的时间，以便让研究人员有更多时间来处理诊断的修订问题。如果没有完成额外的工作，这 40 项诊断将从 2024—2026 版本中删除。应该注意的是，在 DDC 的下一个修订周期中，对这些诊断的修订将是 NANDA-I 的优先工作事项。

根据支持删除诊断的证据，内容专家评审的 52 项诊断中有 23 项从分类系统中删除。已从分类系统中删除的诊断参见表 1.4。

表 1.4 从 NANDA-I 护理诊断（2021—2023）中删除的诊断

领域	分类	诊断标签	编码
1	2	健康维持无效	00099
	2	健康管理无效	00078
	2	愿意加强健康管理	00162
	2	家庭健康管理无效	00080
2	1	婴儿喂养型态无效	00107
	4	有代谢失衡综合征的危险	00263
3	1	功能性尿失禁	00020
	1	充盈性尿失禁	00176
	1	反射性尿失禁	00018
	2	大便失禁	00014
4	4	活动无耐力	00092
	4	有活动无耐力的危险	00094
	5	家庭维持障碍	00098
9	2	哀伤	00136
	2	复杂性哀伤	00135
	2	有复杂性哀伤的危险	00172
	3	颅内适应能力下降	00049
11	2	有跌倒的危险	00155
	2	有压力性溃疡的危险	00249
	2	有静脉血栓栓塞的危险	00268
	3	有自杀的危险	00150
	5	乳胶过敏反应	00041
13	2	有发育迟滞的危险	00112

停用上述诊断的原因如下：①新研究表明，以前的术语已经过时或在护理文献中已被替换；②缺乏可通过独立护理干预改变的相关因素；③诊断不符合问题聚焦型诊断的定义。

健康维持无效，家庭维持障碍，健康管理无效，愿意加强健康管理，家庭健康管理无效，有代谢失衡综合征的危险，大便失禁和功能性尿失禁均被删除，因为内容专家在文献回顾的过程中，发现有更合适的术语来描述这些诊断焦点。此外，这些文献综述提供了对定义和相关因素的明确说明。有人指出，NANDA-I 需要弃用可能会使临床医生感到困惑的旧术语，并采用现有研究文献支持的术语。参见表 1.3。

充盈性尿失禁被删除，因为它是尿潴留的一个决定性特征，应该是护理干预的实际焦点。

反射性尿失禁和颅内适应能力降低被删除，因为文献中缺乏可通过独立护理干预改变的相关因素。

婴儿喂养型态无效被删除，因为“喂养型态”这个短语从英语翻译成其他语言时可能会产生误导，并被错误地解释为被喂养的行为，而不是婴儿吸吮或协调吸吮－吞咽反应的能力。该诊断现由标签婴儿吮吸－吞咽反应无效（00295）来表示。

活动无耐力和有活动无耐力的危险被删除，从而创建包含判断项的诊断标签。这些诊断被活动耐受性降低（00298）和有活动耐受性降低的危险（00299）取代。

评审人未发现可通过独立护理干预改变的乳胶过敏反应的相关因素。然而，护士确实能够评估并独立干预有乳胶过敏反应的危险（00217），该诊断仍保留在分类系统中。

哀伤是人类的正常反应，因此不符合问题聚焦型护理诊断的定义。这并不意味着护士不支持处于哀伤的患者。护士应评估有适应不良性哀伤的危险（00302）和适应不良性哀伤（00301）。此外，患者可能表示希望改善他们的哀伤体验（愿意改善哀伤，00285）。

有跌倒的危险和有压力性溃疡的危险被删除，因为内容专家的文献回顾提供的证据表明，成年人、儿童和（或）新生儿之间跌倒和压力性损伤的危险因素有很大的不同。因此，这些诊断被更加细化、更具体的术语所取代。此外，根据最新的专业文献，诊断焦点压力性溃疡被更新为压力性损伤。

有静脉血栓栓塞的危险被删除，因为没有发现可以通过独立护理干预改变的静脉血栓栓塞和动脉血栓栓塞的足够明显的危险因素。新诊断有血栓形成的危险（00291），包括了两种类型血栓形成的危险因素。

有自杀的危险被删除，因为新诊断聚焦于自杀行为，更准确地反映了护士所关注的现象。自杀（杀死自己的行为）是自杀行为的不良结局。该诊断被有自杀行为的危险取代（00289）。

有发育迟滞的危险诊断已过时，因为它的定义需要通过在标签中添加年龄轴，即儿童，以此更准确地表示。因此，该诊断被有儿童发育迟滞的危险（00305）取代。

1.6 NANDA-I 护理诊断：指标术语的标准化

在第 12 版的分类系统中，我们将继续致力于减少用于定义性特征、相关因素和危险因素的术语的修改。它涉及文献检索、讨论和与世界各地不同护理专业临床专家的咨询。例如，虽然技术的发展使得查找相似的术语 / 短语或那些难以翻译的术语 / 短语变得更加容易，但这并不是一项简单的任务，需要花费数十个小时才能完成。尽管如此，我们知道它不会是完美的，这项工作将持续到下一版。

读者将会注意到，许多诊断对术语进行了细微的编辑（例如，第 11 版中的代谢改变在当前版本中为代谢异常）。本版还完成了所有相关条件和危险人群的编辑工作，正如前一版中指出的，该工作将在这个修订周期内进行。这项工作的重点是术语的清晰度，并使术语的表述方式标准化。这些修改不作为内容编辑，而是编辑修改。那些仅有编辑修改的术语的诊断不会出现在表 1.2。

本次修订的益处有很多，但以下 3 个方面可能是最显著的：

1.6.1 改进翻译

本书不同语言版本的译者对以前的术语提出了多个问题和意见，这提醒我们需要进行这项工作。例如：

– 有许多相似的术语 / 短语，翻译这些术语的方式在我们的语言中完全相同。我可以使用相同的术语 / 短语，还是必须以不同的方式翻译这些术语，即使我们在日常实践中不会这样做？迄今为止，我们还没有要求护理诊断的提交者在术语表中检索已经存在的术语 / 短语，从而使他们的术语标准化。因此，术语中的诊断指标术语 / 短语的数量 多年来大幅增加。

– 译者在翻译术语 / 短语时确保概念清晰很重要。如果原始英语中有两个术语（例如，无助 /helplessness 和绝望 /hopelessness）在概念上存在差异，那么它们就不能采用同一个术语来表示这两个不同的概念。然而，译者的纠结往往是由于原始英语术语 / 短语缺乏标准化造成的。这是第 11 版的例子：厌食（anorexia）一词见于 8 项诊断，食欲不佳（poor appetite）见于 3 项诊断，食欲下降（decrease in appetite）见于 2 项诊断，食欲不振（loss of appetite）见于 1 项诊断。将这些术语以明确区分术语的方式翻译成某些语言,即使不是不可能，也是很困难的。

减少这些术语 / 短语的变化应该会促进翻译过程，因为我们将在整个术语中使用一个术语 / 短语来表示类似的诊断指标。在第 12 版中，我们尽可能地引入了医学主题词（MeSH）术语。医学主题词构成了美国国家医学图书馆的受控词汇同义词库，用于为 MEDLINE®/PubMED® 数据库中的文章建立索引。医学主题词术语被定义，并用作推动检索的同义词库。尽管医学主题词术语在本书中不可见，但我们的译者可以随时查询医学主题词术语及其定义。这些术语及其定义应有助于译者进行更精确的翻译。对于上面讨论的与食欲相关的例子，我们采用了医学主题词术语。厌食症，定义为“食欲缺乏或丧失，同时厌恶食物和无法进食”。这意味着该术语取代了前 4 个术语。

我们还尽最大努力压缩术语，并尽可能将它们标准化。

1.6.2 提高术语的一致性

我们还收到了其他难以回答的问题。例如：当你用英语说“inadequate”时，是指缺乏质量，还是缺乏数量？答案通常是：“两者都有！”虽然这个词的二元性在英语中被广泛接受，但缺乏清晰度导致该术语并未支持使用其他语言的临床医生，并且很难翻译成根据预期含义使用不同词汇的语言。遗憾的是，术语中还使用了其他类似的词，如不足（insufficient）、不充分（inadequate）和有缺陷（deficient）。在第 12 版中，我们决定使用不充分（inadequate）一词，始终指出缺乏质量和（或）数量不足，而不足（insufficient）一词仅用于表示数量不足。此外，有缺陷（deficient）这个词用来表示缺乏某些元素或特征。例如，第 11 版中的资源获取不足和免疫力缺乏，在本版中分别被修定为资源获取不充分和免疫力不充分。

另一个问题表明需要明确区分常用术语：disease 和 illness 之间有什么区别（如果有的话）？这些术语并不是完全排他性的，英文定义可能会造成混淆。但是，需要设置一些规则，从而使这些术语的使用具有一致性。医学主题词术语疾病（disease）被定义为“具有一组特征性体征和症状的明确病理过程”。也就是说，疾病（disease）用于特定的医学病症，具有明确的名称和症状，需要治疗，如心血管疾病或炎症性肠病。同时，疾病（illness）用于患者对症状和不健康状况的主观体验，需要对其进行管理，如慢性疾病或躯体疾病。

1.6.3 推动诊断指标编码

我们经常听到护士和学生的意见，他们对一长串的诊断指标感到困惑。“我真的不知道这个诊断是否适合我的患者。我是否必须与我的患者一起找到诊断的所有定义性特征和相关因素？”在目前护理诊断的发展阶段，诊断标准并不像大多数医疗诊断那样明确。基于研究确定护理诊断标准是护理领域的一项紧迫任务。没有诊断标准，我们很难做出准确的护理诊断。此外，不能保证世界各地的护士对类似的人类反应均采用相同的护理诊断。

这项工作推动了诊断指标的编码，应该有助于诊断在电子健康记录（EHR）中填充评估数据库。目前所有术语都经过了编码以用于电子健康记录系统，这是许多组织和供应商经常要求我们做的事情。在不久的将来记录护理诊断时，可以找出评估数据中最常出现的定义性特征，这可能有助于关键诊断标准的确定。此外，确定为每个诊断发现的最常见的相关（致病）因素也将有助于实施恰当的护理干预。这一切都有助于开发关于诊断准确性的决策支持工具，以及将诊断与评估联系起来，并将相关危险因素与适当的治疗计划联系起来。

2 NANDA-I 护理诊断应用的国际化思考

T. Heather Herdman

如前所述，NANDA-I 公司首先以北美组织的形式诞生；因此，最早的护理诊断主要由来自美国和加拿大的护士制订。然而，在过去 20~30 年，全球越来越多的护士加入了护理诊断制订的工作，NANDA-I 公司的会员目前包括来自将近 40 个国家的护士，其中 2/3 的护士来自北美以外的国家。所有在课程、临床实践、研究和信息应用中采用 NANDA-I 护理诊断的各个地区均开展了相关工作。诊断的制订和完善在许多国家持续进行，与 NANDA-I 护理诊断相关的大部分研究也出现在北美以外的地区。

作为这种不断增加的国际化活动、贡献和应用的体现，北美护理诊断协会于 2002 年将其领域扩展为国际化组织，更名为 NANDA-I 公司。因此，请勿将该组织等同于北美护理诊断协会或北美护理诊断国际协会，除非特指 2002 年以前发生的事情——它并未体现我们的国际化领域，而且也不是该组织的法定名称。我们在名称中保留了“NANDA”，是因为其在护理专业中的地位。因此，NANDA 被更多地作为一种标志或品牌名称，而不是一个缩写，因为它不再“代表”该协会的原有名称。

随着越来越多地全球性应用，NANDA-I 必须妥善解决与护理实践领域差异、护士实践模式多样化、不同的法律和法规、护士资格及教育差异相关的问题。2009 年，NANDA-I 举行了一场国际智囊团会议，包括来自 16 个国家的 86 名代表。在这次会议中，针对如何处理这些问题进行了深入讨论。一些国家的护士无法使用更具有躯体特征的护理诊断，因为他们自身仍处于当前的护理实践领域冲突之中。其他国家的护士面临着确保在护理实践范围内所做的每一项工作都有明确循证依据的规定，因此，他们难以应对部分旧护理诊断和（或）那些与干预关联的、缺乏有力研究文献支持的护理诊断。关于护理诊断的使用和研究在国际护理领域领导者之间进行了讨论，以寻求能够满足全球交流需求的方向。

这些讨论形成了全体一致的决策，维持分类系统在所有语言中作为一个完整的知识体系，以便全球护士能够在国内外查阅、讨论和思考所使用的诊断性概念，并对所有诊断的合理性进行讨论、研究和探索。目前已经达成了一项关键的声明，因为在引入护理诊断之前，Summit 在此已经做出了声明：

> NANDA-I 分类系统中，不是每一项护理诊断对每一位护士在实践中都适用——从来也不曾这样。部分诊断具有特定性，不是所有的护士在临床实践中都必须使用……在分类系统中，有些诊断可能会超出护士所管理的特定区域护理实践的范围或标准。

在这种情况下，这些诊断和（或）相关 / 危险因素可能不适用于实践，如果它们超出了特定区域的护理实践范围和标准，则不应继续使用。然而，这些诊断继续保留在分类系统中是合理的，因为分类系统代表了全球护士所做的临床判断，而不是局限于某一个区域或国家。每一位护士应知晓并在其获得执业资格地区的法律或法规以及实践范围和标准内工作。然而，所有护士明确全球现有的护理实践领域也很重要，因为这预示着在各个国家不断扩展的护理实践中进行讨论和长期支持。反过来说，这些护士还可以为从当前分类系统中删除诊断的证据提供支持。如果他们没有在译文中展示这些证据，那么删除诊断不太可能发生。

即便如此，不回避使用诊断也很重要，依据地方专家或已出版教材的观点，回避使用诊断是不合理的。我遇到的一位护士指出，手术室护士“不能做诊断，因为他们不做评估”，或重症监护室的护士“必须在医生严格指导下工作，而这些指导不包括护理诊断”。这些陈述都不真实，但却代表了这些护士个人的观点。因此，在每个人自己的国家和实践领域范围内认真进行关于法规、法律和专业实践标准的自我教育很重要，而不是依赖一个人或一群人的看法，他们并未准确地定义或描述护理诊断。

最后，护士必须明确这些诊断适用于他们的实践领域，适合他们的实践范围或法律法规，以及他们所取得的资格。护理教育者、临床专家和护理管理者对保证护士明确在特定区域范围内、护理实践领域之外的诊断至关重要。有许多可以参考的各种语言版本的教材，包括完整的 NANDA-I 分类系统；因此，各个国家从 NANDA-I 文本中删除诊断无疑会引起严重的全球性混淆。分类系统的出版绝不会要求护士在分类系统范围内使用每一项诊断，亦不会在个体的护理资格或实践规定范围外对实践做出解释。

第 2 部分

改进术语的研究建议

3　NANDA-I 术语未来的改进

Shigemi Kamitsuru, T. Heather Herdman, Camila Takáo Lopes

3.1　研究重点

如前所述，即将到来的新一轮修订周期的主要优先事项之一是修订或淘汰第 12 版未修订的 41 项诊断。其次，我们鼓励对诊断进行临床验证研究，采用大样本，最好跨地区和跨患者群体进行。许多研究都是针对具有特定医疗诊断（相关条件）的患者群体进行，如 Ferreira 等（2020）的研究是关于乳腺癌患者的性功能障碍（00059）。在其他情况下，验证性研究还见于危险人群，如老年人步行障碍（00088）（Marques-Vieria et al, 2018）。虽然这些研究对那些在专业领域工作的人有帮助，但如果同一种方法被用于观察所有入院、接受家庭护理或在门诊就诊的患者，那么这些研究就不能提供对该诊断的理解广度。除了仅见于特定患者群体的指标外，还有见于所有患者的核心临床指标。

进一步的研究至关重要，因为它们将会提供一些关键信息，即哪些评估指标最适合预测患者发展为护理诊断所代表的病症。这将使我们能够缩小临床指标列表的范围，或将列表分为关键的定义性特征（DC），或必须存在以做出诊断的特征，以及支持性定义性特征。同样，鲜有研究关注护理诊断的相关危险因素，但驱动干预的主要是相关因素。因此，我们强烈支持为护士提供那些对诊断最关键的相关因素的信息的研究，从而进一步实施干预性研究，使产生诊断的原因或危险因素的影响得以消除或最小化。

由于危险人群和相关条件是诊断推理的支持性信息，但不是诊断的核心要素。因此，不鼓励仅关注这些要素的研究。

3.2　有待开发的细化和诊断

科学语言的演变是一个持续的过程，没有可以使术语完美的终点。相反，随着知识的发展，术语将不断修订和添加，同时也将被删除。其中一些演变本质上更具编辑性，如为诊断指标术语的定义和短语而开发的特定模式。其他的演变则更为复杂，需要广泛的讨论和研究，以更好地将 NANDA-I 术语定位为最强大、基于证据和标准化的护理诊断语言。以下问题代表了我们希望引起研究人员密切关注的一些关键问题。

是症状，还是护理诊断？ NANDA-I 护理诊断是通过多轴系统构建的概念；但是，当前的一些诊断标签不符合该模型的规范。一些标签仅由轴 1（诊断焦点）中的一个词构成，通常被视为症状。例如，便秘（00011）、失眠（00095）、徘徊（00154）、绝望（00124）、恐惧（00148）和体温过高（00007）。尽管其他一些诊断由两个术语构成，一个来自轴 1，另一个来自轴 6（时间），但它们也可能是症状：例如，急性精神错乱（00128）、长期悲伤（00137）和急性疼痛（00132）。这些诊断标签都没有来自轴 3（判断）的明确术语，这些术语应该包括在诊断焦点中。护士究竟评估什么？他们对这些症状的判断是什么？例如，是症状的存在、严重程度，还是自我管理？

这些诊断标签还存在另一个问题。目前，焦虑（00146）和疲劳（00093）被纳入 NANDA-I 护理诊断分类系统。然而，这些术语也被作为许多其他护理诊断的定义性特征。很难理解它们既可以作为护理诊断，又可以作为定义性特征。这让许多读者感到困惑，因此，我们经常听到："我应该诊断焦虑本身，还是应该将焦虑视为其他护理诊断的定义性特征？""我认为患者的问题是疲劳和应对无效（00069）。我应该记录这两个诊断，还是仅仅记录应对无效，因为它的定义性特征包括疲劳？"

我们建议对这些问题进行审查，以确定症状是否应属于当前的 NANDA-I 护理诊断分类系统。可能需要创建症状的二级分类，或者需要将它们从分类系统中彻底删除，因为这些症状不适合多轴结构。最近，"症状控制"和"症状自我管理"的概念在护理文献中受到极大关注。我们可能需要重新定义 NANDA-I 分类系统中的症状诊断，以反映最新的证据。例如，不是简单地命名恶心（00134）的症状，临床上有用的诊断标签可能是"恶心控制无效"和（或）"恶心自我管理无效"。同样，与慢性疼痛（00133）的症状诊断相比，"慢性疼痛控制无效"和（或）"慢性疼痛自我管理无效"可能在临床上更有用。然而，重要的是这些诊断标签代表患者的人类反应，而非指示护理问题。

适当的诊断粒度级别。另一个经常讨论的话题是术语中的护理诊断应该采用什么级别的粒度。诊断应该是广泛的（抽象的）？特定的（具体的）？还是两者兼而有之？例如，有两个问题聚焦型诊断可以反映体重问题——超重（00233）和肥胖（00232）。这些是根据体重指数（BMI）专门诊断的。然而，没有更宽泛的诊断可以解决体重管理的连续性问题，如体重控制无效或体重自我管理无效。另一个例子是，有 3 个诊断焦点关注进食（喂养）动力问题，即青少年进食动力无效（00269）、儿童进食动力无效（00270）和婴儿喂养动力无效（00271）。这是基于受试者年龄 / 发育阶段的 3 种特定诊断。然而，没有更宽泛的诊断可以覆盖所有年龄组的进食动力问题，如进食动力无效。

当前的 NANDA-I 分类系统包括各种粒度级别的护理诊断。例如，组织完整性受损（00044）的诊断范围比皮肤完整性受损（00046）和口腔黏膜完整性受损（00045）更宽泛。一些护士会争辩说，只需要组织完整性受损，因为与皮肤和黏膜相关的问题都可以使用这种诊断来处理；其他护士更喜欢具体的诊断。然而，一般而言，更精细或更具体的诊断可能会更好地指导精准的患者护理。

拥有宽泛和具体的护理诊断将帮助我们开发一个更有组织性和层次性的分类系统。此外，我们对护理诊断的分类具有不同的粒度级别，可以通过指导临床数据从抽象到更具体的分类来支持护士的临床推理。例如，在评估主诉为尿失禁的患者时，你可能会首先考虑宽泛或更普遍的诊断，如排尿障碍（00085）。然后，经过进一步评估和（或）反思后，你可能会将重点缩小到更具体的诊断——急迫性尿失禁（00238）。

我们不反对开发精细的诊断，因为它们可以指导特定的护理措施。然而，亟须确定什么级别的粒度才被认为是充分的。是否存在可能被认为过于具体的粒度级别？例如，我们真的想要诊断左手拇指活动障碍吗？

需要什么来改进翻译？粒度问题在翻译和理解不同语言的诊断焦点，以及诊断在国际临床实践中的适用性方面也很重要。这方面的一个例子是护理诊断有跌倒的危险（00155）。一个人可能会从楼梯上摔下来、从床上掉下来，或者在穿过房间时摔倒。然而，在原始英语中，只有一个术语——跌倒（fall）——用于表达从较高表面到较低表面，或在同一表面上从站立位置到较低位置的任何意外跌落。在某些语言中，这些是不同的概念，使用的术语也不同。因此，护士会对每种跌倒采取不同的预防措施，并分别报告这些事件。将两个不同的护理问题合并为一个护理诊断甚至被认为是危险的。有必要考虑某些语言会更好地服务于不同的护理诊断，以处理那些无法从原始英语准确翻译为某一个术语的现象。

在第 12 版中，诊断标签活动无耐力（00092）已修订为活动耐受性降低（00298）。本次修订基于对轴的讨论，尤其是轴 1（诊断焦点）和轴 3（判断）。之前已经解释过活动无耐力的重点是活动耐受性，并且诊断标签包含了判断“in-”。英文中，前缀“in-”一般表示“不”或“不可能”。然而，简单地将否定“活动耐受性”的人类反应作为诊断标签是没有意义的，并且已经证明在某些语言中难以翻译该术语。因此，我们对该定义进行了仔细审查，并将该定义所反映的判断词确定为“降低的”。这种修订将有助于准确翻译，并在全球范围内一致使用诊断标签。同样，还有一些其他的诊断标签需要考虑。例如，营养失衡：低于机体需要量（00002）和性功能障碍（00059）也会导致翻译困难。

诊断焦点是否体现了适当的人类反应？诊断焦点（轴 1）描述了作为诊断核心的人类反应。然而，仔细检查 NANDA-I 分类系统中诊断标签的轴 1 会发现有问题的标签——知识缺乏（00126）和愿意强化知识（00161）。这些诊断的焦点显然是“知识”。然而，知识是否体现了人类的反应？

美国国家医学图书馆的 MeSH 数据库将知识定义为“在任何文明、时期或国家中，随着时间的推移而积累的真理或事实的主体，即信息、数量和性质的累积总和”。因此，“知识”一词不包含人类对内部或外部刺激的反应。在某些语言中，直译为“愿意强化知识”没有意义。因此，我们在“知识”一词之后添加了一个本地术语“获得”。在原始英语中，诊断焦点被更改为知识获取、知识获得或知识汲取也是有可能的。

同时，判断词应将“不足”修改为“受损”或“缺乏”等。因此，我们可能有“知识获取不足”或“知识获取障碍”的诊断标签。虽然这个术语在英语和其他语言的日常用语中可能看起来很尴尬，但重要的是，我们需要真正体现人类反应的标签，并坚持多轴结构。在实践中，护士在与其他人或其他卫生专业人员交谈时，可能会谈到患者的误解或缺乏知识，但患者记录中的术语可能不同，例如，知识缺乏（00126）。这在医疗中也是如此，当我们与患者谈论他们的“心脏病发作”时，却将该术语定义为急性心肌梗死。

NANDA-I 分类系统是用户友好的吗？本版分类系统中出现了 6 项新的护理诊断，其中包含术语“自我管理”作为诊断焦点（轴 1）。我们花了大量时间来讨论这些诊断应该如何定位，即在哪个领域中进行归类。问题在于，人类对这些诊断的反应不仅是自我管理，而且还结合了描述自我管理目标的特定术语，如健康、淋巴水肿和干眼症。每个人都会赞同健康自我管理绝对是领域 1（健康促进）中的人类反应。但是，你会在哪个领域中寻找淋巴水肿自我管理或干眼症自我管理？护士之前已经通过外周组织灌注无效（00204）的诊断解决了患者与淋巴水肿相关的反应，这可以在领域 4（活动 / 休息）中找到。自 2012 年以来，另一项针对干眼症的诊断，即“有干眼症的危险（00219）”已被纳入领域 11（安全 / 保护）。

尽管所有这些新的自我管理诊断的定义都类似于领域 1 中分类 2（健康管理）的定义，但我们最终决定根据用户友好性对每个诊断进行分类。例如，护士是否会考虑在两个不同的领域中寻找可用于淋巴水肿患者的诊断？因此，你会在领域 4 中找到“淋巴水肿自我管理”的诊断，在领域 11 中找到“干眼症自我管理”的诊断。这些诊断的领域和类别在未来可能会发生变化，这取决于分类结构的进步以及我们的观点可能发生的变化。然而，我们的目标是确保以临床一致的方式在分类结构内对诊断进行归类。

在 NANDA-I 分类系统的临床可用性方面，我们将继续验证其结构。一些护士一直在努力寻找与呼吸相关的诊断，这些诊断分为 3 个领域，即领域 3（排泄与交换）、领域 4（活动 / 休息）和领域 11（安

全 / 保护）。其他护士难以定位情绪反应性诊断，这些诊断也分为 3 个领域，即领域 6（自我感知）、领域 9（应对 / 压力耐受性）和领域 12（舒适）。当你查看诊断的定义时，就有充分的理由将这些诊断归入不同的领域中。然而，分类系统提供一个对用户有意义的结构至关重要；即使不可能有一个完美的分类系统，我们也应该为之努力。

我们总是面临着新的挑战、新的知识和关于护士诊断的人类反应的新思维方式。我们期待收到读者对这些方面和其他问题的反馈及研究结果，以进一步完善 NANDA-I 术语。

参考文献

Ferreira IS, Fernandes AFC, Rodrigues AB, et al. Accuracy of the Defining Characteristics of the Sexual Dysfunction Nursing Diagnosis in Women with Breast Cancer. International Journal of Nursing Knowledge, 2020, 31(1): 37-43.

Marques-Vieira C, Sousa L, Costa D, et al. Validation of the nursing diagnosis of impaired walking in elderly. BMC Health Services Research, 2018, 18 (Suppl 2): 176.

4 提交诊断的证据水平标准的修订

Marcos Venícios de Oliveira Lopes, Viviane Martins da Silva, Diná de Almeida Lopes Monteiro da Cruz

4.1 引 言

本章旨在介绍 NANDA-I 诊断效度证据水平的新标准，以及在提交新诊断的过程中应如何使用这些标准。在内容组织方面，首先介绍并简要讨论了临床证据和效度理论的概念，其次对护理诊断的证据水平做了描述和举例说明。

本版采用的证据水平（LOE）并未反映这些新变化。目前正在为当前的诊断转换所有 LOE，这将在第 14 版中提供。但是，我们确实要求所有提交新诊断的人员参考这些更新的证据水平标准。

本节主要面向研究者、研究生及其他正在考虑开发新的护理诊断或修订以提高现有诊断证据水平的人员。

"证据"是一个难以定义的术语，在卫生领域引起了无数争论（Pearson et al, 2005; Miller & Fredericks, 2003）。一般来说，证据是指测试干预措施有效性的研究结果，在循证实践中发挥核心作用，旨在确定不同治疗之间的最佳选择。这一概念得到了扩展，致力于发展循证实践的组织已经开发了其他类型的方法，包括：评估关于干预措施对接受者重要性证据的建议，在某些情况下干预的可行性（Pearson et al, 2007），或特定诊断试验准确性的证据（Pearson et al, 2005）。

证据是一种连续性现象，并根据其稳健性按层次组织。这意味着无论证据类型如何，都可能更弱或更强。非常有力的证据是一个事实或一组事实毫无疑问地证实了某一个陈述。当陈述证据非常薄弱时，是因为人们承认可能会出现与我们今天所拥有的事实相矛盾的新事实。一些学者和组织努力制订标准来定义健康证据的层次结构，以帮助专业人员在其实践中做出决策，包括干预主题等（Merlin et al, 2009）。NANDA-I 是唯一与诊断效度证据水平标准相关的机构，在这种情况下即指护理诊断。在其他使用诊断语言标准化的领域中，不存在用于证明其效度证据水平的标准。正如你稍后将看到的，

NANDA-I 诊断效度的证据水平以和产生这些证据的研究类型相关的标准为指导。但在此之前，有必要将“临床证据”和“效度理论”联系起来，因为我们正在处理护理诊断证据的效度。

4.2　临床证据与效度理论之间的关系

效度理论起源于评估认知表现和技能工具的开发，特别是针对 19 世纪中叶公职人员或欧洲和北美大学的候选人选择（Gregory，2010）。效度的第一个定义试图将其表示为工具的特征，这意味着该工具测量了拟测量的内容。如果将此定义转换为护理诊断，那么有效的护理诊断将是一个定义性特征，能够测量它应该代表的诊断内容。例如，急性疼痛（00132）诊断本身是无效的；无论临床背景、人群、环境或评估的对象如何，所谓的“测量”急性疼痛的定义性特征集都是有效的。

你可能会认为这样的定义看起来很明显，而且相对简单。确实如此！然而，随着时间的推移，这个初始定义的简单性引起了一些怀疑。如何证明一台仪器的测量能力？如果一种仪器被证明可以测量特定人群中的某一种现象，那么如果临床中的现象与前述现象不同，这种仪器是否可以用来测量另一个人群中的相同现象？如果评估本身是为了根据现象的存在 / 不存在得出结论，那么工具本身或从中获得的解释是否被认为有效？

为了更好地理解，让我们在护理诊断的背景中重写这些相同的问题：如果大多数人的反应无法直接观察（即大多数护理没有黄金标准），我们如何证明定义性特征能够代表护理诊断？如果一组定义性特征被证明能够代表特定人群的护理诊断，例如，绝望（00124，青少年群体），那么这些特征是否也会在临床的另一个不同人群中代表相同的诊断 [例如，绝望（成年癌症患者群体）] ？如果评估本身是为了得出存在 / 不存在护理诊断的结论，那么从这些特征中获得的一组定义性特征或解释（诊断本身）是否被认为是有效的？

这些问题导致了效度概念的重新表述，以及已开发用于识别此类概念的方法，这些方法通常称为验证。经过几十年的讨论和发展，心理学和教育领域的学者对效度的概念不断拓展，导致将效度理解为积累的证据和理论支持对测试评分的具体解释程度（理解为心理属性的评估工具），用于该测试的既定用途（American Educational Research Association; American Psychological Association; National Council on Measurement in Education, 2014）。

将此定义转移到护理诊断的背景中，我们可以假设，诊断的效度是证据和理论支持它（诊断）针对既定临床应用的一系列既定表现的合理解释的程度（理解为诊断的定义性特征）。从这个定义可以推断出诊断的效度：①可以在多个水平（程度）上呈现；②取决于可用的证据；③取决于基础理论；④是诊断的属性而不是其组成部分（即诊断有效，而不是其特征有效）；⑤取决于预期的临床用途。产生护理诊断效度证据的过程是连续、累积性的，涉及多个相互关联的步骤。这些范围包括从标签、术语或表达的声明，以指定与护理相关人类反应的不同清晰程度的概念，到经验数据的收集，“被选择用于代表或指示一个概念的观察结果的实际操作方法。评估操作效度是一个持续的过程，需要进行实证研究”（Waltz et al, 2017）。

4.3 NANDA-I 诊断效度的证据水平

正如我们所见，诊断效度与该效度的证据直接相关。诊断效度的证据可以有不同的水平，这取决于产生证据的方法和使用诊断的临床背景；也就是说，诊断效度取决于持续的调查过程，随着临床证据的积累，该过程允许将其扩展用于不同的人群。在 NANDA-I 术语中，诊断的证据水平与支持其发展或验证的证据强度相关（Herdman & Kamitsuru，2018）。因此，它是效度的证据。在这项综述中，诊断的证据效度水平是指积累的证据和理论支持对人类反应的解释的程度，由诊断标签表示，是用于既定临床目的［即用于提取相应证据的背景和（或）人群］的属性集（定义性特征、相关因素、危险因素、相关条件和危险人群）的正确解释。因此，NANDA-I 修改了诊断效度证据水平的结构，以便更好地反映与循证实践相关的学科现状，将它们与能够产生和解释其预期用途相一致的结果的研究类型联系起来。

NANDA-I 护理诊断效度证据水平的新分类包括两个主要水平：水平 1 表示在术语中包含诊断之前的初始发展阶段，水平 2 表示各个阶段根据现有最佳证据的强度，包括由专家意见的研究或易受其影响的人群产生的证据的强度，对诊断的临床发展进行评估。每个水平由根据研究方法构建的亚水平组成。根据产生诊断的研究类型，从概念的操作性研究到最终形成高质量的系统评价，诊断将具有更高水平的证据。

NANDA-I 诊断发展委员会（DDC）使用诊断效度的证据水平来决定是否将新诊断纳入术语系统。水平 1 分配给了提交至诊断发展委员会以纳入术语系统的诊断。水平 1 针对向诊断发展委员会提交的初始诊断的结构，直到完成证明诊断建议的结构和概念一致性的理论评审。达到 1.3 的证据水平后，建议将提案用于理论和临床研究的发展，从概念验证开始，然后由专家进行内容验证，并通过对可能接受诊断的人群进行定性分析。水平 2 包括更稳健的验证方法，主要基于旨在确定临床指标准确性的流行病学方法、诊断筛查的能力、预后的潜力、区分具有相似概念的诊断群的能力和因果关系（包括可以确定诊断综合征的双向因果关系），系统评价可以在多个人群或类似人群的多项研究中，以及基于病例对照和（或）队列方法的病因研究中建立诊断组成部分之间的关系。对诊断证据水平的解释始终是相对和渐进性的，即分类系统中较高亚水平的诊断比较低亚水平的诊断具有更可靠的证据。护理诊断的证据水平汇总参见表 4.1。

表 4.1　护理诊断的证据水平

诊断发展水平	分类系统的标准
概念生成	**水平 1　诊断发展委员会收到的发展提案**
	1.1　只有标签
	1.2　标签和定义
	1.3　诊断组成部分及其与结局和干预的关系
理论支持	**水平 2　纳入术语和临床试验**
	2.1　概念效度
	2.1.1　要素的概念效度
	2.1.2　理论因果效度
	2.1.3　术语效度
	2.2　诊断内容效度

表 4.1（续）

诊断发展水平	分类系统的标准
	2.2.1 诊断内容的初始效度
	2.2.2 诊断内容的潜在效度
	2.2.3 诊断内容的高级效度
	2.2.4 诊断内容的综合效度
临床支持	2.3 临床效度
模块 1 确定诊断可能适用的人群	
	2.3.1 定性效度
	2.3.2 人口学效度
模块 2 针对临床目标的定义性特征的效用	
	2.3.3 临床结构效度
	2.3.4 选择效度
	2.3.5 区别效度
	2.3.6 预后效度
	2.3.7 定义性特征的广义效度
模块 3 确定相关 / 危险因素、危险人群和相关条件	
	2.3.8 诊断特定的因果效度
	2.3.9 暴露变量的因果效度
	2.3.10 相关 / 危险因素的广义效度

4.3.1 水平 1 诊断发展委员会收到的发展提案

如果读者发现 NANDA-I 术语中有未纳入的人类反应，第一步是制定诊断建议，包括标签、定义、可能的组成部分（定义性特征 / 相关或危险因素 / 相关条件 / 危险人群），以及拟定诊断与潜在的护理干预和结局的关系。水平 1 的诊断发展过程包括诊断发展委员会的直接监督和提交者的执行。水平 1 分为 3 个亚水平，诊断建议可以将 3 个亚水平产生的结构依次提交给诊断发展委员会，也可以同时考虑 2 个甚至 3 个亚水平。

水平 1.1 只有标签 第一项任务是使用多轴系统开发一个标题（标签），代表可以识别为护理诊断的人类反应。证据水平标准由诊断标签定义，该标签被认为是明确的，并得到前期文献综述的支持，并以报告的形式呈现。诊断发展委员会将与提交者协商，并通过指南、书面咨询和研讨会提供与诊断开发相关的指导。在这个阶段，标签被归类为“接收用于发展”，并在 NANDA-I 网站上进行标识。

水平 1.2　标签和定义　该证据水平标准是通过诊断标签的呈现，以及与其他 NANDA-I 的诊断和定义明显不同的概念来确定的。定义应与定义性特征不同，标签及其组成部分不应包含在定义中。诊断必须符合当前 NANDA-I 对护理诊断的定义；也就是说，诊断的提议必须代表一种人类反应，护士可以针对这种反应实施独立的护理干预。标签和定义必须基于文献综述，该文献综述必须由诊断发展委员会提交和评估。在这个阶段，标签及其定义被归类为“接收用于发展”，并在 NANDA-I 网站进行标识。

水平 1.3　诊断组成部分及其与结局和干预的关系　该水平的提案应包括标签、定义和诊断的其他组成部分（定义性特征、相关 / 危险因素，以及在适当情况下还包括相关条件和危险人群），并与从文献综述中获得的参考资料一同提交。尽管该水平的提案还不是术语的一部分，但它们应该支持对概念的讨论、对其临床有用性和适用性的评估，以及通过稳健的研究方法对其进行验证。此外，还将要求支持者展示正在开发的诊断与其他标准化术语（例如，护理结局和护理干预分类）中陈述的干预措施和结局之间的关系。在这个阶段，建议将诊断归类为“接收用于临床开发和验证”，并在 NANDA-I 网站和本书的单独部分使用当前术语进行标识。值得一提的是，提交者将能够从水平 1.3 开始提交提案，而无须依次通过水平 1.1 和 1.2。

4.3.2　水平 2　纳入术语和临床试验

当产生水平 2 的效度证据时，NANDA-I 术语将纳入一个新的诊断。该水平细分为 3 个亚水平：2.1 概念效度，2.2 内容效度，以及 2.3 临床效度。为了在分类系统中纳入新的诊断，提交者必须确定或开发理论研究，从而能够构建至少第一个亚水平的效度证据，即概念效度。然而，在分类系统中是否保留诊断将取决于研究的连续性，这些研究能够推动确定第三个亚水平的效度证据，即临床效度。请注意，这些亚水平中的每一个都有其他的子集，这些子集将在下文描述并举例说明。

水平 2.1　概念效度　概念效度是指概念框架和（或）实质性理论的发展，应该支持从护理诊断的组成要素中获得的解释。在第一个亚水平，最初开发的元素进行的是概念分析，以证明诊断基础知识体系的存在。概念分析为标签和定义提供支持，包括讨论并支持定义性特征和相关因素（问题聚焦型诊断）、危险因素（危险型诊断）或定义性特征（健康促进型诊断）。如果适用，相关条件和高危人群的组成部分可能也包括在本讨论中。这个水平能够构建一个实质性的理论，除了确定诊断的组成部分之外，还可以理解作为诊断基础的临床和(或)社会心理关系。该亚水平包含 3 个子集，下面将对其进行详细说明。

水平 2.1.1 要素的概念效度 第一级是诊断，其证据水平标准是指概念分析的发展。这种分析可用于 3 个目的：

· 解释诊断的范围，包括确定适当的领域和类别，以及诊断的主题（个体、照顾者、群体、家庭、社区）。这些研究可能包括在一组均经历相同临床情况（相关条件）的患者中进行分析的研究，如对乳腺癌患者应对能力受损的分析。

· 阐明诊断（及其组成部分）的定义、构成定义性特征的临床指标、构成一组相关 / 危险因素的病原性因素，以及任何相关条件 / 危险人群。

· 将诊断与分类系统中存在的其他诊断区分开来，识别建立与其他诊断相关的临床限制的组成部分，将其表征为特殊现象。在综合征型诊断的情况下，概念分析应描述诊断综合征组成部分之间的关系，将其与仅代表单个诊断组成部分的临床情境区分开来。

Cabaço 等人（2018）的研究是基于进化方法的概念来分析的一个例子，介绍了与精神应对相关的 3 种护理诊断发展的结构要素。这种分析是从定性研究的文献综述中发展起来的，并允许发展潜在的诊断，即精神应对、有精神应对受损的危险以及愿意加强精神应对。

水平 2.1.2 理论因果效度 在水平 2，提交者应确定或开发宽泛的理论研究作为证据水平标准，目的是证明诊断的组成部分（即定义性特征、相关 / 危险因素，以及在有指示的情况下，构成诊断的相关条件 / 危险人群）。为达到此目的，首选方法是发展中观理论（middle-range theories），这种类型的理论代表的是由有限数量的概念组成的理论，旨在描述、解释或预测临床实践情况（Lopes et al, 2017）。采用这种方法的一个例子是 Lemos 等人（2020）的研究，他们提出了一种基于整合文献综述的中观理论，针对护理诊断呼吸机戒断反应性功能障碍（00034），包括主要的概念、图示、命题和因果关系，可用于临床实践。在这项研究中，研究人员确定了与该护理诊断相关的 13 项临床前因和 21 项后续结果，这些诊断发生在呼吸机戒断失败的情况下。

水平 2.1.3 术语效度　术语效度是指从应该代表护理诊断组成部分的术语的健康记录中，获得解释的充分性。证据水平包括根据辅助数据提交至验证过程的诊断，用于识别诊断组成部分和（或）诊断流行率。诊断的术语效度通过健康记录中的组成部分（定义性特征、相关 / 危险因素）的文档进行验证。这些研究必须基于大量的健康记录样本，以便获得足够的数据来识别诊断组成部分。这些研究的一个关键要求是验证所用记录的充分性、精确性和准确性。在 Ferreira 等人（2016）的论文中可以找到此类研究的例子。该研究交叉映射了重症监护病房 256 份健康记录中的 832 个术语和 52 个 NANDA-I 诊断标签。需要注意的是，术语效度取决于用于验证所获得信息质量的工具的描述。仅仅在健康记录中记录术语，并不能保证从这些记录中获得的解释是有效的。

水平 2.2 诊断内容效度　必须满足前述任一水平（2.1.1、2.1.2、2.1.3）的标准，以便提交者的提案将诊断效度的证据提高至水平 2.2。这一证据水平标准是由一组了解诊断焦点的专家所做的内容分析研究决定的。内容效度是指在先前水平确定的代表性诊断的组成部分如何属于诊断的临床内容领域。这个水平的证据有 4 个子集，根据专家的样本量和他们各自的专业水平进行组织。与专家的样本量相比，内容效度与专业水平的相关性更强。此外，重要的是要考虑将具有临床经验的专家和诊断主题的研究人员包括在内，以便考虑临床经验和对诊断更宽泛的理论思考。根据诊断发展委员会和研究主管领导的评估，根据所达到的最先进水平，在术语中对诊断进行分类。诊断内容效度研究的一个例子是 Zeleníková、Žiaková、Čáp 和 Jarošová（2014）的论文，采用 Fehring 模型与捷克和斯洛伐克的护士一起验证了护理诊断急性疼痛（00132）。总共验证了 17 个定义性特征。

水平 2.2.1 诊断内容的初始效度　在该水平可以找到验证过程是由少数专家实施的诊断，主要是初学者 / 高级初学者。该水平可采用

小组评估技术，如德尔菲（Delphi）技术。分析过程遵循更趋于定性的方法，并倾向于确认在亚水平 2.1 构建的结构。此外，具有这些特征的验证过程允许验证诊断结构对初学者的全面性，以了解其在临床实践中的清晰度和潜在实用性。此水平的诊断具有潜在的中等内容效度。读者可以在 Grant 和 Kinney（1992）的论文中找到有关在护理诊断中采用 Delphi 技术验证内容效度过程的描述。这种类型的例子还可以在 Melo 等人（2011）的研究中找到，该研究采用 Delphi 技术对 25 位专家进行了三轮函询。在这项研究中，专家们针对护理诊断心输出量减少（00270）确定了 8 个代表更高风险的因素。

水平 2.2.2 诊断内容的潜在效度 此水平的验证过程是由具有初学者 / 高级初学者专业知识背景的专家大样本开发的。该研究通常包括描述性和推断性统计分析，并有可能验证诊断的合理性，供临床经验缺乏的护士使用。在使用此类研究评估诊断时，专家的样本量必须足以概括意见。通常，这些意见会从问卷中获得，统计分析将包括内容效度指数、比例检验和一致性系数等统计方法。前面提到的 Paloma-Castro 等人（2014）的研究就是这样一个例子，尽管他们的样本可能包括具有不同专业知识水平的专家。然而，论文报道中可用的数据无法确定参与研究的专家的专业水平。

水平 2.2.3 诊断内容的高级效度 这个水平需要具有高水平专业知识的参与者进行分析。大多数研究基于学术标准对专业知识进行分析，并且通常缺乏对专业知识水平的批判性分析，因此难以识别这些研究。验证过程由少数具有熟练 / 专家级别的专业知识的人员开发。此亚水平的诊断由具有更多知识和经验的小组进行定性评估。对这些专家的评估应足以确认构成诊断要素的相关性、充分性和清晰度。

水平 2.2.4 诊断内容的综合效度 这一水平与前一水平不同的特征是拥有专家大样本，并具备精通 / 专家级别的专业知识。除了难以获得足够大和高质量的样本外，数据分析还包括内容效度指标、比例检验、一致性系数以及对专家评估内部一致性的分析。如果采用的方法包括根据专家提出的建议修改结构，则该过程可能会变得更加复杂。这是诊断内容效度最重要的子集，也是难度最大的。加强这一过程的建议包括：收集比最初估算所需要的更大的样本，采用客观评估工具，使用电子联系方式和数据收集，在不同国家寻找专家，并安排一个考虑到更长数据收集时间的研究计划时间表。

水平 2.3 临床效度 这是诊断保留在分类系统中的最高和最理想的水平。必须在临床效度研究之前完成内容效度研究。在临床验证之前，应确定诊断已经过内容效度验证：即是否归类为水平 2.2？ 该水平的子集数量最多，与临床实践中的诊断使用相关。证据水平对应于从其临床组成部分获得的临床推断类型，其中可能包括从建立临床结构开始到发展因果过程的阶段。为了更好地组织，该亚水平根据临床验证过程的目的分为 3 个模块。

模块 1 包括前两个子集（即 2.3.1 和 2.3.2），指的是描述性研究，试图在据称经历过这种现象的人群中获得诊断组成部分的初始概况；因此，该模块代表临床效度的证据，目的是确定诊断可能适用于哪些人群。模块 2 包括随后的 5 个子集（2.3.3、2.3.4、2.3.5、2.3.6 和 2.3.7），指的是侧重于针对不同临床目的的定义性特征效用的验证过程，包括诊断推理本身、筛查能力、预后建立、区别能力和跨多个人群的广度。模块 3 包括最后 3 个子集（2.3.8 到 2.3.10），指的是寻求识别相关 / 危险因素、危险人群和相关条件的验证过程。为达到最后一个模块的证据水平而开发的研究，旨在为产生护理诊断的因素提供证据。

考虑到定义性特征代表确定护理诊断的关键要素及其对特定目的的效度，我们对亚水平进行了组织。反过来，相关因素是因果要素，只有在基于定义性特征的诊断推理过程中存在一定程度的准确性时才能确定。因此，涉及相关因素（和其他因果成分）的临床效度验证过程，只能针对已确认的较低水平效度的诊断进行适当设计和实施。

水平 2.3.1 定性效度 定性效度是指从个人主观经验中获取的临床要素支持诊断解释的程度。在这个水平，证据水平标准依赖于定性研究的发展，以根据被认为正在经历它的个人感知来界定该现象。这些诊断必须由可能出现诊断的小组受试者进行评估，以便获得有关这些个体的感知、信念、态度和细微差别的信息，这些信息可以影响 / 表征该现象。通常，使用意向性或方便样本，并采用定性方法进行分析。Pinto 等人（2017）的研究是一个定性效度的例子，研究人员通过解释性内容的分析来得出与姑息治疗中患者舒适度相关的诊断。该研究从葡萄牙一家医院临床外科的 15 例患者报告经历中得出了 17 种不同的诊断。

水平 2.3.2 人口学效度 这是模块 1 的最后一个子集，代表人口的人口统计学特征可以影响从诊断组成部分获得的解释的程度。这是一种与因果组成部分（相关 / 危险因素、相关条件和危险人群）密切相关的效度类型。证据水平标准包括基于横断面研究的效度研究，以确定与护理诊断相关的要素（定义性特征 / 相关 / 危险因素）。这些研究的开展必须使用具有诊断结果的受试者大样本，受试者的选择可以连续进行（例如，在患者入院时）或通过随机抽样进行。诊断推理过程基于具有诊断经验和（或）接受过特定培训以识别诊断的护理诊断专家小组。

数据分析必须包括验证社会人口学变量之间的关联、定义性特征以及与执行的诊断推断相关的因素。此外，一些多变量分析技术，如逻辑回归，可用于建立定义性特征集、相关 / 危险因素的分层模型或人类反应的联合关联模型（用于代表综合征的诊断）。例如，Oliveira 等人（2016）的研究分析了相关因素与久坐的生活方式（00168）之间的关联，根据巴西青少年的性别进行调整，以验证性别影响因果关系中可能存在的差异。该研究共纳入 564 名青少年，并确定了与久坐生活方式密切相关的 4 个定义性特征和 6 个相关因素。一些相关因素表现出性别差异，与男性的相关性更强。在这种情况下，必须考虑性别潜在的病因差异，分析从青少年群体确定的定义性特征中获得的解释。

水平 2.3.3 临床结构效度 与之前关注一般探索性方法的水平不同，该水平关注特定组成部分（定义性特征）并代表证据水平的主要类别。临床结构效度是一组定义性特征允许从定义的临床背景正确解释（推断）护理诊断的程度。在这个级别，证据水平标准包括对定义性特征的能力的研究，以正确归类关于存在 / 不存在诊断的受试者。临床结构效度的证据应衡量每个定义性特征的准确性（敏感性和特异性）。它还可以验证一组定义性特征的重要性及其临床谱的影响，以修改诊断推理。

这些研究纳入的患者选择以自然（连续）的方式进行，受试者样本充足，可以计算诊断准确性。一般来说，诊断推断可以由护理诊断专家小组获得，或者通过潜在变量模型直接计算诊断准确性。Mangueira 和 Lopes（2016）的研究就是此类验证的一个例子。在这项研究中，研究人员评估了 110 例酗酒患者，测量了 115 个定义性特征的诊断准确性，采用 4 种不同的潜在类别模型确定了 24 个具有统计学意义的特征对多重家庭作用功能障碍（00063）的敏感性或特异性。

临床结构效度寻求定义性特征，以便进行更准确的诊断推断，以最完整的形式代表护理诊断。随后的临床效度水平（2.3.4、2.3.5 和 2.3.6）与临床结构效度不同，因为它们代表了更具体的用途和解释。这些研究包括旨在建立：

· 筛选和快速决策的具体定义性特征。

· 定义能够区分类似诊断的特征。

· 定义代表临床恶化的特征。

前两个水平适用于少数护理诊断，后一个水平适用于所有护理诊断，取决于纵向研究的发展。

水平 2.3.4 选择效度（临床筛选） 选择效度是指可以通过启发的方式，采用最小特征集对护理诊断的确定进行最低可接受限度的解释的程度。这使得在紧急和急诊情况等临床环境中能够快速做出决策。证据水平标准包括在定义性特征的最小集群中建立条件概率的研究，从而对使用危险分类协议或临床筛选方案做出快速解释。

必须考虑到进行临床结构效度验证的必要性，以便根据这些数据可以确定一组最少的定义性特征，用于诊断筛选和快速临床决策。此类效度的数据分析技术包括使用算法构建分类树。然而，该技术需要大样本，从而能够计算应构成决策模型的预定最少定义性特征的条件概率。对于这些研究，可以通过护理诊断专家小组进行诊断推断，并且必须报告分类树的整个验证过程。

Chaves 等人（2018）的研究是用于建立此类效度过程的一个示例。作者开发了一种分类树，用于快速决策以识别急性呼吸道感染儿童的气道清除无效（00031）。该分类树基于对 249 例患有急性呼吸道感染儿童样本的 3 种不同算法的结果比较。最好的分类树包括定义性特征，即无效咳嗽和不规则呼吸音，发现这些特征适用于筛查在急诊科接受治疗的气道清除无效的儿童。

水平 2.3.5 区别效度 区别效度旨在确定一组定义性特征，以便区分具有相似体征和症状的诊断。这种类型的效度被定义为一组定义性特征，使得在具有相似临床组成部分的诊断之间，建立潜在解释边界的程度。因此，要考虑调查两个护理诊断的区分效度，两者都必须具有临床结构效度，即水平 2.3.3 必须满足标准。证据水平标准可能包括具有不同阶段数量的研究，范围从同时进行的概念分析，到对易受鉴别诊断影响的人群进行的分析。样本必须足够大以计算估计值，并且基于多重对应分析或模糊集（模糊逻辑）等技术。

在 Pascoal 等人（2016a）的研究中可以找到此类效度的例子。该研究针对急性呼吸道感染儿童的诊断，即气道清除无效（IAC，00031）、低效性呼吸型态（IBP，00032）和气体交换受损（IGE，00030）进行了区别效度验证。作者确定了 27 个定义性特征，这些特征体现了 3 种诊断之间的鉴别能力。

水平 2.3.6 预后效度 预后效度是指一组特定的定义性特征支持解释患者临床情况恶化的程度，与特定背景下的护理诊断有关。该证据水平标准基于确定具有那些定义性特征的受试者的较低存活率 / 恢复率。该标准包括复杂的纵向研究，目的是确定一组定义性特征，以便进行预后评估：建立作为患者临床情况恶化标志的临床体征。为了达到这种类型的效度，诊断必须具有临床结构效度（即必须满足 2.3.3 标准）。

该验证过程基于诊断性队列研究，其中必须在随访期间的各个时间点评估和记录定义性特征的发生。患者随访的时间长短取决于每个诊断，特别是在临床轨迹是急性或慢性的情况下，这可能需要数天到数年的随访才能建立可靠的预后标志。样本通常是连续和（或）通过转诊被认为正在经历某种诊断的受试者。此类研究的分析包括特定的统计技术，如相对风险、发生系数和存活率的测评。此外，还使用了基于多变量方法的统计模型，如广义估计方程和 Cox 比例风险模型。

在 Pascoal 等人（2016b）的研究中可以找到预后效度的例子。该研究前瞻性地分析了急性呼吸道感染住院儿童低效性呼吸型态（00032）的定义性特征，以确定与护理诊断相关的临床恶化标志。

作者对 136 名儿童进行了连续 10 天的随访，在基于 Cox 模型扩展到时间相关协变量的分析后，确定了 4 个定义性特征，可以作为解释低效性呼吸型态预后不良的指标。

水平 2.3.7 定义性特征的广义效度　该水平包括对定义性特征的系统评价，旨在确定临床体征和症状，以便对不同人群的护理诊断进行广义解释。该证据水平标准基于对不同人群中相同诊断的临床结构效度研究的鉴定，采用相似的方法，描述定义性特征的诊断准确性的测量。因此，样本由满足水平 2.3.3 临床结构效度标准的精心设计的研究组成。为确认广义效度，这些研究应采用荟萃分析技术来建立敏感性和特异性的综合测评方法。

此类证据的一个例子是 Sousa、Lopes 和 Silva（2015）的研究，通过荟萃分析完成了系统评价，以确定气道清除无效（00031）的定义性特征，在不同的临床条件下具有更好的诊断准确性。这项系统评价包括 7 项研究的最终样本，其中 5 项针对儿童进行，两项针对成人进行。该分析最初是针对这 7 项研究进行的，后来仅针对在儿童群体开展的研究。作者得出结论，有 8 个特征对于气道清除无效的广义解释是有效的。

水平 2.3.8 诊断特定的因果效度　特定因果效度是指临床证据的建立对一个诊断中多个因素之间的因果关系的解释程度。该证据水平标准基于在病例对照研究中对这些因素的识别，或采用其他方法证明它们与诊断的关系。这种水平的临床效度是指为确定一个诊断的多个危险 / 相关因素而开发的研究。常用的方法包括设计严谨的病例对照研究，具有足够的样本量来确定潜在因果因素的影响程度，以及确定层次结构和多种相关 / 危险因素 / 相关条件 / 危险人群。

建立病例组（有护理诊断）和对照组（无护理诊断）受试者的诊断推断必须基于临床结构效度研究建立的诊断准确性测量，即必须满足水平 2.3.3 的标准。

梅德罗斯（Medeiros）等人（2018）在研究中使用了这种类型的效度。该研究为病例对照研究，以确定成人重症监护中的压疮危险因素。该研究包括 180 例患者（每组 90 例）。作者通过逻辑回归分析确定了压疮的 6 个危险因素（00249，本版修定为有压力性损伤的危险）。

水平 2.3.9 暴露变量的因果效度 暴露变量的因果效度是指对一个病因因素与一组诊断之间的因果关系的解释。证据水平标准基于从队列研究或其他方法中获得的结果，这些方法允许证明此类因素如何修改关于一组诊断的解释（推论）。这种类型的效度允许使用基于两组的暴露队列设计来确定相关 / 危险因素对多个诊断的重要性：一组暴露于危险 / 相关因素，另一组未暴露于危险 / 相关因素。此类研究也可用于建立因果链，其中多个诊断在临床上相关并具有反馈回路，表征为综合征型诊断。

样本应足以确定与暴露于该因素相关的危险程度，并确定具有多因素病因和（或）因果链的层次结构。最后，被认为是由相同危险 / 相关因素引起的诊断，必须根据临床结构效度的证据进行评估，即拟分析的每个诊断必须达到水平 2.3.3 的效度标准。赖斯（Reis）和杰西（Jesus）（2015）的研究是评估 271 名住院老人有跌倒的危险（00155）的暴露队列范例。

水平 2.3.10 相关/危险因素的广义效度 这种类型的效度是指同一组病因因素在多种情况下对不同人群产生因果解释的程度。该证据水平标准基于使用类似方法确认不同人群中诊断的病因因素的研究，并描述这些因素对诊断的影响大小的度量。因此，该水平类似于定义性特征的广义效度，但包括相关 / 危险因素的系统评价。这些样本将包括满足水平 2.3.8 标准的设计严谨的研究，以及荟萃分析技术用于建立相关 / 危险因素对护理诊断的影响大小的综合测评方法。我们没有找到此类效度的范例，可能是因为相关 / 危险因素的研究数量仍然很少。然而，重要的是要强调干预的定义将取决于诊断的因果因素。我们鼓励对效度证据的研究。

4.3.3 最终考虑事项

上述证据水平代表了一个层次结构，阐述了被识别为描述诊断的观察结果实际上体现该诊断的程度。NANDA-I 诊断证据水平的修订应支持临床医生了解诊断的发展阶段，以及他们代表专业现象的潜力。此外，这次修订可以帮助学者们定义他们的研究，提高他们的研究发现用于实践的可能性。除了改进临床决策过程之外，验证过程还可以加速已接受和拟定诊断的逐步发展，为术语提供更高的一致性。

在下一个术语修订周期中，研究主管将采用这些新标准为我们的诊断重新分配证据水平。

参考文献

American Educational Research Association. American Psychological Association. National Council on Measurement in Education. Standards for educational and psychological testing. Washington: American Psychological Association, 2014.

Cabaço SR, Caldeira S, Vieira M, et al. Spiritual coping: a focus of new nursing diagnoses. Int J Nurs Knowl, 2018, 29(3): 156-164.

Chaves DBR, Pascoal LM, Beltrão BA, et al. Classification tree to screen for the nursing diagnosis Ineffective airway clearance. Rev Bras Enferm, 2018, 71(5): 2353-2358.

Deeks JJ, Bossuyt PM, Gatsonis C. Cochrane Handbook for Systematic Reviews of Diagnostic Test Accuracy Version 1.0.0. The Cochrane Collaboration, 2013, Retrieved from http://srdta.cochrane.org/ on 24 June 2019.

Ferreira AM, Rocha EN, Lopes CT, et al. Nursing diagnoses in intensive care: cross-mapping and NANDA-I taxonomy. Rev Bras Enferm, 2016, 69(2): 285-293

Grant JS, Kinney MR. Using the Delphi technique to examine the content validity of nursing diagnoses. Nurs Diagn, 1992, 3(1): 12-22.

Gregory RJ. The history of psychological testing. In: Gregory RJ. Psychological testing: history, principles, and applications. 6th ed. London: Pearson Education, 2010.

Herdman TH, Kamitsuru S. NANDA International nursing diagnoses: definitions and classification, 2018—2020. New York: Thieme, 2018.

Lopes MVO, Silva VM, Herdman TH. Causation and validation of nursing diagnoses: a middle range theory. Int J Nurs Knowl, 2017, 28(1): 53-59.

Mangueira SO, Lopes MVO. Clinical validation of the nursing diagnosis of dysfunctional family processes related to alcoholism. J Adv Nurs, 2016, 72(10): 2401-2412.

Medeiros ABA, Fernandes MICD, Tinôco JDS, et al. Predictors of pressure ulcer risk in adult intensive care patients: a retrospective case-control study. Intensive Crit Care Nurs, 2018, 45: 6-10.

Melo RP, Lopes MVO, Araujo TL, et al. Risk for decreased cardiac output:

validation of a proposal for nursing diagnosis. Nurs Crit Care, 2011, 16(6): 287-294.

Merlin T, Weston A, Tooher R. Extending an evidence hierarchy to include topics other than treatment: revising the Australian 'levels of evidence'. BMC medical research methodology, 2009, 9(1): 34.

Miller S, Fredericks M. The nature of "evidence" in qualitative research methods. Int J Qual Methods, 2003, 2(1): 1-27.

Oliveira MR, Silva VM, Guedes NG, et al. Clinical validation of the "Sedentary lifestyle" nursing diagnosis in secondary school students. J Sch Nurs, 2016, 32(3): 186-194.

Pascoal LM, Lopes MVO, Silva VM, et al. Clinical differentiation of respiratory nursing diagnoses among children with acute respiratory infection. J Pediatr Nurs, 2016a, 31(1): 85-91.

Pascoal LM, Lopes MVO, Silva VM, et al. Prognostic clinical indicators of short-term survival for ineffective breathing pattern in children with acute respiratory infection. J Clinl Nurs, 2016b, 25(5-6): 752-759.

Pearson A, Wiechula R, Court A, et al. A re-consideration of what constitutes "evidence" in the healthcare professions. Nurs Sci Q, 2007, 20(1): 85-88.

Pearson A, Wiechula R, Court A, et al. The JBI model of evidence-based healthcare. Int J Evid Based Healthc, 2005, 3(8): 207-215.

Pinto SP, Caldeira S, Martins JC. A qualitative study about palliative care patients' experiences of comfort: Implications for nursing diagnosis and interventions. J Nurs Educ Practice, 2017, 7(8): 37-45.

Reis KMC, Jesus CAC. Cohort study of institutionalized elderly people: fall risk factors from the nursing diagnosis. Rev Lat Am Enfermagem, 2015, 23(6): 1130-1138.

Sousa VEC, Lopes MVO, Silva VM. Systematic review and meta-analysis of the accuracy of clinical indicators for ineffective airway clearance. J Adv Nurs, 2015, 71 (3):498-513.

Waltz CF, Strickland OL, Lenz ER. Measurement in nursing and health research. 5th ed. New York: Springer, 2017.

Zeleníková R, Žiaková K, Čáp J, et al. Content Validation of Nursing Diagnosis Acute Pain in the Czech Republic and Slovakia. Int J Nurs Terminol Knowledge, 2014, 25:139-146.

第 3 部分

NANDA-I 护理诊断的应用

5 护理诊断基础

Susan Gallagher-Lepak, Camila Takáo Lopes

5.1 护理诊断原则：引言

健康照护由不同领域的专业人员提供，包括护士、医生和物理治疗师，等等。这是医院的现状，特别是贯穿照护连续带的其他环境（如门诊、家庭护理、长期照护、教堂、监狱）。每一个健康照护学科均为患者的照护带来了独特的知识体系。事实上，独特的知识体系是一门专业的关键特征。

合作或重叠见于提供照护过程的两种专业之间（图 5.1）。例如，医院环境中的医生会给予患者书面医嘱“每天步行两次”。物理疗法注重步行必要的核心肌群和运动。如果氧疗用于治疗呼吸性疾病，便会涉及呼吸疗法。护理是对患者的整体观察，包括与步行相关的平衡和肌力，特别是信心和动机。针对必要的辅助器械，还会涉及关于保险的社会性工作。

每一种健康专业均有其描述本专业所了解的“内容”，以及这些内容作用于已知信息的“方式”。本章主要针对“内容”。一门专业具有用于描述和编码其知识的通用语言。医生治疗疾病，采用国际疾

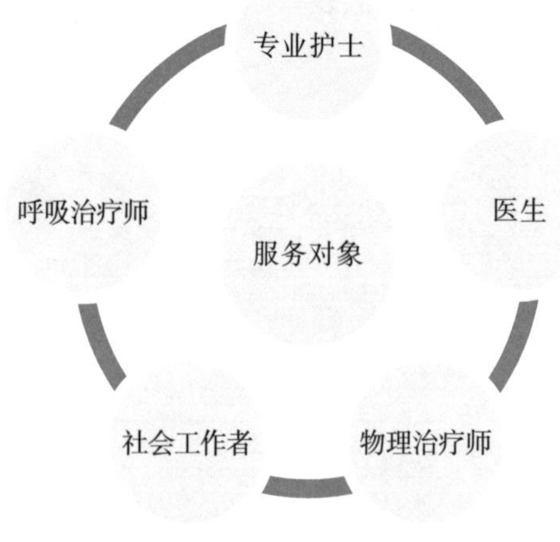

图 5.1 合作性健康照护团队举例

病分类（ICD）系统反映和编码所治疗的躯体疾病。心理学家、精神病学家和其他精神卫生专业人员治疗精神障碍，使用《精神障碍诊断与统计手册（DSM）》。护士处理人类对健康问题和（或）生命过程的反应，使用 NANDA-I 公司的护理诊断分类系统。护理诊断分类系统和使用该系统进行诊断的过程会在后面的章节详细介绍。

NANDA-I 分类系统提供了一种对护理专业人员关注的领域（即诊断焦点）进行分类和归类的方法。它包含 267 项护理诊断，分为 13 个领域和 47 种类别。领域是一个“知识领域”，NANDA-I 领域标识了护理学科的独特知识(表 5.1）。NANDA-I 共有 13 个领域，并进一步分为各种类别（即共享共同属性的分组）。例如，泌尿功能是排泄与交换领域中的一个类别。每个类别都包含相关的护理诊断。尿潴留（00023）是泌尿功能类别的护理诊断，属于排泄与交换领域。

表 5.1 NANDA-I 领域

领域	名称
1	健康促进
2	营养
3	排泄与交换
4	活动 / 休息
5	感知 / 认知
6	自我感知
7	角色关系
8	性
9	应对 / 压力耐受性
10	生活原则
11	安全 / 保护
12	舒适
13	生长 / 发育

了解 NANDA-I 分类系统有助于护士在同一类别内识别和审查诊断。例如，在舒适领域中有躯体舒适类别，护士会发现与疼痛、舒适和恶心相关的护理诊断。护理诊断是关于个体、家庭、群体或社区对人类健康状况 / 生命过程的反应，或对该反应的敏感性的临床判断。每个护理诊断都有一个标签、定义和诊断指标。护理诊断标签的例子

如慢性疼痛（00133）和健康自我管理无效（00276）。

护士处理个体、家庭、群体和社区对健康问题 / 生命过程问题的反应。这些反应是护理照护关注的核心，并处于图 5.1 所描述的循环中。护理诊断可以是问题聚焦型、健康促进型或潜在危险型。

- **问题聚焦型诊断**——关于个体、家庭、群体或社区现存的、对健康状况 / 生命过程不良反应的临床判断。
- **危险型诊断**——关于个体、家庭、群体或社区现存的、对健康状况 / 生命过程不良反应易感性的临床判断。
- **健康促进型诊断**——有关改善健康和实现健康潜力的动机和期望的临床判断。这些反应被描述为愿意加强特定健康行为，并可用于任何健康状态。在个体无法表达其自身愿意加强健康行为的情况下，护士可确定存在健康促进的情况，并干预患者的行为。健康促进反应可存在于个体、家庭、群体或社区。

虽然局限于 NANDA-I 分类系统中的数量，但可采用综合征的表达方式。综合征是关于集中出现的特定护理诊断群的临床判断；因此，可以更好地通过相似干预集中处理。一个综合征型诊断的例子是慢性疼痛综合征（00255）。慢性疼痛的护理诊断是：反复发生或持续性的疼痛，持续至少 3 个月，显著影响个体日常功能或健康。慢性疼痛综合征不同于慢性疼痛，因为除了慢性疼痛，慢性疼痛综合征还显著影响其他反应，由此包括其他诊断，如睡眠型态紊乱（00198）、疲乏（00093）、躯体移动障碍（00085）或社交隔离（00053）。

5.2 护理诊断原则：诊断

护理程序需要护理知识（理论 / 护理学科 / 基础护理概念）（Herdman, 2013），包括评估、诊断、计划结局和干预措施、实施和评价 (图 5.2)。护士使用评估和临床判断来制定关于出现问题、危险和（或）健康促进机会的假设或解释。需要应用护理学科和护理理论的基本概念知识，然后才能在临床资料中识别各种型态或做出准确的诊断。

护理程序的组成部分或多或少地同时发生在护士的思维过程中。请注意，矩形的左侧有最近的起始线，右侧有最远的结束线。这种不

理论框架

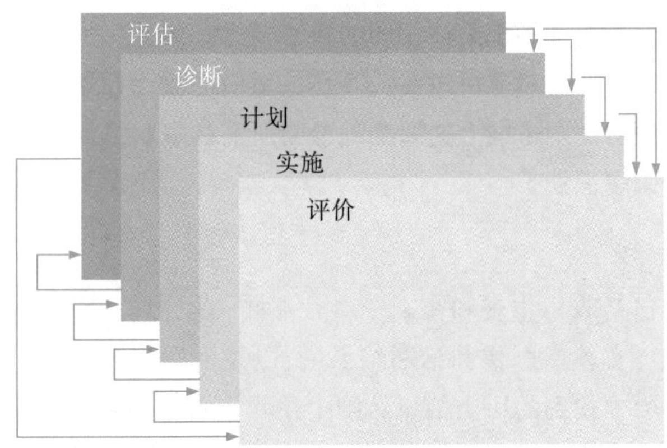

图 5.2　护理程序

经许可，转载自 Bachion MM. [Basic instruments for delivering care: observation, interaction and measurement]. I Simpósio Brasiliense de Sistematização da Assistência de Enfermagem. Brasília, Brazil, 2009 (Portuguese).

对称性代表了资料收集开始后的时间段，此时护士使用推理和临床判断来确定诊断、设定患者特定的结局并确定干预措施。在完成这些程序的同时，护士可以开始实施这些决策并评估其结局（Bachion，2009）。

5.3　护理诊断原则：护理概念的知识

在开始评估之前，必须了解关键概念或护理诊断焦点。对护理实践很重要的关键概念的例子包括呼吸、排泄、体温调节、躯体舒适、自我护理和皮肤完整性。了解这些概念可以让护士看到资料中的各种型态并准确诊断。例如，在疼痛概念中需要理解的关键领域包括疼痛的表现，疼痛理论，危险人群，相关病理生理学概念（如疲劳、抑郁）和疼痛管理。另外，还需要充分理解关键概念以区分诊断。

例如，要了解移民群体特有的与应对和压力承受能力相关的问题，护士必须首先了解与潜在问题、危险或健康促进机会相关的核心概念。在简单地看待应对和压力承受能力可能出现的问题时，护士可能需要考虑有复杂的移民过渡危险（00260）和适应不良性哀伤（00135）的诊断；对韧性的担忧可能会引导护士做出韧性受损（00210）的诊断；而与活动计划相关的问题可能会导致活动计划无效（00199）

的诊断。如你所见，尽管这些诊断中的每一个都与应对和压力承受能力有关，但它们并不都关注相同的核心概念。因此，护士可能会收集大量资料，但如果对移民过渡、哀伤、适应和活动计划的核心概念没有充分的理解，则可能会遗漏准确诊断所需的资料，评估资料中的型态可能会无法识别。

5.4 评 估

评估包括收集主观和客观资料（例如，生命体征、患者 / 家庭访谈、体检、实验室影像和诊断结果），以及回顾患者 / 家庭提供的或在患者病历中找到的历史信息。护士还收集有关患者 / 家庭力量（以确定促进健康的机会）和危险（以预防或推迟潜在问题）的资料。评估应基于理论框架，包括但不限于护理理论，如精心护理、文化护理理论和超个人护理理论。理论框架中的元素可以通过评估框架实现，如 Marjory Gordon 的功能性健康型态（FHP）。有关 Gordon 的 FHP 的更多信息将在评估章节（7.3）中提供。以护理为中心的框架提供了一种将大量资料归类为可管理数量的相关型态或资料类别的方法。在接下来的评估章节中，我们将更详细地讨论这一点。然而，重要的是要考虑到评估有不同的方法，范围从非常广泛到非常具体，包括危险评估工具、患者报告评估工具和深度护理评估工具等。

护理诊断的基础是临床推理。临床推理包括应用临床判断确定患者的问题，应用临床决策确定需要采取的措施（Levett-Jones et al 2010）。临床判断是“关于患者的需求、关注或健康问题以及采取（或未采取） 措施的解释和总结”（Tanner, 2006）。关键问题或诊断核心是评估中的早期证据（如皮肤完整性改变、孤独），使护士能够启动诊断过程。例如，患者可能会主诉失眠、易怒、痛苦和（或）表现出面部紧张、手部颤抖和出汗增加。经验丰富的护士将根据患者主诉和（或）焦虑行为识别患者的焦虑（00146）。护理专家可以从评估资料中快速识别临床线索集群，以无缝连接的方式进行护理诊断。新手护士在确定适当的护理诊断时会采用更为程序化的过程。

另举一例：在初步评估患者的活动时，护士发现患者出现了呼吸困难，可能会考虑几种潜在的诊断。护士会采用有效和可靠的工具来测评患者的实际反应，以进一步评估这些诊断，并确认或排除拟定的诊断假设。常用工具如《多维呼吸困难量表》（Kalluri et al, 2019）、《国际久坐评估工具》(Prince et al, 2019)或《久坐行为问卷》(Rosenberg et al, 2010)。

再举一例：如果在初步评估时确定了与应对疼痛相关的潜在诊断，护士会与患者一同采用有效和可靠的工具或量表，来测评患者实际反应的危险或体征/症状，以进一步评估这种可能性，并证实或排除拟定的诊断假设。常用工具如《莫尔斯跌倒问卷》(Morse, 1997)、《多维呼吸困难量表》(Kalluri et al, 2019)或《布雷登量表》(Bergstrom et al, 1987)。

5.5 诊 断

护理诊断是关于个体、家庭、群体或社区对健康状况/生命过程的反应，或对反应敏感性的临床判断（NANDA-I DDC communication, 2019）。它是诊断推理的结果（Gordon, 1994），通常分为两部分：①描述符或修饰符；②诊断焦点或其关键概念，如诊断活动计划无效（00199）（表5.2）。还有一些例外情况，其中护理诊断只有一个词，如焦虑(00146)、便秘(00011)、疲劳(00093)和恶心（00134）。在这些诊断中，修饰语和焦点在术语中是固有的。

表 5.2 护理诊断标签的部分

修饰语	诊断焦点
无效的	活动计划
有……的危险	感染
慢性	精神错乱
受损的	躯体移动
愿意加强	健康管理

护士能够诊断健康问题、危险状态和健康促进的意愿。不应将问题聚焦型诊断视为比危险型诊断更重要。有时，危险型诊断可能是患者最优先的诊断。例如，一患者被诊断为口腔黏膜完整性受损（00045）、记忆受损（00131）、愿意加强健康自我管理（00293），以及有成人压力性损伤的危险(00249)，并且被送往专业的护理机构。

虽然口腔黏膜完整性受损和记忆受损是重点诊断的问题，但患者存在有成人压力性损伤的危险，这可能是最优先的诊断。评估过程中，若在已知属于危险人群的个人（老年人，社区、老年人护理和康复环境中的个体，坐轮椅的人）中明确了相关危险因素（例如，身体活动能力下降、蛋白质 – 能量营养不良、脱水、照顾者对压力性损伤的预防策略了解不足）时，情况可能尤其如此。

每项护理诊断都有一个标签和明确的定义。重要的是要说明仅仅有一个标签或从标签列表中挑选是不够的。护士必须了解这些标签最常用的诊断定义。此外，护士还需要了解"诊断指标"——用于诊断和区分一种诊断名称的信息。这些诊断指标包括定义性特征和相关因素或危险因素（表 5.3）。**定义性特征**是可观察到的线索 / 推断，它们聚集为诊断的表现（例如，体征或症状）。确定存在许多定义性特征的评估为护理诊断的准确性提供了支持。**相关因素**是所有问题聚焦型护理诊断的组成部分。相关因素，也称为病因因素，是显示与人类反应（例如，原因、促成因素）具有型态关系的先行因素。这些因素必须可以通过独立的护理干预来改变，并且只要有可能，干预就应该

表 5.3　核心术语概览

术　语	简要描述
护理诊断	个体、照顾者、家庭、群体或社区对人类健康状况 / 生命过程的反应，或对该反应敏感性的临床判断。护理诊断为选择护理干预措施提供了基础，以实现护士负责的结局
定义性特征	可观察的线索 / 推断是问题聚焦型诊断、健康促进型诊断和综合征型诊断的集中表现。它不仅体现了护士可以看到的事物，也体现了能够通过视觉、听觉（如患者 / 家属主诉）、触觉或嗅觉观察到的事物
相关因素	显示与人类反应（病因因素）存在某种型态关系的先行因素。这些因素必须能够通过独立的护理干预来改变，并且只要有可能，干预就应该针对这些病因
危险因素	增加个体、照顾者、家庭、群体或社区对不良人类反应的敏感性的先行因素。这些因素必须能够通过独立的护理干预来改变，并且只要有可能，干预就应该针对这些因素
危险人群	具有共同社会人口学特征、健康 / 家族史、生长 / 发育阶段、暴露于导致每个成员容易受到特定人类反应影响的某些事件 / 经历的人群。这些是专业护士无法改变的特征
相关条件	医疗诊断、诊断性 / 外科手术、医疗 / 外科器械或药物制剂。这些条件不能由专业护士独立改变

针对这些病因。回顾患者病史通常有助于确定相关因素。只要有可能，护理干预应针对这些病因，从而消除导致护理诊断的根本原因。**危险因素**是增加个体、照顾者、家庭、群体或社区对不良人类反应（例如，环境、心理）的敏感性的先行因素。

可观察的线索 / 推断是问题聚焦型诊断、健康促进型诊断和综合征型诊断的集中表现。它不仅体现了护士可以看到的事物，也体现了能够通过视觉、听觉（如患者 / 家属主诉）、触觉或嗅觉观察到的事物。

护理诊断不需要包含所有类型的诊断指标，即定义性特征、相关因素和（或）危险因素。问题聚焦型护理诊断包含明确的特征和相关因素。健康促进型诊断通常只有明确的特征；如果相关因素可以提高诊断的清晰度，则可以使用这些因素。只有危险型诊断才有危险因素。

护理计划不需要包含每种类型的护理诊断。下面的例子说明了问题聚焦型和危险型诊断的使用，以及确定护理诊断的动态过程。

院内一 82 岁女性患者的护理计划包括如下诊断：有跌倒的危险（00155）、急性疼痛（00132）和液体容量不足（00027）。护士在轮班交接结束时向同事表示，她对该患者丈夫的访谈表明，在过去的一年里，患者对自己不断增加的护理需求感到不知所措，而丈夫正在独自提供所有的照护。护士表示，她将在护理计划中增加诊断有照顾者角色紧张的危险（00062）。

学生在学习记录护理诊断时通常使用的格式包括：________（原因 / 相关因素）相关的________（护理诊断），由 ________（症状 / 定义性特征）所证明的 。例如，与母亲焦虑、家庭支持不足和使用安抚奶嘴有关的母乳喂养无效（00104），证据为婴儿在哺乳时哭泣、婴儿无法正确衔接母亲的乳头，以及婴儿体重持续下降。许多护理教育工作者支持采用这种方法，认为它有助于学生学会批判性思考，同时也为教师提供了一种评估临床推理的方法。此外，一些人认为所有护理诊断都应采用这种三部分格式记录在病历表格中。然而，NANDA-I 的一贯立场是，只要相关 / 危险因素和定义性特征能够在患者记录中的评估资料、护理记录或护理计划中识别，并为护理诊断提供支持，则只记录标签是合适的。

此外，当今使用的大多数电子健康记录（EHR）不包括“相关”和“证据”组成部分。因此，重要的是 EHR 系统中的护理评估工具包含诊断所需的诊断指标,方便在患者问题列表中记录护理诊断标签。毕竟，简单地记录诊断并不能证明其准确性。与医生同事一样，我们必须让诊断指标出现在患者记录中以支持诊断。若没有这些信息，就无法验证诊断的准确性，从而导致护理质量出现问题。

5.6 计划 / 实施

明确诊断后，必须对选定的护理诊断进行优先排序，以确定护理优先级别。需要确定高优先级护理诊断（即紧急需要，与定义性特征、相关因素或危险因素高度一致的诊断），以便指导护士解决这些问题或降低发生的严重性或危险（在危险型诊断的情况下）。

护理诊断用于确定护理的预期结局，并按顺序计划护理特定的干预措施。根据护理结局分类（NOC）的作者所陈述的，护理结局是指“可测量的个体、家庭或社区状态、行为或感知，是对护理干预的反应，沿着连续统一体进行测量”。护理结局分类是标准化护理语言的一个例子，可在计划护理措施时使用，以表示与护理诊断相关的结局度量（Moorhead et al, 2018）。护士经常错误地直接从护理诊断转到护理干预，而不考虑预期的结局。相反，需要在确定干预措施之前确定结局。这个过程的顺序类似计划一次公路旅行。简单地上车开车就能让一个人到达某个地方，但那可能不是他真正想去的地方。最好先在头脑中有一个明确的定位（结局），然后选择一条路线（干预），才能到达预定的地点。

根据护理干预分类（NIC）的作者的观点，干预被定义为“护士基于临床判断和知识为改善患者结局而实施的任何治疗”（Butcher, et al, 2018）。护理干预分类是护士可以在各种护理环境中使用的标准化护理干预语言的一个例子。利用护理知识，护士可以进行独立和跨学科的干预。这些跨学科干预会与其他卫生保健专业人员（如医生、呼吸和物理治疗师）提供的照护重叠。

高血压是一种医疗诊断，但护士需要对这些有各种问题或危险状态的患者进行独立和跨学科的干预。护士通常会启动常规方案来管理患者的医疗诊断，并可能认为他们提供的是独立的护理干预，因为他们不需要医生的直接医嘱就可以实施干预方案。然而，这些常规方案实际上是由护士执行和监督的依赖性医嘱，并非独立的护理干预。然而，护士确实会对那些具有这些护理诊断的患者进行独立的干预，例如，有血压不稳定的危险（00267），这在许多环境中是一种常见的护理诊断。在回顾此诊断的相关因素（病因因素）时，护士将为该患者确定合适的结局，然后针对诊断的相关因素确定可能采取的护理干预措施以达到此结局。

5.7　卡米苏鲁（Kamitsuru）三元护理实践模式

卡米苏鲁三元护理实践模式为护士提供了对护士执行的干预类型的清晰理解，以及这些不同类型的知识基础。

护士经常负责护理有医疗问题的患者。但是，从法律的角度来看，医生有责任诊断和处理这些医疗问题。同样，护士负责护理问题的诊断和处理。重要的一点是，护理问题不同于医疗问题。此外，我们不会重命名医疗诊断或术语来创建护理诊断，也不需要为每项护理干预或活动进行护理诊断。

为了阐明这些观点，让我们基于“三支柱护理实践模式”（Kamitsuru，2008）（图5.3），从更广泛的角度来研究护理实践如何存在于医疗保健中。该模式描述了护理实践的三个主要组成部分，它们不同但相互关联。在临床实践中，护士需要执行各种操作。

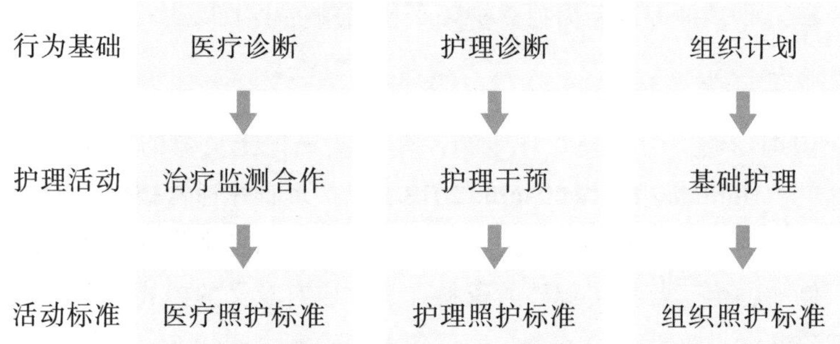

图5.3　卡米苏鲁（Kamitsuru）三元护理实践模式

首先，我们具备由医疗诊断驱动的实践 / 干预措施。护理活动可能与医疗、患者监护和监测，以及跨学科合作有关。例如，当医生诊断一名失去知觉的患有脑梗死患者并要求静脉注射（IV）药物时，护士会按照指示执行静脉注射医嘱，并仔细监测患者对药物的反应。护士根据医疗诊断采取这些行动，并以医疗护理标准作为这些护理活动的基础。

其次，实践可能由护理诊断驱动。独立的护理干预不需要医生的批准或许可。例如，对于上述脑梗死患者，护士小心地为患者安置体位，防止误吸和压力性损伤；也可以为患者的配偶提供支持性护理，后者还需要在家里照顾患有痴呆症的老人。护士根据护理诊断采取这些行动，并以护理标准作为这些护理活动的基础。

最后，我们有组织协议驱动的实践。这些实践可以是和基础护理相关的活动，如更换床单、提供清洁卫生和日常照护。这些活动并不与特定的医疗诊断或护理诊断相关，但是它们建立在照护的组织化标准基础上。

以上 3 种活动共同构成了护理实践。每一种活动均有不同的知识基础和不同的责任。这 3 个方面对护士的理解同等重要，但仅有一种活动和我们独特的学科知识相关,这就是我们所认识的护理诊断领域。该模型也展示了我们为什么不需要将医疗诊断重新命名为护理诊断。医疗诊断已经存在于医疗领域。但是，医疗诊断并非都能够解释护士对患者的理解、护士对患者反应的判断，或者护士为患者实施的干预措施。因此，我们采用护理诊断来解释护士对患者做出的独立临床判断。基于此，护理诊断为独立护理干预措施提供了基础。

5.8 评　价

护理诊断“为选择护理干预措施以实现护士负责的结局提供了基础”（Herdman & Kamitsuru, 2018）。护理程序通常被描述为一个循序渐进的过程，但实际上护士会在护理程序的各个步骤之间来回切换。例如，由于收集了额外的资料并整合成有意义的模式，以及评估护理诊断的准确性，护士会在评估和护理诊断之间切换。同样，随着患者状态的评估，干预措施的有效性和拟定结局的实现也会得到持续评价。评价最终应贯穿于护理程序的每一步，以及护理计划实施后。需要考虑的几个问题包括：我可能遗漏了哪些资料？我是否做出了不恰当的判断？我对这一诊断有多大信心？我需要咨询更有经验的人吗？我是否与患者 / 家庭 / 群体 / 社区确认了诊断？鉴于国家 / 州 / 地区护理实践的规定、患者病情的实际情况、患者的价值观 / 信念、专业知识和可用资源，在这种情况下，预期结局是否适合患者？干预措施是否基于研究证据或传统（例如，“我们一直在做什么”）？

5.9　护理诊断原则：临床应用

对护理诊断基础知识的描述虽然主要针对新手，但可以使许多护士受益，因为它突出了使用护理诊断的关键步骤，并提供了可能发生不准确诊断的领域的示例。例如，需要继续强调的领域包括将基本护理概念的知识与评估以及最终的护理诊断联系起来的过程。护士对关键概念（或诊断焦点）的理解可指导评估过程和评估资料的解释。同时，护士还可以诊断问题、危险和反应强度。这些类型诊断中的任何一种都可以是单个或多个优先诊断，由护士做出这种临床判断。

在体现护理学科的知识中，NANDA-I 分类系统提供了用于交流护理诊断的标准化语言的框架。通过使用 NANDA-I 术语（诊断本身），护士可以相互交流，也可以与来自其他医疗学科的专业人员交流护士所掌握的独有的“内容”。在我们与患者 / 家属的互动中使用护理诊断，可以帮助他们了解护士将关注的问题，并让他们参与到自身的护理中。该术语为护士解决健康问题、危险状态和健康促进机会提供了一种共享语言。NANDA-I 护理诊断在国际上已得到广泛应用，并被翻译成 20 多种语言。在日益全球化和电子化的世界中，NANDA-I 还允许获得奖学金的护士以标准化的方式在手稿和会议上交流与护理相关的现象，从而推动护理学科的发展。

护理诊断经过同行评审，并由全球临床护士、护理教育者和护理研究者提交至 NANDA-I 来进行接收 / 修订。新诊断和（或）修订现有诊断的提交数量在 NANDA-I 护理诊断术语系统 50 余年的历史中不断增加。向 NANDA-I 继续提交（和修订）将会进一步加强术语系统的范围、深度和支持性证据。

5.10 本章小结

本章描述了护理诊断的类型（即问题聚焦型、危险型和健康促进型）和护理程序的步骤。护理程序始于了解护理学科的基本概念和护理理论。评估遵循并涉及将资料收集和整合为有意义的模式。诊断涉及个体、照顾者、家庭、群体或社区对人类健康状况或生命过程的反应，或对这种反应易感性的临床判断。本章回顾了护理诊断的组成部分，包括标签、定义和诊断指标（即相关因素、危险因素、危险人群和相关条件）。鉴于患者评估通常会产生许多护理诊断，因此需要对护理诊断进行优先排序以指导护理实施。计划 / 实施的关键后续步骤包括确定护理结局和护理干预措施，以消除诊断的病原因素或危险因素，或最大限度地减少它们对个体、照顾者、家庭、群体或社区健康的影响。评价贯穿于整个护理程序，以及患者护理结束时。

参考文献

American Psychiatric Association. Diagnostic and Statistical Manual of Mental Disorders. 5th ed. Arlington, VA: American Psychiatric Association; 2013. Available at: dsm.psychiatryonline.org

Bachion MM. [Basic instruments for delivering care: observation, interaction and measurement]. I Simpósio Brasiliense de Sistematização da Assistência de Enferma- gem. Brasília, Brazil, 2009 (Portuguese).

Butcher HK, Bulechek GM, Dochterman JM, et al. Nursing Interventions Classification (NIC). 7th ed. St. Louis, MO: Elsevier, 2018.

Butryn ML, Arigo D, Raggio GA, et al. Measuring the Ability to Tolerate Activity-Related Discomfort: Initial Validation of the Physical Activity Acceptance Questionnaire (PAAQ). Journal of physical activity & health, 2015, 12(5): 717-726.

Herdman TH. Manejo de casos empleando diagnósticos de enfermería de la NANDA Internacional [Case management using NANDA International nursing diagnoses]. XXX Congreso FEMAFEE 2013. Monterrey, Mexico.

Kalluri M, Bakal J, Ting W, et al. Comparison of MRC breathlessness scale to a novel multidimensional dyspnea scale (MDDS) for clinical use. In: B46. Idiopathic interstitial pneumonia: natural history (pp. A3371-A3371). American Thoracic Society International Conference, 2019.

Kamitsuru, S. Kango shindan seminar shiryou [Nursing diagnosis seminar handout]. Kango Laboratory, 2008 (Japanese).

Leininger M. Culture care theory: a major contribution to advance transcultural nursing knowledge and practices. J Transcult Nurs, 2002, 13(3): 189-201.

Levett-Jones T, Hoffman K, Dempsey J. The "five rights" of clinical reasoning: an educational model to enhance nursing students' ability to identify and manage clinically "at risk" patients. Nurse Educ Today, 2010, 30 (6): 515-520. https://pubmed.ncbi. nlm.nih.gov/19948370/.

Meehan TC, Timmons F, Burke J. Fundamental care guided by the Careful Nursing Philosophy and Professional Practice Model. Journal of Clinical Nursing, 2018, 27: 2260-2273.

Moorhead S, Swanson E, Johnson M, et al. Nursing Outcomes Classification (NOC): Measurement of health outcomes. 6th ed. St. Louis, MO: Elsevier, 2018.

Prince SA, Butler GP, Roberts KC, et al. Developing content for national population health surveys: an example using a newly developed sedentary behaviour module. Archives of Public Health, 2019, 77(1): 53.

Rosenberg DE, Norman GJ, Wagner N, et al. Reliability and validity of the Sedentary Behavior Questionnaire (SBQ) for adults. Journal of Physical Activity & Health, 2010, 7(6): 697-705.

Tanner CA. Thinking like a nurse: a research-based model of clinical judgment in nursing. J Nurs Educ, 2006, 45 (6): 204-211. https://pubmed.ncbi.nlm.nih.gov/16780008/.

Watson J. Caring science as a sacred science. In: McEwen M, Wills E (eds.). Theoret- ical basis for nursing. Lippincott Williams & Wilkins, 2005.

6 护理诊断：国际术语

Susan Gallagher-Lepak, T. Heather Herdman

6.1 全球范围内的护理共性

据世界卫生组织（WHO，2013）报道，全世界约有 1900 万名护士和助产士。想象一下，在世界各地提供护理的大量护士，他们在各种类型的医疗保健环境中提供护理服务，他们说不同的语言，使用一系列设备和技术，并遵循无数不同的机构协议。尽管差异很明显，但这个专业群体及其成员集体提供护理服务的共性却很多。

护士具有相似的专业价值观（例如，关怀、患者尊严、协作），并共享基本的护理知识。个体（或护理接受者）是护理的中心。护士处理个体、照顾者、家庭、群体和社区对健康问题及生命过程的反应。

护士采用 NANDA-I 护理诊断来传达他们对患者正在经历的人类反应 / 生命过程或对这些反应的敏感性的临床判断。护士的临床判断“为选择护理干预措施以实现护士负责的结局提供了基础”（Herdman & Kamitsuru, 2018）。

6.2 护理教育和实践

许多护理学校的课程整合了护理诊断以及与结局和干预措施的联系。课程中的关键是评估对指导护理诊断的识别和验证的重要性。同样重要的是，教师和行政人员重视并了解护理诊断术语。

《NANDA-I 护理诊断：定义和分类》是许多护理教育课程的核心教材，以 20 多种语言出版(表 6.1）。上一版中更新的语言翻译和发行反映了对我们在非洲、亚洲、东欧和印度次大陆国家工作的更广泛的兴趣。一些国家最近通过国际研讨会、开发 NANDA-I 网络组、参加 NANDA-I 会议、请求在线研讨会或其他学习活动，来建立对 NANDA-I 分类系统和术语的知识等活动表现出对应用 NANDA-I 的兴趣。

接触和应用护理程序，深入了解护理诊断，在护理教育中为每个有抱负的护士提供了专业护理实践所需的知识和技能。在整个课程中整合 NANDA-I 护理诊断，涉及讲座课程、技能课程以及模拟和临床

表 6.1　《NANDA-I 护理诊断：定义和分类》的翻译版本

繁体中文	克罗地亚语	捷克语	荷兰语
英语	爱沙尼亚语	欧洲西班牙语	法语
德语	泛美西班牙语	印度尼西亚语	意大利语
日语	朝鲜语	拉脱维亚语	波兰语
葡萄牙语	罗马尼亚语	简体中文	斯洛维尼亚语
瑞典语	土耳其语		

经验的内容。有多种方法可以将标准化护理语言，包括 NANDA-I 护理诊断，整合到课程中。将制订护理计划作为临床任务非常普遍，并且可以成为学生接触诊断后的有效学习机会。有些方法还存在问题，包括采用将护理诊断直接与医疗诊断联系起来的方式讲授护理诊断，使用特定护理诊断的标准化护理计划而未将评估资料与诊断联系起来，和（或）没有为患者制定干预措施和确定结局。护士应将医疗诊断视为评估的一部分，但绝不应仅作为护理诊断的依据。同样，标准化的护理计划可以是一个初始模板，但必须根据每个患者的具体问题或需求进行制订，如通过护理评估来确定。

医疗保健机构使用护理诊断或“患者问题”来确定护理关注的领域及优先顺序。许多医疗保健组织已从纸质病历转向电子健康记录（EHR），以此记录护理工作。NANDA-I 已与主要的电子健康记录供应商签订了合同，以获得 NANDA-I 术语的使用许可，然后电子健康记录供应商为每个特定医疗机构的电子健康记录定制术语，定制的构建可以将评估资料与诊断联系起来。NANDA-I 还通过出版合作伙伴直接与组织机构（例如，医院、家庭健康机构、长期护理机构）签订合同以使用这些术语。随着电子病历的普及，必须注意到，未经 NANDA-I 许可，以书面合同的形式在电子病历中使用 NANDA-I 术语（以用户的语言管理数字版权的出版合作伙伴）是违反版权法的。

在电子健康记录中，标准化护理语言的存在为研究诊断准确性（评估资料与患者当前状况之间的对应关系）和护理记录提供了新的途径。研究表明，在实践中需要提高学生和护士的诊断推理能力和准确性（Johnson，et al，2017；Larijani & Saatchi，2019；Freire et al，2018）。当标准化护理语言被纳入电子健康记录时，以及当诊断可以通过使用标准化护理评估中的资料来验证时，可以挖掘出更丰富的临床信息。

6.3 专业协会和护理分类

NANDA-I 专业协会将护士（和其他对护理诊断感兴趣的人）与追求诊断术语开发和完善，以及教育、研究和使用 NANDA-I 术语的最佳实践联系起来。该协会的成员包括学生、实习护士、行政人员、教育工作者、信息学家和研究人员。这些成员通过 NANDA-I 网站和社交媒体渠道联系在一起，并有机会在 NANDA-I 会议上展示他们的研究成果并分享经验。NANDA-I 的期刊——《国际护理知识杂志》——出版了有关全球范围内识别护理知识，以及在实践、教育、信息学和研究中开发和应用标准化护理语言的研究成果。

NANDA-I 已与多个护理分类相关联，经允许，其中几个分类已将 NANDA-I 诊断纳入其多年来的开发（标识*）中，用于实践、教育或研究目的。这些措施包括：

- 比利时的**护理微型数据集**（NMDS）
- **临床护理分类**（CCC）系统*
- **欧洲护理照护路径**（ENP）
- **国际功能分类**（ICF）
- **国际护理实践分类**（ICNP）*
- **护理费用的绩效记录**（LEP）
- **护理干预分类**（NIC）（爱奥瓦大学）
- **护理结局分类**（NOC）（爱奥瓦大学）
- **奥马哈系统**（奥马哈）*
- **围手术期护理数据集**（PNDS）*
- **卫生保健分类系统**（SKS）（丹麦护理干预分类）

标准化护理语言领域的大多数研究都是在 NANDA-I 诊断的基础上进行的，其次是“NNN”，它是 NANDA-I、护理结局分类和护理干预分类（分别为 NOC 和 NIC）及其联系的综合使用（Tasten et al, 2014; Herdman & Kamitsuru, 2018; Moorhead et al, 2018; Butcher et al, 2018）。

许多 NANDA-I 术语包含在 SNOMED CT（医学临床术语的系统命名法）中，这是一个国际临床参考术语。在撰写本章时，NANDA-I 正在与 SNOMED 的成员合作，考虑在 SNOMED CT 中开发一个参考集的可能性，以便用户可以在电子健康记录中访问 NANDA-I 术语。

6.4 国际化实践

学会和大学、医疗保健组织、专业协会甚至政府实体通过多种方式共同合作，来讲授和实践护理诊断术语。护理诊断术语的广泛实践已在一些国家通过使用授权得到推进。拉丁美洲的几个国家（如秘鲁、墨西哥、巴西）已将护理程序和护理诊断的使用纳入专业护理法规或政府法律。以下示例按国家 / 地区的字母顺序排列，提供了有关 NANDA-I 术语在世界某些地区的实践状况的全球视角。

6.4.1 巴 西

自 1986 年以来，巴西联邦护理委员会（COFEN）一直在规范护理工作，要求每个医疗机构根据护理程序的要素进行护理，并规定护士有权这样做（Brasil，1986, 1987；COFEN，2002, 2009, 2017）。在这些规定之前，巴西的护士促进了护理学科的进步。在 20 世纪 60 年代和 70 年代，圣保罗大学 Wanda De Aguiar Horta 博士倡导采用科学的方法，以及护理诊断和护理程序的使用（Paula et al，1967；Horta et al，1971；Horta，1972；Horta，1977）。20 世纪 80 年代末，有两个机构采用了 NANDA-I 诊断，即圣保罗大学（由 Edna Arcuri 博士领导）和帕拉西巴联邦大学由 Marga Coler 博士领导）（Coler et al，2009；Cruz，1991）。

通过出版物和会议进一步传播了关于 NANDA 分类系统和术语的知识。1990 年，《护理诊断：概念性和实践性方法》手册的出版包含了修订后的 NANDA-I 分类系统 1（Farias et al，1990）的译本。1991 年，但丁 · 帕赞尼斯心脏病研究所（IDPC）和目前的保利斯塔护士学校（EPE-Unifesp）发起了巴西第一届全国护理诊断研讨会；1995 年，圣保罗大学推动了第一届国际护理诊断研讨会。NANDA 分类系统的第一个正式翻译于 1999 年完成。2002 年，保利斯塔护士学校举办了第六届全国护理诊断研讨会，与首届国际护理分类研讨会同时召开。这些活动帮助护士理解了 NANDA、护理结局分类（NOC）和护理干预分类（NIC）的联系。

护理程序在所有护理项目中都有讲授。这在一定程度上源于 2001 年制定的《护理本科课程国家课程指南》，该指南肯定了护士可以进行诊断(Conselho Nacional de Education ação，2001)。2006 年，由巴西护理协会（ABEn）成立的护理实践组织委员会（全国护理协会）对护士进行了护理程序方面的教育，并促进了护理程序和标准化护理语言在实践中的有效应用（ABEn, 2017a; ABEn, 2017b）。研究生项目对巴西护理诊断的使用做出了重大的贡献；2006—2016 年间，216 篇可获取的硕士学位论文和博士学位论文中，有 85% 针对护理诊断和 NANDA-I 护理诊断（Hirano et al，2019）。其他教育举措包括自 2013 年以来在巴西推出的关于护理诊断的远程学习更新计划（PRONANDA）（Nanda-I，2013）。在电子健康记录中采用标准化护理语言有助于扩展 NNN 的使用。2013 年以来，Grupo A 已经向总共 32 个医疗保健机构进行了近 400 笔特许销售。

尽管有这种有利的情况，护理程序和标准化护理语言的实施和应用在巴西仍然不一致。例如，在圣保罗州的 416 个部门的 40 个机构中，78.8% 记录了评估，78.8% 记录了诊断，只有 56.0% 记录了评估、诊断、干预措施和结局，而 5.8% 没有记录护理程序的各个阶段或没有护理记录（Azevedo et al，2019）。2020 年，来自巴西全国多个地区的研究人员创建了护理程序研究网络（REPPE），旨在生成、合成和共享有关护理程序和标准化护理语言（REPPE, 日期不详）的知识。巴西护理协会不断推动活动，COMSISTE 的行动和使用标准化护理语言临床讨论，如 IDPC、阿雷格里港医院（HCPA）和 USP 大学医院推动的活动，均是促进护理程序和标准化护理语言在巴西的护理专业实践中应用的宝贵举措。

6.4.2　日　本

20 世纪 90 年代，护理诊断吸引了许多日本护士，他们以专业知识为基础寻求独立执业。虽然没有强制使用护理诊断的规定，但近 60% 的医院和 50% 的护士学校使用或讲授护理诊断。护理诊断不包括在标准护理课程中。护理诊断是否在本科课程中讲授取决于每所护理学校教师的专业知识和观点。由于没有护理诊断教育的指导方针，教师经常对“该教什么”或“怎么教”感到困惑。

在过去的20年里，电子健康记录系统的引入在日本全国范围内推广，护理诊断被视为一种基本的标准化语言。使用护理诊断术语的医院将其培训纳入在职教育。一些医院邀请外部讲师定期提供此类培训，而另一些医院则利用内部和外部讲师来提高员工的诊断技能和知识。对于许多医院来说，培养和留住自己的讲师是一个挑战。

虽然存在于电子健康记录中，但护理领导层并没有充分利用护理诊断的数据来改善医疗保健(例如，人员配备、患者结局)。日本需要继续努力加强护士在诊断判断方面的知识和信心。护理诊断在护士管理者重视其在电子病历中的使用，并致力于从长远的角度发展员工的医院中使用最有效。

6.4.3 墨西哥

20世纪70年代初以来，教育和服务组织及机构，特别是墨西哥全国护理学校协会、全国大学和高等教育机构协会以及全国护士协会，推动了以护理程序为重点的教育活动。协作产生了标准化护理计划的指导和统一标准，以及提高护理绩效的护理程序的教学和应用标准（Moran，日期不详）。

2007年，墨西哥联邦（政府）官方报纸Diario Oual de la Federación报道了常设护理委员会（PNC）的成立。常设护理委员会是墨西哥联邦政府的护理咨询机构，旨在制定护士执业和培训政策。国家护理委员会制定了9项建议，以加强卫生设施护理服务的质量文化和护理标准化。其中最重要的是护理程序（NP）和在医疗单位实施护理程序（建议1）；通过使用诊断标签针对主要健康问题的护理计划实现护理标准化（建议2）；以及拟议制定护理计划目录（建议9）（Hernández，2011）。

护理程序已纳入护理课程。然而，理论和实践之间仍然存在差距，在医疗保健环境中的实施也很少。专业人员通过一系列固有的职业价值观来应用知识；然而，在学术领域如何应用护理程序，以及如何在临床领域实施护理程序之间存在着差异。在医院实践中，很少有护理专业人员将神经网络应用于专业实践的发展。护士通常更注重技术技能的发展，而不是计划护理所需的方法论知识。资料的收集或评估进行得很快，而且往往不完整，这限制了关于人类反应的决策，更大的权重归因于患者的病理生理反应，以及医院环境中占主导地位的生物医学模式。

墨西哥的护理在护理模式和标准化语言的使用方面取得了进展。墨西哥需要更多的研究来促进护理诊断术语的发展。

6.4.4 秘 鲁

秘鲁的护理在教育和临床实践中都经历了一个发展和转型的过程。自 1983 年通过《秘鲁大学法》以来，只有大学才能提供专业学位，护理学校的课程也得到了加强。护理程序被纳入护理课程，包括识别患者的问题和（或）需求。在此背景下，讲授了护理程序的 3 个阶段，即评估、实施和评价，这使得护士能够识别患者的需求，从而制订个体、照顾者、群体、家庭或社区护理计划。

20 世纪 80 年代，护理程序的进一步发展导向使用了 5 个阶段：评估、诊断、计划、实施和评价。大学的作用对于这一进程的教育和推广至关重要。NANDA-I 诊断分类系统开始传播，佩鲁亚纳·卡耶塔诺·赫雷迪亚大学开始了大学和医院之间的第一次合作（阿佐比斯波洛亚萨州立医院）。这所大学的教授开始对这家医院的护士进行 NANDA-I 诊断分类系统的培训。这在另外 3 家州立医院也得到了同样的实施。

2002 年，护理专业学院的支持和《秘鲁护士法》的通过进一步增加了护理诊断术语的使用，因为该法要求将护理程序纳入护理记录系统。不同的大学、医院和地区的教学方法各不相同。在某些情况下已经应用了 NANDA-I 分类系统，而在其他情况下，这一分类系统的普及仍在进行中。护理专业学院的专业认证始于 2010 年，并由专业能力评估中心实施，这些评估中心由国家大学质量评价、鉴定和认证系统认可。此外，2015 年，《专业能力条例》正式规定了 NANDA-I 护理诊断的使用。这包括在护理程序中使用的评估工具中采用 NANDA-I 分类系统，如护理进度说明，这表明了使用标准化护理语言对患者安全护理的重要性。此外，秘鲁卫生部等政策实体批准了《护理干预指南》，加强了 NANDA-I 分类系统在秘鲁全国公立医院临床领域的应用，批准了“护理进度说明”，并在各实体的网页上公布。

多家州立医院对 NANDA-I 诊断进行了重点整合。根据国家电子临床记录登记处的实施计划，目前正在实施电子健康记录。

大学教授对 NANDA-I 诊断知识的获取，以及他们在护士教育中推广这一知识的兴趣，是推动 NANDA-I 诊断实施的主要动力。“NANDA-I 网络：秘鲁”继续加强对标准化护理语言的理解和执行。这个网络与利益相关者会面，使护理对社会和护理专业人员的益处可视化。

6.4.5 爱尔兰共和国

爱尔兰共和国是“NNN 如何融入教育和医疗环境”的有趣典范（Murphy et al，2017），自 2009 年开始实施精心护理理念和专业实践模式(精心护理)。护理实践的核心是实践能力和卓越维度，包括概念、诊断 – 结局 – 干预以及使用 NANDA-I 的护理计划结构。在这个护理计划结构中，重要的第一步是确定患者的 NANDA-I 护理诊断。目前，有 10 家医院和 4 所护理学校正在实施精心护理，主要是在爱尔兰共和国的西南部和南部地区。

爱尔兰共和国实施 NANDA-I 是因为医院的护士想要或被要求使用 NANDA-I（最初是因为精心护理），但也因为医院护理部主任发现 NANDA-I 可以“在临床”使用。护士在实践中认识到，NANDA-I 护理诊断使他们有能力说出他们所知道的，并为护理接受者的护理需求做出诊断。这可以鼓励护理教育工作者优先考虑在本科课程融入所有级别的 NANDA-I 知识。实习护士和护理教育工作者的共同观点确实有助于缩小理论与实践之间的差距。

6.4.6 西班牙

西班牙实施标准化语言是在 20 多年前。护士开始在实践中使用标准化语言，主要是随着电子健康记录的纳入。因此，该国卫生部制定了关于使用标准化护理语言，特别是 NNN 作为护理记录语言的必要性的立法。临床护士和大学护理教师之间进行了合作，以决定如何将标准化护理语言纳入电子系统。自西班牙国内开始实施电子系统以来，这种推动标准化护理语言应用的努力倍增。在护理实践中使用 NANDA-I 护理诊断毋庸置疑。西班牙卫生部在任何护理方案的更新中都包含了 NNN 语言。

护理学院以及许多在医院或初级保健机构工作的临床护士，一直是关于标准化护理语言变革力量的一部分。初级保健服务的发展是通过护理专业人员和护理学院的继续教育在不同水平讲授标准化护理语言的主要推动力。1996 年，西班牙命名、分类和护理诊断协会（AENTDE）的成立对数千名西班牙护士与来自 NANDA-I 和其他国际协会的同事共同学习和探讨，特别是普遍使用标准化护理语言和护理诊断至关重要。

西班牙卫生部一直积极参与标准化护理语言的实施和应用。首批项目之一是与全国西班牙护士协会以及命名、分类和护理诊断协会一起，使用标准化护理计划计算护理成本，该计划包括医院和初级卫生保健中不同临床过程的 NNN（卫生和消费者事务部，日期不详）。2010 年，已有 100 多家西班牙医院使用名为“GACE-LA”的同一电子系统，该系统合并了 NANDA-I 护理诊断。西班牙国内的一些地区在所有级别的临床护理中使用了该系统。

电子系统显然促进了 NANDA-I 护理诊断的应用。在电子病历中，护理具有最完整的标准化护理语言，也是最复杂的，包括评估、诊断、结局、结局指标、干预措施、活动等，所有这些都是相互关联的。电子记录是一种工具，必须能够推动专业人员的工作，而且该工具确实做到了这一点。电子健康记录促进了护理的规划和记录，同时生成数据以促进管理。

未来是积极的，特别是继续使用标准化护理语言的一般术语和 NANDA-I 护理诊断术语。另一个需要考虑的重要领域是将医学临床术语的系统命名法（SNOMED CT）纳入许多欧洲国家的电子系统，这会于不久的将来在西班牙发生。信息技术创新将继续改善护理软件和信息管理，以及商业智能或数据库等创新的使用，这些创新可以分析大数据，并可以增强护理领域，如管理和领导、研究、循证护理干预和实践改进。

6.4.7 美　国

美国护士协会（ANA）建议护士在病历记录中使用护理程序，并认可 13 种标准化护理语言。NANDA-I 是美国护士协会榜单上最受认可和研究最多的语言（Tastan et al，2014）。美国护士协会不愿在临床实践中使用标准化护理语言的问题上表明立场，导致全国缺乏共识，削弱了诊断推理以及与护理程序相关的整体临床推理在教育和实践中的重要性。遗憾的是，由于没有专业法规或要求来指导护理诊断，或与结局或干预相关的标准化护理语言的使用，因此，在课程中纳入 NANDA-I 护理诊断术语以及其他标准化护理语言术语的程度仍由每个护理学校决定。这使得美国处于明显的不利地位，因为它无法从电子健康记录中收集资料，以更好地了解护士对患者护理的影响、护理的实际成本、哪些护理诊断可能会延长住院时间、导致更多的再入院或导致可预防的后遗症。

目前尚不清楚有多少医疗机构在美国采用了电子护理记录的标准化护理语言。一项罕见的研究调查了明尼苏达州（美国）电子病历的使用情况，该州 92% 的医疗系统（如医院、诊所、公共卫生机构）使用电子病历。在这些组织中，只有 30% 使用标准化护理语言（Huard & Monsen，2017）。然而，众所周知，许多组织确实在没有获得许可证的情况下将 NANDA-I 护理诊断标签合并到文档系统中。在许多这样的案例中，护士没有意识到他们正在使用 NANDA-I 标签进行记录，由于没有正确地引用这些标签，许多护士，特别是那些接受过副学士教育的护士，在他们的课程中没有学习护理诊断内容。这个问题当然不是美国独有的，而且可能反映出护理作为一门专业的独立学科仍然缺乏经济支持。

电子健康记录是美国医疗保健领域的一部分。2009 年，美国联邦卫生信息技术促进经济和临床健康（HITECH）法案中的激励措施，使采用电子健康记录对医疗保健组织来说走上了快车道。政府（卫生与公众服务部）发布的标准要求电子健康记录包含当前诊断的最新问题列表，用户可以通过电子方式输入和修改该列表。然而，问题列表中必须使用的语言没有标准；因此，不同医疗机构的问题列表差别很大，并且问题列表通常只包括医疗诊断。同样，这种一致性的缺乏严重限制了用于护理研究的定义明确、高质量的大数据集的可用性。

明显缺乏标准化护理语言的使用，造成了护理学校用来为护生实习做准备的知识与护士在医疗保健环境中实际看到和使用的知识之间的差距。尽管如此，许多护理本科学校确实在课程中讲授 NANDA-I 护理诊断，但它往往是在早期课程中讲授的，随着学生完成课程的学习，它并没有很好地融入高级内容。此外，它经常被错误地与医疗诊断联系在一起，很少或根本没有提供关于诊断推理的教育，或者评估应该如何驱动护理诊断。护理人员自己在诊断方面接受的教育往往很少或令人困惑，因此，常常不确定如何讲授护理诊断。一个非常积极的方面是波士顿大学和 NANDA-I 之间的新关系创立了 Marjory Gordon 知识开发和临床推理项目。这一伙伴关系将促进教育材料、工具和学习策略的发展，以支持护理教育工作者讲授诊断推理和护理诊断术语，并促进护理知识的发展。

6.5 总 结

需要在全球范围内宣传、讲授和应用 NANDA-I 护理诊断术语。的确，这是一个全球现象！NANDA-I 分类系统提供了一种对护士和接受护理的患者的关注区域（诊断焦点）进行分类的方法。NANDA-I 护理诊断描述人类对健康问题 / 生命过程的反应，并为确定结局和干预措施提供信息。很清楚的是，NANDA-I 护理诊断支持临床推理过程，并提供一种特定学科的语言来描述护理学科的独特知识。

全球许多国家（如爱沙尼亚、斯洛文尼亚、意大利、西班牙、巴西）正在进行实施护理诊断的创新实践，太多了！有许多专业人员致力于这些努力，包括临床护士、护理教育者、管理者、信息学家和研究人员。NANDA-I 护理术语是唯一不断更新当前证据和指定证据水平标准的标准化护理语言，以最好地反映护理实践的全部范围。护理诊断由实习护士、护理教育工作者、研究生和护理研究人员提交 NANDA-I 接收（新诊断）或修订（现有诊断）。很明显，NANDA-I 拥有全球影响力，可以支持数百万护士做出与患者健康问题、危险和优势相关的临床判断（护理诊断），并推动相关的干预措施和结局。

6.6 本章编委致谢

感谢以下各国专家，他们在当地提供了有关护理诊断的内容。

巴　西

– Camila Takáo Lopes, PhD, RN, FNI, Director of the Diagnosis Development Committee of NANDA International, and Adjunct Professor at *Escola Paulista de Enfermagem, Universidade Federal de São Paulo* (EPE-Unifesp)

– Alba Lucia Bottura Leite de Barros, PhD, RN, FNI, Full Professor at EPE-Unifesp, Coordinator of the Research Network on the Nursing Process (REPPE) and Researcher of the National Council for Scientific and Technological Development (CNPq)

– Diná de Almeida Lopes Monteiro da Cruz, BSN, PhD, FNI, Full Senior Professor at Escola de Enfermagem da Universidade de São Paulo (EEUSP), CNPq Researcher

– Emilia Campos de Carvalho, PhD, RN, FNI, Director at Large of NANDA International (2012—2016), Full Senior Professor at *Escola de Enfermagem de Ribeirão Preto, Universidade de São Paulo* (EERP-USP), CNPq Researcher (1987—2019)

– Marcos Venícios de Oliveira Lopes, PhD, RN, FNI, member of the Education and Research Committee of NANDA International since 2014, Associate Professor at *Faculdade de Farmácia, Odontologia e Enfermagem, Universidade Federal do Ceará* (UFC), member of the Nursing Assessor Committee of CNPq

– Miriam de Abreu Almeida, PhD, RN, FNI, member of the Diagnosis Development Committee of NANDA International (2010—2018), Full Professor at *Escola de Enfermagem, Universidade Federal do Rio Grande do Sul* (UFRGS), CNPq Researcher

– Viviane Martins da Silva, PhD, RN, FNI, member of the Education and Research Committee of NANDA International since 2018, Associate Professor at *Faculdade de Farmácia, Odontologia e Enfermagem, Universidade Federal do Ceará* (UFC), CNPq Researcher.

日　本

– Shigemi Kamitsuru, PhD, RN, FNI, Nurse Consultant, President of NANDA International

墨西哥

– Prof. Dr. Hortensia Castañeda-Hidalgo

– Prof. ángeles Fang Huerta

– Prof. Dr. Florabel Flores Barrios

– Prof. Dr. Rosalinda Garza Hernández

– Prof. Dr. Nora Hilda González Quirarte

– Prof. Dr. Dolores Eunice Hernández

– Prof. Dr. Concepción Meléndez Méndez

秘　鲁

– Dr. Ruth Aliaga Sánchez

– Dr. Roxana Obando Zegarra

– Mg. Rossana Gonzáles de la Cruz

– Lic. Elver Luyo Valera

爱尔兰共和国

– Therese Meehan, PhD, RGN, Adjunct Associate Professor of Nursing, University College Dublin

– Therese Meehan, PhD, RGN, Adjunct Associate Professor of Nursing, University College Dublin

– Catherine (Kay) O'Mahony, MBA, RGN, Assistant Director of Nursing, South/South West Hospital Group

西班牙

– Carme Espinosa i Fresnedo, MSN, FNI, President Elect NANDA International

– Rosa González Gutiérrez-Solano, European Master in Quality, FNI, Former President of AENTDE (Spanish Association of Nomenclature, Taxonomy and Nursing Diagnoses)

– Rosa Rifà Ros, PhD, Professor of Fundamental Concepts in Nursing. Ramon Llull University, Barcelona

参考文献

Associação Brasileira de Enfermagem. Regimento Interno. 2017a. Available from: http://www.abennacional.org.br/site/wp-content/uploads/2019/01/regimento_

COM-SISTE.pdf.

Associação Brasileira de Enfermagem. Comissão Permanente de Sistematização da Prática de Enfermagem Relatório 2017. 2017b. Available from: http://www.abennacional.org.br/site/wp-content/uploads/2019/01/relatorio_COMSISTE_ABEn-Nacional2017-1.pdf.

Azevedo OA, Guedes ES, Araújo SAN, et al. Documentation of the nursing process in public health institutions. Revista da Escola de Enfermagem da USP, 2019, 53: e03471. https://doi.org/10.1590/s1980-220x2018003703471.

Brasil. Presidência da República. 1986. Lei n. 7498, de 25 de Junho de 1986. http://www.cofen.gov.br/lei-n-749886-de-25-de-junho-de-1986_4161.html.

Brasil. Presidência da República. 1987. Decreto n. 94.406/87 de 08 de Junho de 1987. http://www.cofen.gov.br/decreto-n-9440687_4173.html.

Butcher HK, Bulechek GM, Dochterman JM, et al. Nursing Interventions Classification (NIC). 7th ed. St. Louis, MO: Elsevier, 2018.

Coler MS, Nóbrega MML, Garcia TR, et al. Linking the nature of the person with the nature of nursing through nursing theory and practice and nursing language in Brazil. In: Roy C, Jones DAA. Nursing Knowledge Development and Clinical Practice. New York: Springer, 2007, p.79-91.

Conselho Federal de Enfermagem [COFEN]. 2002. Resolução COFEN-272/2002. http://www.cofen.gov.br/resoluo-cofen-2722002-revogada-pela-resoluao-cofen-n- 3582009_4309.html.

Conselho Federal de Enfermagem [COFEN]. 2009. Resolução COFEN-358/2009. http://www.cofen.gov.br/resoluo-cofen-3582009_4384.html.

Conselho Federal de Enfermagem [COFEN]. 2017. Resolução COFEN-564/2017. http://www.cofen.gov.br/resolucao-cofen-no-5642017_59145.html.

Conselho Nacional de Educação. 2001. Resolução CNE/CES No 3, de 7 de Novembro de 2001. Institui Diretrizes Curriculares Nacionais do Curso de Graduação em Enfermagem. Available from: http://portal.mec.gov.br/cne/arquivos/pdf/CES03.pdf

Cruz DALM. Classificações em enfermagem: tensões e contribuições. Revista Saúde, 1991, 1(1): 20-31. http://revistas.ung.br/index.php/saude/article/view/65/104.

Farias JN, Nóbrega MML, Perez VLAB, et al. Diagnóstico de enfermagem: uma abordagem conceitual e prática. João Pessoa: Ccs/UFPB, 1990.

Freire VECS, Lopez MVO, Keenan GM, et al. Nursing students' diagnostic accuracy using computer-based clinical scenario simulation. Nurse Education Today, 2018, 71: 240-246. https://pubmed.ncbi.nlm.nih.gov/30340106/.

Herdman TH, Kamitsuru S (eds). NANDA International nursing diagnoses: Definitions and Classification, 2018—2020. New York: Thieme, 2018.

Hernández E. 2011. Proceso enfermero en México y generalidades del proyecto places. Available in: http://www.enlinea.cij.gob.mx/Cursos/Hospitalizacion/pdf/proceso. PDF.

Hirano GSB, Lopes CT, Barros ALBL. Development of research on nursing diagnoses in Brazilian graduate programs. Revista Brasileira de Enfermagem, 2019, 72(4): 926- 932. https://doi.org/10.1590/0034-7167-2018-0259.

Horta WA. Diagnósticos de enfermagem: estudo básico da determinação da dependência de enfermagem. Revista Brasileira de Enfermagem, 1972, 25(4): 267-273. https:// www.scielo.br/pdf/reben/v25n4/0034-7176-reben-25-04-0267.pdf.

Horta WA. Diagnóstico de enfermagem-representação gráfica. Revista enfermagem em novas dimensões, 1977, 3(2): 75-77.

Horta WA, Hara Y, Paula NS. O ensino dos instrumentos básicos de enfermagem. Revista Brasileira de Enfermagem, 1971, 24(3): 159-169.

Huard RJC, Monsen KA. Standardized Nursing Terminology Use in Electronic Health Records in Minnesota. Modern Clinical Medicine Research, 2017, 1(1). https://dx. doi.org/10.22606/mcmr.2017.11003. Retrieved from http://www.isaacpub.org/images/PaperPDF/MCMR_100004_2017052511033162338.pdf.

Johnson L, Edwards KL, Giandinoto J. A systematic literature review of accuracy in nursing care plans and using standardised nursing language. 2017. Retrieved from https://doi.org/10.1016/j.colegn.2017.09.006.

Larijani TT, Saatchi B. Training of NANDA-I nursing diagnoses (NDs), Nursing Interventions Classification (NIC) and Nursing Outcome Classification (NOC), in Psychiatric Wards: A randomized controlled trial. Nurs Open, 2019, 6(2): 612-619. DOI: 10.1002/nop2.244

Ministerio de Sanidad y Consumo, Consejo General de Enfermería. NIPE Project; Normalización de las Intervenciones para la Práctica de la Enfermería. 2002. Retrieved from https://www.mscbs.gob.es/estadEstudios/estadisticas/normalizacion/proyec- NIPE.htm.

Moorhead S, Swanson E, Johnson M, et al. Nursing Outcomes Classification (NOC): Measurement of health outcomes. 6th ed. St. Louis, MO: Elsevier, 2018.

Moran Aguilar Victoria (n.d.). El proceso de atención de enfermería Asociación Nacional de Escuelas de Enfermería, A. C. Undated. Available from: http:// publicaciones. anuies.mx/pdfs/revista/Revista19_S2A1ES.pdf.

Murphy S, McMullin R, Brennan S, et al. Exploring implementation of the Careful Nursing Philosophy and Professional Practice Model in hospital-based practice. J Nurs Manag, 2018, 26:263-273. https://doi.org/10.1111/jonm.12542.

NANDA International, Inc; Herdman TH, Carvalho EC, organizadoras. PRONANDA Programa de Atualização em Diagnósticos de Enfermagem: Ciclo 1. (Sistema de Educação Continuada a Distancia, v. 1). Porto Alegre: Artmed Panamericana, 2013: 11-145.

North American Nursing Diagnoses Association. Diagnósticos de Enfermagem da NANDA: Definições e Classificação 1999-2000. Porto Alegre: Editora Artes Médicas Sul, 2000.

Paula NS, Nara Y, Horta WA. Ensino do plano de cuidados em fundamentos de enfermagem. Revista Brasileira de Enfermagem, 1967, 20(4): 249-263. http:// www.teses. usp.br/teses/disponiveis/5/5131/tde-09032010-181608/en.php.

Rede de Pesquisa em Processo de Enfermagem [REPPE]. Undated. Available from: https://repperede.org/.

Tastan S, Linch GCF, Keenan GM, et al. Evidence for the existing American Nurses Association-recognized standardized nursing terminologies: A systematic review. International Journal of Nursing Studies, 2014, 51: 1160-1170. https:// doi.org/10.1590/S0080-62342010000200008.

World Health Organization [WHO]. World Health Statistics 2013. 2013. Retrieved from https://www.who.int/gho/publications/world_health_statistics/2013/en/.

7 临床推理：从评估到形成诊断

Dorothy A. Jones, T. Heather Herdman, Rita de Cássia Gengo e Silva Butcher

7.1 临床推理：引言

在卫生保健学科中，临床推理的定义有多种方式。Koharchik 等人（2015）指出，临床推理需要运用思维和经验来得出有效的结论；在护理中，临床推理被用来描述护士“分析和理解患者的情况并形成结论”的方式。Tanner（2006）认为这是护士通过从备选方案中选择、权衡证据、使用直觉和模式识别来做出临床判断的过程。同样，在 1964—2005 年的临床推理概念分析中，Banning（2008）将临床推理定义为“将知识和经验应用于临床情境”。这项研究确定了在护理实践中需要工具来衡量临床推理。

值得注意的是，临床推理是一个过程，是由新的资料或证据提供信息并加以改造。这不是一个循序渐进的线性过程，而是一个渐变的过程。它会随着时间的推移而发生，通常发生在多个患者 / 家庭的会面中。这个过程也是一个迭代的过程。我们获得的信息越多，能够整合的信息就越多，如此就能发现问题和某种型态的形成。对于更多职业生涯初期的新手护士来说，这个过程可能需要时间。经验丰富的护士可能会更快地完成这一过程，因为随着时间的推移，他们从护理许多患者的过程中学到了一些知识。然而，每个患者的情况都是独一无二的，需要护士充分参与推理过程的所有组成部分，以发现某种型态的形成或识别问题。

7.2 护理程序中的临床推理

许多作者将重点放在护理程序上，而没有花时间确保理解护理学科的概念；然而，护理程序始于并要求理解这些基本的护理概念和人类经验。如果不理解护理的学科概念（或由知识定义的观点），我们将很难确定患者、家庭和社区是如何经历整体型态形成的。

概念是一种形象或抽象的观点。护理学科的核心概念包括环境、健康、护理和人（Walker & Avant，2019）。当我们描述与护理有关的现象时，也会出现其他概念，如幸福感、压力或活动。至关重要的是，我们要了解(并传授)这些概念，以便护士能够识别正常的人类反应和与通常反应不一致的型态，识别对健康的危险或威胁，并促进健康和幸福感。如果我们不理解潜在的护理概念，或者不能从评估期间收集的资料中显示的个体型态中识别护理概念，则参与护理程序(评估、诊断、计划、干预和评价)是没有意义的，如果没有扎实的概念、护理知识或护理现象基础，就很难清楚地阐述关于患者及其经历的假设或概率陈述。如果没有这些知识，我们就没有能力进行更深入的评估，也没有能力获得新的资料来确认或消除试探性问题或诊断。虽然概念性知识一般不包括在护理程序中，但了解这些信息会增强护士最充分地理解人类体验的能力。

范例 型态形成或资料整合是什么意思？我们谈论的是大脑如何从各种数据点收集信息，形成我们所看到的画面，然后识别一个名字。让我们先来看看一个非临床场景。

假设你外出散步，路过一群坐在公园野餐长椅上的男人。你注意到他们正在用小的矩形物体做一些事情，当他们把这些物体甩在他们之间的桌子上时，他们说话的声音非常大——有些人甚至在大喊大叫。这些人看起来非常激动，似乎在争论这些东西，但你不能理解这些东西是什么，也不知道这些人到底在用它们做什么。当你放慢步行速度观察他们时，你注意到有一小群人已经聚集在一起。这些人中，有人偶尔会点头或评论，似乎是一种鼓舞人心的方式；还有人似乎很担心；另外一部分人似乎和你一样对他们正在看的东西感到困惑。

关联概念和数据 这里发生了什么？你观察到的是什么？如果你没有经历过这些事情，那么你很难描述所看到的事物。当我们不理解某个概念时，我们的思维过程将很难进行下去。假设我们告诉你，你所看到的是这些人在玩麻将，一种基于麻将牌的游戏类型。这些麻将牌的使用如同卡片一样，只是麻将牌是一些小的矩形物体，通常由骨头或竹子做成。虽然你对麻将一无所知，但你明白“游戏”的概念。带着这种理解，在你以不同的方式看待之前，你会开始以开放的方式观察这些情境。你会发现，有4个人是竞争者，每一个人都希望赢得这场比赛，这就可以解释他们的投入程度。你会开始将他们逐渐升高的音量视为一种彼此间和善调侃的方式，而不是生气地叫喊。当你理解“游戏”的概念时，你会开始在头脑中勾画所观察情境中正在发生的事情，并解释在游戏情境内所收集到的有意义的资料。然而，即使没有“游戏”的概念，你也会继续对所观察到的事物赋予含义。

现在，让我们用一个临床情境来看待护理概念（知识）的观点。丽莎（Lisa）是伦纳德教授的学生，她在一家老年独立 / 辅助生活设施教员的指导下，以护生的身份进行了第一次临床实习。有一天，丽莎在教授的协助下评估史密斯先生。史密斯先生今年 75 岁，已经在这里住了 12 个月。他告诉丽莎，自己一直感觉精力不足，而且无法集中精力，大部分时间甚至都没有刷牙。他非常担心自己的心脏有问题。丽莎从记录史密斯先生的生命体征开始；但她在这样做的同时，还要求史密斯先生告诉她，自从入住这一设施以来，生活中发生了什么。史密斯先生陈述，妻子心脏病发作去世后，他不得不搬进来，因为他无法一个人打理家务和跑腿；唯一的女儿、女婿和他们的 4 个孩子都住在国外。他否认有任何胸痛、心悸或呼吸急促。当伦纳德教授问史密斯先生为什么担心自己的心脏时，他说：“嗯，这个想法每天都在我的脑海里反复出现，如果我坚持让我妻子早点去看心脏病专家，她就不会死了。”

丽莎问史密斯先生，女儿多久来看他一次。史密斯先生表示，女儿不得不在妻子葬礼后立即离开，因为她和丈夫有很多工作活动，从那以后他们就一直无法探望他，但他们通常每周通一次电话。史密斯先生指出自己对现居设施的活动并非真正感兴趣；自己很难离开原来居住的社区，因为有一对夫妇住在街对面，他们是非常好的朋友，每周至少相聚 3 次共进晚餐，或看电视，或玩棋盘游戏，甚至还一起旅行了几次。现在，史密斯先生和这对夫妇只能通过电话交谈。虽然史密斯先生很高兴能与这对夫妇交谈，但他强调，这和妻子一同与他们共享晚餐不同。史密斯先生指出，妻子是他们夫妻二人与邻居关系的强大纽带，因为她总是提议和策划不同的活动。史密斯先生甚至在手机上收到妻子的语音信息，而且他每天都会听到，建议他们在某个周末一起去参加一个派对。丽莎告诉史密斯先生，他的生命体征很好。伦纳德教授向丽莎表示，史密斯先生的哀痛过程可能发生了变化，并建议尝试做一些调整，看看这是否会影响史密斯先生的平静和自我平和的感觉。首先，伦纳德教授建议与史密斯先生交谈，然后与环境服务主任联系，让他加入一个丧亲支持小组，并开始与疗养院的心理健康人员进行咨询，这样他就可以表达他的哀痛过程。伦纳德教授还告诉丽莎，史密斯先生应该接受临床抑郁症的评估。最后，伦纳德教授建议与史密斯先生和他的邻居朋友及住宅区生活总监面谈，看看他怎样才能去拜访朋友，或者让朋友来参观他的新公寓，从而使史密斯先生慢慢地融入新社区。

令丽莎吃惊的是，伦纳德教授几乎立刻就发现了史密斯先生的潜在问题。伦纳德教授提请丽莎注意护理诊断，适应不良性哀伤（00301），她意识到教授的评估资料定义了这个诊断的特征和相关因素。教授与丽莎讨论了哀伤的过程，以及可能影响这一过程的因素，如社会支持不足（史密斯先生最近的举动；与他的女儿和朋友缺乏联系）。伦纳德教授很快就考虑了这个护理诊断，因为他了解正常的哀痛过程，并确定了导致这种正常型态紊乱的因素。此外，他还确定了可能的病因（相关）因素。丽莎作为一名护理专业的学生，当时还不具备可以从中得出结论的概念性知识；对她来说，这个诊断似乎并不是那么显而易见。

这就是为什么研究诊断背后的概念是如此重要的原因。如果不在整个护理程序中应用概念性知识，我们就不能理解一个人常见的人类反应型态。

7.3　护理程序

如果没有完整的护理评估，就不可能有以患者为中心的护理诊断，也不能确定循证的、以患者为中心的、独立的护理干预措施。评估不应通过填写表格或计算机屏幕上的空白来进行。如果这种死记硬背的评估方式让你耳目一新，是时候重新审视评估的目的了！

评估　护士通过评估来了解患者及其经历，准确识别患者关注的问题，并实施护理干预措施，以实现最佳的患者护理结局。作为一门学科，护理发展了包括护理学科在内的知识。护理诊断是一种临床判断，是描述健康状况 / 生命过程的护理评估的结局，或对这种反应的易感性。然后，该诊断为选择护理干预措施以实现护士负责的结局提供了基础：这里的重点是“人类反应”。

在护理评估框架内评估人类反应是识别护士关注的现象，并在专业护理实践范围内解决问题的一种方法。人类是复杂和动态的，会对同样的情况做出独特的反应。人类反应受到许多因素的影响，包括遗传、生理、健康状况和患病 / 受伤经历。这些反应还受到年龄、文化、种族、宗教 / 精神信仰、经济、性别和家庭经历的影响。

全面的护理评估框架提供了一个人对疾病、健康或幸福感的独特反应，以便与其他人分享。护理诊断提供了描述人类反应的标准化术语，具有清晰的定义和代表护理知识的评估标准。

护士将评估视为与患者接触的机会。在这个过程中，资料是共享的，同时被转化为信息，并组织成有意义的护理内容类别，也称为护理诊断。评估提供了一个重要的机会，让护士的知识应用和对患者护理的贡献得以实现。

护患关系　护士和患者之间的关系是最佳护理实践的核心（Roy & Jones，2007，Watson et al，2019）。在这种关系中，护士开始了解个体作为一个整体，并将疾病视为健康的一部分（MacLeod，2011；Smith，2011，Jones，2013）。Dossey 和 Keegan（2013）将护士 / 患者 / 家庭 / 社区之间的关系描述为“自我意识、患者的健康和疾病体验，以及发展和维持关怀的关系和有效沟通”。

护理知识、专业知识、技能和价值观有助于建立信任，并以一种有意义的方式与人建立联系。在实践环境中，护理环境使护士能够通过关系来了解人。与患者和家属在一起，需要在场、觉察、仔细倾听和观察。这些回应有助于实现护士在提供经济高效、高质量、安全、知识驱动的患者护理方面的专业作用（Jones，2013）。

护士和患者的约定是一种相互的护理体验（Newman，2008）。它将护理从“做”（针对有助于管理护理的任务）转移到从整体上“理解”患者的体验，确定共同关心的领域，提供信息以帮助患者做出改变，并采取可以改变的行动（Newman，2008；Jones，2013）。

意向性真实存在　意向性存在需要“真诚的对话、承诺、充分的参与和开放、自由流动的注意力和超然的合一”（Smith，2011）。

当护士和一名护理对象在一起时，她们会全神贯注于当下，并有意识地知觉自己所处的环境。

护士在患者护理体验中的真实存在促进了参与和增进关系（Newman，2008；Newman，et al，2008）。这种经历对护士和患者都是变革性的。存在是意识的问题，反映在既是护士又是患者的整体存在中（Chase，2011）。

意向性存在允许护士在瞬间体验语言和非语言表达，以及对情况的反应。探索患者的经历有助于发现对个体有意义的信息，促进反思，提高对促进健康的选择、行动和行为的认识，并提供能够引导发现、改变和个体转变的洞察力（Jones，2013, 2006；Newman，2008；Jones & Flanagan，2007；Doona et al，1999）。

当护士能够创造一个安全的空间时，患者就可以自由地表达担忧和恐惧（Jones，2013）。当护士和患者参与评估的过程时，患者可能会体验到新的意识和洞察力（Newman，2008），认识到在生活中做出个人改变的新机会，并参与到健康促进的行动中。根据威利斯（Willis）等人的说法，“意义是人类对生活经历及其含义的理解，来自于对这些经历的处理”（2008）。

对人的认识　“了解患者包含了一个复杂的过程，护士通过这个过程将特定的患者理解为一个独特的个体，这就加强了临床决策”（Whittemore，2000）。Benner（1984）最初描述了护士注意人及其所处环境的技能，并经历了评估情况的“直觉”反应。这通常与护士的临床专业知识有关。护士可能会这样描述一次经历：“我不知道那是什么，但我只知道有些不对劲。”一些人称之为“直觉认识”，即护士能够识别一组复杂的线索，这些线索将注意力吸引到潜在的问题或情况上，而不一定能说出反应的名字。

随着时间的推移，护士在人群中获得经验和观察反应，他们会更快地扩展知识和处理信息（线索），因为他们认识到反应是常见的或有问题的。随着护理时间的推移，护士对患者反应型态的变化会变得越来越敏感。当护士参与评估时，对患者的反应型态有了积累的知识，能够迅速做出判断（Gordon，1994）。护士在所有情况下都要获得足够的评估资料，以验证临床判断或护理诊断，这是至关重要的。

护理评估和护患关系在实践中提高了患者满意度和护理可见性。Watson 和 Smith（2004）讨论了关怀关系的重要性，将其描述为护理学科的标志。在 Somerville（2009）进行的一项研究中，患者描述了一种被护士认可的感觉，当他们“被认可为独特的人时，在护理环境中会感到安全，体验到他们认为有意义的护患关系，并感知到护士赋予他们积极参与护理的权力”。这项初步定性研究的资料推动了《通过护士认识患者对感受的感知问卷》（PPFKNS）的形成（PPFKNS, Somerville, 2009）。该问卷是一个有效、可靠的四维度量表，可以用来评估患者对“被护士认可”的感觉。

护理评估：整体化过程 “护士可以采用多种方法来了解患者对疾病的反应，以及他们为促进健康的生活方式而采取的行为”（Jones，2013）。护理理论（Newman，2008；Roy，2007）提供了理解人类体验的独特方法，可以单独使用，也可以整合到评估框架中，如功能性健康型态评估（Gordon，1994）。每种理论都提供了一个框架，在此框架内研究代表患者经历的资料。在功能性健康型态框架内组织患者的反应，是一种补充理论产生的知识与从护理实践中获得知识的方式。所获得的知识有助于拓展护理学科的知识体系。

评估方法和资料收集 程序 / 对话和解决问题是帮助护士了解患者经历的两种途径。这些方法提供了不同的访问和分析资料的方式，干预措施和结局在结构和描述上也各不相同。它们都是为了理解生活经历是如何影响生活，以及影响健康和幸福感的。

像对话程序一样的评估 评估作为一个程序，是在对话或讨论的背景下进行的。这种评估方法是归纳性的，关注于“对护士和患者都具有变革性的关系的性质”（Newman et al, 2008）。资料收集的系统化较低，资料内容在护患关系中通过有目的的讨论而不断变化。护士可能会以一个开放式的问题开始谈话，例如：“你能告诉我这一天过得怎么样吗？”

当护士在场并仔细聆听时，患者的故事就展开了。当需要时，护士可能会提出问题以收集更多的信息，从而发现新的信息或力求澄清。事件和人物是个人经历的一部分，有助于对生活事件和反应赋予意义。互动包括护士和患者之间的相互互动。对话中讨论的有意义的资料有助于揭示整体的展开模式（Flanagan，2009；Newman，2008）。Margaret Newman 在“健康作为扩展意识”（HEC）中的理论框架就是过程性评估的一个例子。程序 / 对话方法的目标是“把握意义”，了解整体的型态。反思和讨论促进了更多的察觉、反思和变革的机会（Newman，2008）。

像解决问题一样进行评估 问题解决是一个演绎推理的过程，涉及系统的资料收集方法。虽然有些人可能认为这个过程是线性的，但另一些人认为，随着新资料的出现，临床判断会被修正，诊断也会被重新评估（Gordon，1994）。问题解决评估的视角将人视为在环境中相互作用的整体生物 - 心理 - 社会存在，并受年龄、发展阶段、健康状况以及文化和种族的影响（Jones，2007）。

评估的问题解决方法结合了主观和客观资料，为评估和随后的问题识别提供信息。问题的命名（护理诊断）和潜在原因（相关因素）的确定，旨在直接消除或缓解原始问题并降低风险。功能性健康型态评估是解决问题的评估方法的一个例子。

主观资料与客观资料 护士收集并记录与患者体验相关的两类资料，即主观资料和客观资料。医生对医疗诊断的客观资料比主观资料更看重，而护士对护理诊断的两类资料都很重视（Gordon，2008）。护士通过评估过程或访谈来收集这些主观资料。主观资料是从患者的口头报告中获得的信息，这些信息涉及他们的健康、日常生活、舒适、人际关系等方面的感知、想法和经历。例如，患者可能会说“我需要更好地管理我的健康”，或者“我的伴侣从不和我谈论任何重要的事情”。

家属 / 好友也可以提供这种类型的资料，尽管患者资料应该尽可能从个体（家庭、社区）获得，因为这是患者的资料。然而，有时患者无法提供主观资料，所以我们必须依赖其他来源。例如，一名严重痴呆症患者不再具有语言能力，他可能需要家人提供主观信息，这是基于他们对个体行为的了解。再如，患者的成年子女告诉护士：“她吃饭的时候总是喜欢听轻柔的音乐，这似乎能让她平静下来。”

客观资料是护士观察患者所得到的资料。客观资料通过体格检查和诊断试验获得。这里，“观察”不仅仅表示用眼睛观看，而是它需要使用所有的感官。例如，护士视诊患者的一般外观，听诊肺呼吸音，嗅诊带有恶臭的伤口分泌物，并通过触摸感受皮肤温度。另外，护士采用各种仪器和工具收集数据型资料（如体重、血压、血氧饱和度、疼痛水平）。为了获得可靠和准确的客观资料，护士必须具备充分的知识和技能，实施体格评估，并使用标准化工具或监测仪器。

问题解决和护理评估 截至目前，护理缺乏一个标准化的评估方法。护士创建了多个评估表来收集资料，但与医疗系统的评估不同，护士使用各种策略来获取患者信息。在一些环境中，护士或采用全程评估的方法，或使用评估核对表，或制定有针对性的评估表(例如，疼痛或跌倒风险评估)。

这些工具能够提供资料，但信息通常不完整，主要通过讨论患者的关键主诉或提出健康问题来关注疾病经历。这些方法也缺乏一种整体的方式来理解患者在护患关系中对健康和疾病的反应。在一种解决问题的评估方法中，Gordon 的 11 种功能性健康型态（Gordon，1994）提供了一种护士驱动的、有组织的方法来理解个体对疾病的反应和健康促进。

功能性健康型态评估框架 Gordon（1994）指出，结构化评估有助于护士聚焦、组织和综合主观与客观的临床资料。功能性健康型态（FHP）评估为护士提供了标准化和全面的护理方法，有助于收集各种临床环境、文化、人群、年龄和健康状况的主客观资料。资料是在护理框架内收集的，并由护士在护患护理经验中使用，以发展患者问题（暂定假设），测试和验证临床判断 / 护理诊断。评估的目标是通过 11 种功能性健康型态（Gordon，2008，1994）确定个体对最佳功能健康的看法。

功能性健康型态评估描述了患者的优势和功能、生活方式管理，以及每种型态的整体健康状况，显示了功能性健康型态以及在每种型态下可以探索的一些潜在问题（表 7.1）。护士发现的关注现象有助于指导护理，提高护士对患者结局贡献的可见度。

评估期间，在每个型态中获得的资料都会创建一个“故事”，其中包含有关患者健康的信息，包括对急性和慢性疾病的反应。当护士让护理对象参与功能性健康型态评估时，他们采用有目的的提问和分

表 7.1 功能性健康型态（FHP）和示例问题

型态	示例问题
健康感知 – 健康管理型态	· 一般情况下，你如何评估自己的健康？原因是什么？ · 健康对你的生命的意义是什么？ · 你对自己当前的健康满意吗？ · 你经常做些什么来保持健康？
营养 – 代谢型态	· 描述你通常的饮食模式以及每日食物和液体的摄入量？ · 你每日进食三餐吗？ · 你有足够的食物吗？ · 你白天吃零食吗？ · 你在感到有压力的情况下吃东西吗？请讨论。
排泄型态	· 你在 24 h 内小便的次数是多少？ · 你通常在晚上醒来小便吗？描述一下你正常（通常）的排便方式。 · 你经常吃泻药吗？
运动 – 活动型态	· 描述你的日常活动。 · 你每周定期运动吗？请描述。 · 你运动后感觉如何？ · 爬楼梯对你来说是什么感觉？
睡眠 – 休息型态	· 你每晚的睡眠时间是多少小时？ · 你晚上起床去洗手间吗？ · 当你醒来的时候，你感觉到休息了吗？ · 你有足够的精力进行日常活动吗？ · 你睡午觉吗？请描述。
认知 – 感知型态	· 你怎样才能学得最好？ · 你经常感到疼痛吗？ · 你如何管理自己的疼痛？
角色 – 关系型态	· 谁是你最大的支持者？ · 你对目前的关系满意吗？ · 请描述你目前在家庭中的角色和职责？在扩展家庭中呢？ · 你对自己当前的工作满意吗？
自我感知 – 自我概念	· 是什么让你自我感觉良好？ · 你对自己所取得的成就感到满意吗？你将来有什么想做的事吗？

表 7.1（续）

型态	示例问题
	· 你认为自己的强项是什么？ · 你有没有想要改变自己的地方？
压力－耐受型态	· 你会如何描述你目前的压力水平？ · 在你的生活中，有没有你会形容为有压力的事情？请讨论。 · 你如何处理有压力的情况？ · 压力会影响你的人际关系 / 工作吗？
性－生殖型态	· 你对自己的性取向满意吗？请讨论。 · 你的性生活活跃吗？ · 你在谈恋爱吗？ · 你有孩子吗？
价值信仰型态	· 人生中你最看重的是什么？ · 是什么赋予了你生命的意义？ · 健康是生命的价值吗？你做什么来保持自己的健康？ · 你希望在自己的生活中取得什么成就？

支（或扩展问题）来获得展开的功能性健康状况的型态。在收集和斟酌资料时，获得的信息提供了个体对功能的感知，以及关于其健康的客观（可测量的）数据。当评估完成后，护士会综合所有 11 种型态的信息，进而识别危险、问题和优势（Jones，2013）。

因此，在对所分析的信息做出临床判断之前，评估所有 11 种健康型态至关重要。表 7.1 可用于捕获有关个体常见反应的关键资料，以及型态中的变化。此外，重要的是要记住，每个型态中的所有评估资料都可以修改。当资料发生变化时，需要重新整合资料并重新评估最初确定的护理诊断。

功能性健康型态中的评估格式类型　在功能性健康型态评估框架中，有多种类型的资料收集格式。这些评估包括部分评估、筛选评估和深入评估。部分评估是指在给定时间点以多种型态收集的资料。例如，护士可以收集有关肥胖患者的营养代谢型态或活动 / 运动的资料。同样，尽管收集了关于一种型态的评估资料，但关键的是，在获得所有 11 种型态的资料之前，不能最终确定临床判断。

（1）筛查评估： 可能类似于部分评估，但也可能包含来自全部 11 种功能型态的有限信息。例如，资料收集表单可能需要包括生命体征。护士获取这些资料并将其输入评估表。表格要求收集有关患者各种生理系统的信息，护士填写表格中处理该系统的所有空白处（心率、是否有杂音、足脉搏、肺呼吸音、肠鸣音等），以及基本的心理和精神资料。在评估中纳入涉及患者情况的更完整的数据库之前，仅确认护理诊断所需的信息是不够的（Jones & Lunney et al, 2011; Lunney, 2009）。

（2）全面评估： 包括对所有健康型态的评估。这个过程通常需要 30~60 min 才能完成。护士制定一系列初始问题，然后跟进提问，以探索患者对每种健康型态的看法（Herdman & Kamitsuru，2018；Gordon，2004，1994；Jones & Lepley，1986）。对所有 11 种健康型态的完整评估可以帮助护士确定是否有其他人类反应值得关注，明确风险，或提示健康促进的机会。全面评估对于资料整合、护理诊断的确定，以及这些关注领域的病因或诱发因素的确定至关重要。这些因素可以指导干预，有利于促进患者预期结局的实现。

测量功能性健康型态的常用工具 最近的一项整合性文献综述旨在确定护士在研究、教育和临床实践中使用的基本患者资料，以便更新标准化的综合护理评估筛查工具。考虑到涉及不同评估工具的出版物数量巨大，该文献将检索范围缩小到基于功能性健康型态或最小数据集（MDS）元素的工具。这一检索策略在 3 个数据库中检索了 384 篇文献，其中 14 篇被纳入最终样本。在这 14 篇文献中，确定了 11 个有效的护理评估项目或工具。

入选的 8 项研究集中在生理和心理社会功能方面。Ranegger、Hackl 和 Ammenwerth（2014）认为，奥地利护理的最小数据集应包括患者人口学统计，医疗状况，问题（护理评估和诊断、危险评估），护理结局，护理干预，护理强度和医疗机构的数据。Shimanouchi、Uchida、Kamei、Sasaki 和 Shinoda（2001）发现，家庭护理评估表的改进，包括关于家庭、照顾者、生活状况和护理的信息，大大缩短了记录时间，并有助于确定患者的需求。

有 3 种工具采用功能性健康型态框架评估头颈癌患者和老年人，

并在临床和教学环境中使用。所有工具都对功能性健康型态进行了一些修改，要么添加、删除、更改名称，要么将两种功能性健康型态合并在一起。Beyea 和 Matzo（1989）以及 Fernández-Sola、Granero-Molina、Mollinedo-Mallea、Gonzales、Aguera-Manrique 和 Ponce（2012）没有将体格评估纳入功能性健康型态评估，因此，他们在工具中增加了查体部分。在 Rodrigues、Cunha、Aquino、Rocha、Mendes、Firmeza 等人（2018）开发的工具中，活动 / 运动和睡眠 / 休息被整合为一种型态，称为活动 / 休息，增加了安全 / 保护部分，并对另一种功能性健康型态做了更名。

在 Gordon 的功能性健康型态中开发的标准化工具可以在文献中找到（Rodriquez et al, 2018；Zega et al, 2014；Jones et al, 1997）。特别是功能性健康型态评估筛查工具（FHPAST）是一个综合、可靠和有效的工具，旨在筛查患者的功能性健康型态（Jones & Foster, 1999）。

功能性健康型态评估筛查工具（FHPAST） 筛查评估工具经常用于应对时间和患者可用性方面的挑战（Jones，2013）。根据功能性健康型态的定义和相关文献，每一项都以陈述句的形式呈现。原始工具在多年的研究发展基础上进行了调整，目前的工具有 57 个条目，代表了 11 种功能性健康型态（Jones et al，2012；Beyea & Matzo，1989）。目前的修订正在进行中。

功能性健康型态评估筛查工具在临床实践中很有用，可以绘制健康问题或风险图，并提示患者对疾病的反应，或随着时间的推移预测健康状况的变化。此外，它还为临床医生和研究人员提供有关患者健康意愿的信息，描述对护理干预的反应，并提供关于患者结局的资料（Jones et al，2012）。

对筛查问题的回答由患者或由患者指定的人（例如，家属或护士）完成。在实践中，护士可以在巡视患者之前检查功能性健康型态评估筛查工具的资料，隔离患者的问题或危险，并在更完整的评估期间寻求更多信息和进行型态探索。功能性健康型态评估筛查工具可以作为护理评估的指南，因为它有利于护士对患者的担忧做出快速反应，并提供有关患者不断变化的健康状况的信息，或帮助识别危险的强度。

翻译和功能性健康型态评估筛查工具 多年来，功能性健康型态评估筛查工具已被翻译成多种语言。为了使临床医生和研究人员能够在其他文化中使用该工具，需要在代表特定文化的样本中进行翻译、文化调适和验证。例如，Barros、Michel 和 Nobrega（2003）在巴西验证了功能性健康型态评估筛查工具的 58 种版本。虽然翻译为葡萄牙语的工具具有极好的可靠性，但作者提到，为了使功能性健康型态评估筛查工具在巴西文化中应用具有良好的灵敏度，还需要进一步的语言调适。一个较新的工具正在评审中，并已进行修订，以进一步验证巴西修订版的功能性健康型态评估筛查工具（FHPAST-VBR）。

参考文献

Barros ALBL, Michel JLM, Nóbrega MML. Translation, utilization and psychometric properties of the functional health assessment screening tool with patients in Brazil. International Journal of Nursing Terminologies and Classifications, 2002, 14: 17.

Banning M. Clinical reasoning and its application to nursing: concepts and research studies. Nurse Education in Practice, 2008, 8(3): 177-183.

Beyea S, Matzo M. Assessing elders using the functional health pattern assessment model. Nurse Educator, 1989, 14(5): 32-37.

Capovilla FC, Capovilla AGS, Macedo EC. Analisando as rotas lexical e perilexical na leitura em voz alta: efeitos da lexicalidade, familiaridade, extensão, regularidade, estrutura silábica e complexidade grafêmica do item e de escolaridade do leitor sobre o tempo de reação, duração e segmentação na pronúncia. In: Pasquali L. Instrumentação psicológica: fundamentos e práticas. Porto Alegre: Artmed, 2010.

Chase S. Response to the concept of nursing presence. State of the Science Scholarly Inquiry for Nursing Practcice: an International Journal, 2001, 15: 323-327.

Chase SK. Clinical judgment and communication in nurse practitioner practice. Philadelphia, PA: F.A. Davis, 2004.

Doona ME, Chase SK, Haggerty LA. Nursing presence: As real as a milky way, bar. Journal of Holistic Nursing, 1999, 17(1): 54-70.

Dossey BM, Keegan L. Holistic nursing: A handbook for practice. 6th ed.

Burlington, MA: Jones and Bartlett Learning, 2013.

Fernández-Sola C, Granero-Molina J, Mollinedo-Mallea J, et al. Development and validation of an instrument for initial nursing assessment. Revista da Escola de Enfermagem da USP, 2012, 46(6): 1415-1422. https://dx.doi.org/10.1590/S0080-62342012000600019.

Flanagan J. Patient and nurse experiences of theory-based care. Nursing Science Quarterly, 2009, 22(2): 160-172.

Gordon M. Nursing diagnosis: Process and application. New York, NY: McGraw-Hill, 1982.

Gordon M. Nursing Diagnosis: Process and application. 3rd ed. St. Louis: Mosby, 1994.

Gordon M. Assess Notes: Nursing assessment and diagnostic reasoning. Philadelphia, PA: FA Davis, 2008.

Gordon M. Manual of nursing diagnosis. Philadelphia, PA: F. A. Davis, 2010.

Herdman TH. Manejo de casos empleando diagnósticos de enfermería de la NANDA Internacional. [Case management using NANDA International nursing diagnoses]. XXX CONGRESO FEMAFEE 2013. Monterrey, Mexico: 2013 (Spanish).

Ives Erickson J, Jones D, Ditomassi M. Fostering nurse-led care at the bedside. Indianapolis, Indiana: Sigma Theta Tau International, 2013.

Jones D, Baker B, Lepley M. Health assessment across the lifespan. New York, NY: McGraw Hill, 1984.

Jones D, Lepley M. Health assessment manual. New York, NY: McGraw-Hill, 1986.

Jones D, Barrett F. Development and testing of a functional health pattern assessment-screening tool. In: Rantz M, LeMone P. Classification of nursing diagnoses: proceedings of the twelfth conference. Glendale, CA: CINAHL Information Systems, 1997.

Jones D, Foster F. Further development and testing of a functional health pattern assessment-screening tool. In: Rantz M, LeMone P. Classification of nursing diagnoses: Proceedings of the thirteenth conference, North American Nursing Diagnosis Association. Celebrating the 25th anniversary of NANDA. Glendale, CA: CINAHL Information Systems, 1999.

Jones D. Health as expanding consciousness. Nursing Science Quarterly, 2006,

19(4): 330-332.

Jones D. A synthesis of philosophical perspectives for knowledge development. In: Roy C, Jones DA (eds.). Nursing Knowledge Development and Clinical Practice. New York, NY: Springer Publishing, 2007: 163-176.

Jones D, Flanagan J. Guest editorial. International Journal of Nursing Terminologies and Classifications 2007; Winter-Feb/March.

Jones D, Lunney M, Keegan G, et al. Standardized nursing languages: Essential for nursing workforce. In: Debisette A, Vessey J (eds.). Annual Review of Nursing Research, Volume 28: Nursing Workforce Issues. New York, NY: Springer, 2010: 253-294.

Jones D, Duffy ME, Flanagan J, et al. Psychometric evaluation of the functional health pattern assessment-screening tool (FHPAST). Int J Nurs Terminol Knowledge, 2012, 23: 140-145. https://doi.org/10.1111/j.2047-3095.2012.01224.x

Jones D. Nurse patient relationship: Knowledge transforming practice at the bedside, In: Ives Erickson J, Jones DA, Ditomassi M (eds.). Fostering nurse-led care at the bedside. Indianapolis, Indiana: Sigma Theta Tau International, 2013, Chapter 5, p. 55-121.

Lunney M. Critical thinking to achieve positive health outcomes: Nursing case studies and analysis. 2nd ed. Ames, lA: Wiley Blackwell, 2009.

Koharchik L, Caputi L, Robb M, et al. Fostering Clinical Reasoning in Nursing: How can instructors in practice settings impart this essential skill? American Journal of Nursing, 2015, 115(1): 58-61.

MacLeod C. Understanding the experiences of spousal caregivers in health as expanding consciousness. Advances in Nursing Science, 2011, 24(3): 245-255.

Newman MA. Health as expanding consciousness. 2nd ed. Sudbury, MA: NLN Press, 1994.

Newman MA. Transforming presence: The difference that nursing makes. Sudbury, MA: Jones and Bartlett, 2008.

Newman MA, Smith M, Pharris M, et al. Focus of the discipline revisited. Advances in Nursing Science, 2008, 31(1): E16-27.

Picard C, Jones D. Giving voice to what we know: Margaret Newman's theory of health as expanding consciousness in nursing practice, education and research. Sudbury, MA: Jones and Bartlett, 2005.

Ranegger R, Hackl WO, Ammenwerth E. A Proposal for an Austrian Nursing Minimum Data Set (NMDS): A Delphi Study. Applied Clinical Informatics, 2014, 5(2): 538-547. http://doi.org/10.4338/ACI-2014-04-RA-0027.

Rodrigues AB, Cunha GH, Aquino CBQ, et al. Head and neck cancer: validation of a data collection instrument. Rev Bras Enferm, 2018, 71: 1899-1906. http://dx.doi.org/10.1590/0034-7167-2017-0227.

Roy C, Jones DA. Nursing knowledge development and clinical practice. New York, NY: Springer, 2007.

Shimanouchi S, Uchida E, Kamei T, et al. Development of an assessment sheet for home care. International Journal of Nursing Practice, 2001, 7(3): 140- 145.

Simmons B. Clinical reasoning: concept analysis. Journal of Advanced Nursing, 2009, 66(5): 1151-1158.

Smith M. Integrative review of research related to Margaret Newman's theory of health as expanding consciousness. Advances in Nursing Science, 2011, 24(3): 256-272.

Somerville J. Development and psychometric testing of patient's perception of feeling known by their nurse scale. International Journal of Human Caring, 2009, 13(4): 38- 43.

Tanner C. Thinking like a nurse: a research-based model of clinical judgment in nursing. Journal of Nursing Education, 2006, 45(6): 204-211.

Walker LO, Avant KC. Strategies for Theory Construction in Nursing. 6th ed. New York, NY: Pearson, Prentice Hall, 2019.

Watson J. Unitary caring science: The philosophy of praxis in nursing. Louisville, CO: Press of Colorado, 2018.

Willis DG, Grace PJ, Roy C. A central unifying focus for the discipline: facilitating humanization, meaning, choice, quality of life, and healing in living and dying. Advances in Nursing Science, 2008, 31(1): E28-40.

Young AM, Kidston S, Banks MD, et al. Malnutrition screening tools: comparison against two validated nutrition assessment methods in older medical inpatients. Nutrition, 2013, 29(1): 101-106.

Zega M, D'Agostino F, Bowles KH, et al. Development and validation of a computerized assessment form. Int J Nurs Terminol Knowledge, 2014, 25: 22-29. https://doi.org/10.1111/2047-3095.1200.

8 临床应用：通过资料分析确定合适的护理诊断

T. Heather Herdman, Dorothy A. Jones, Camila Takáo Lopes

8.1 整合信息 / 发现型态

在上一章，我们讨论了客观资料收集和主观资料收集。一旦护士收集了资料并将其转换成信息，下一步就是开始回答这个问题：患者的人类反应是什么？这需要应用护理学的各种理论和模型，以及多个相关学科的扎实的知识。而且，正如前面提到的，需要了解护理诊断本身所依据的概念。

换句话说，如果我们不知道如何使用收集的资料，评估技术就没有意义！举一个例子，说明如何通过护理知识的应用将客观和主观资料转化为信息（图 8.1）。以 H 夫人为例，36 岁，糖化血红蛋白（HbA1c）

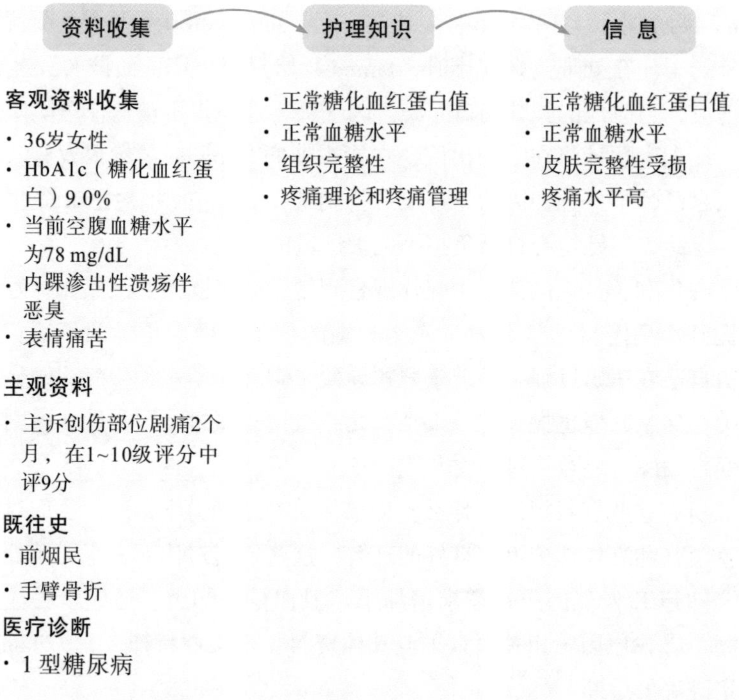

资料收集 → **护理知识** → **信 息**

客观资料收集

- 36岁女性
- HbA1c（糖化血红蛋白）9.0%
- 当前空腹血糖水平为78 mg/dL
- 内踝渗出性溃疡伴恶臭
- 表情痛苦

主观资料

- 主诉创伤部位剧痛2个月，在1~10级评分中评9分

既往史

- 前烟民
- 手臂骨折

医疗诊断

- 1 型糖尿病

护理知识

- 正常糖化血红蛋白值
- 正常血糖水平
- 组织完整性
- 疼痛理论和疼痛管理

信 息

- 正常糖化血红蛋白值
- 正常血糖水平
- 皮肤完整性受损
- 疼痛水平高

图 8.1 H 夫人的案例：将资料转换为信息

9.0%，内踝区有渗出性溃疡。如果评估 H 夫人的护士不知道正常的血糖水平，他就无法将患者的糖化血红蛋白解释为异常。如果他不了解与组织完整性、疼痛和血糖水平管理相关的理论，那么他可能找不到该患者表现出的其他易感性或问题反应。

8.2 明确潜在的护理诊断（诊断假设）

在决策或问题解决过程的这一点上，护士关注汇集在一起形成型态的信息；这为护士提供了一种方式，让他看到患者可能经历的人类反应。最初，护士会考虑脑海中可能出现的所有潜在诊断。对于护理专家来说，这可能在几秒钟内就会发生；但对于新手或实习护士来说，可能需要更多护理专家或教师的支持来指导他们的思维。

要想发现资料中的型态，就需要理解支持每个诊断的概念。例如，你可能会发现自己在照顾 K 先生，他因脚踝溃疡感染住院 14 d，后来变成了脓毒症。K 先生曾经和他的女儿兼主要照顾者 Janine、女婿 Don 和两个孙子（3 岁和 6 岁）住在一起。Janine 和 Don 两个月前就同意分居了。在处理离婚安排时，Janine 开始寻找工作，面试 K 先生的护理员，当时他的脚踝伤口感染，因呼吸不适不得不被送往医院。

K 先生预计将在下周出院。在探视期间，Janine 显然很疲惫，她承认自己睡不好觉，因为她还没有找到工作。Janine 不想把 K 先生送进养老院，但她担心自己负担不起护理员的费用。

在你和 Janine 的谈话中，你观察到她看起来既沮丧又紧张，她经常提到不确定自己是否为 K 先生和她的孩子们做了正确的事情。她确信自己在离婚过程中的疏于照顾导致父亲感染了这种疾病。她显然很关心父亲，但也提到前一天小女儿差点被车碾过，因为她在追剧的时候打瞌睡，差点错过小女儿跑向车流。

所有这些资料提示了什么？如果你对家庭动力学、压力、应对、角色紧张和哀伤理论没有良好的理解，这些资料对你而言毫无用处！你会知道 K 先生的照护需求增加了。但你是否知道，还应该关注该家庭，寻找原因（相关因素）或其他资料（定义性特征），为 Janine 确定准确的诊断？

虽然你分管 K 先生，但你如果没有注意到该家庭所发生的事情，你会真正关注 K 先生的需求吗？这种情况会导致护士只关注患者的记录，而不是考虑整个家庭及其对患者结局的影响。或者，如果护士意识到需要处理发生在 Janine 身上的事情时，但因缺乏之前所提到的良好理论知识基础，故而仅仅从清单中“选择一项诊断”来描述 K 先生的反应。每一项护理诊断的概念性知识，使护士能够对收集的患者资料赋予准确的含义，并准备好实施深度评估。

当你具备这些概念性知识时，你将开始思考以不同方式收集到的资料。你会将这些资料转换为信息，并开始观察这些信息如何整合，以构成图式，或者针对患者可能发生的情况“绘出蓝图”。请再看一看图 8.1。有了血糖水平、组织完整性、疼痛理论和疼痛管理的概念性护理知识，你可能会开始将这些信息视为潜在的暂定护理诊断，例如：

- 有血糖水平不稳定的危险（00179）
- 组织完整性受损（00044）
- 急性疼痛（00132）

然而，仅仅“选择 / 选取 / 挑选”诊断标签是不够的。遗憾的是，这一步往往是护士止步的地方——他们制定了一份诊断清单，然后直接采取行动（确定干预措施），或者根据他们认为护理诊断标签所代表的内容，简单地“挑选”一种听起来最适合患者健康状况的护理诊断，然后继续为这些诊断选择干预措施。其他人可能会确定他们希望获得某个结局，并简单地针对该结局进行干预。这些都不是合适的诊断方法，可能会导致患者预后不佳。

确定护理诊断需要根据客观和主观资料（定义性特征），以及你认为可能导致反应的因素（相关因素），综合所有可用信息来确定真正的问题是什么，以便计划最佳干预措施并实现预期结局。除非我们知道问题及其原因（病因），否则选择的干预措施可能完全不适合这个特定的患者。为了使诊断准确，必须对其进行验证，这需要基于每个患者独有的资料进行额外深入的评估，以确认或删除 /“排除”诊断的可能性。只有运用护理知识，反思患者对健康 / 疾病经历的反应，才能做出护理诊断：这是诊断个体、照顾者、群体或社区反应的本质。

8.3 细化诊断

当你从评估中查看信息时，重要的是要确定这些反应（概率）是正常反应、异常反应（或罕见反应）、代表危险（易感性）还是强度。那些不被认为是正常的或被视为易感性的项目，应该考虑与问题聚焦型诊断或危险型诊断有关。患者表示希望改善某些方面（例如，增强营养）的领域，应被视为潜在的健康促进型诊断。

如果一些资料被解读为异常，进一步的深入评估对于准确诊断患者至关重要。关键是要记住，如果简单地收集资料来完成所需的表单，而不考虑数据的重要性，可能会导致关键数据被忽略。让我们再看一看图 8.1 与本章第一个病例（H 夫人）相关的内容。护士本可以在这里停止评估，简单地转移到有血糖水平不稳定的危险、组织完整性受损和急性疼痛的诊断上。例如，护士本可以使用止痛药、敷料、提供有关如何正确使用胰岛素、如何使用敷料以及如何在家中服用止痛药的指导。不过，虽然所有这些事情可能都是恰当的，但却忽略了找出一些可能是重要的关键问题，而这些问题如果不处理，会导致 H 夫人的身体状况继续出现问题。

然而，H 夫人的护士明白有必要进行深入的评估，以此能够确定她最近的再婚、她的家庭过程中可能受到关注的领域、人际关系和个体认同（图 8.2）。护士了解到，H 夫人的问题与紧张的新生活环境一致（最近再婚，搬到新丈夫家，家庭冲突，运动方式改变，忘记使用胰岛素，在工作中争吵）。然而，护士也发现，H 夫人从母亲那里得到的支持，以及她口头上对改善应对这些情况的方式的渴望，具有重要的力量：这些都是要纳入护理计划非常重要的信息！因此，有了这项额外的深入评估，护士现在可以修改潜在诊断：

- 有血糖水平不稳定的危险（00179）
- 组织完整性受损（00044）
- 急性疼痛（00132）
- 住址改变应激综合征（00114）
- 个体认同障碍（00121）
- 多重家庭作用功能障碍（00063）
- 关系无效（00223）

资料收集

客观资料
- 36 岁女性
- HbA1c（糖化血红蛋白）9.0%
- 当前空腹血糖水平为 78 mg/dL
- 内踝渗出性溃疡伴恶臭
- 表情痛苦

主观资料
- 主诉创伤部位剧痛 2 个月，在 1~10 级评分中评 9 分
- 上个月有 2 次忘记使用胰岛素
- 忘记经常测定血糖水平
- 认为每周更换一次敷料即可

病史
- 1 型糖尿病

➡

护理知识
- 正常糖化血红蛋白值
- 正常血糖水平
- 组织完整性
- 疼痛理论和疼痛管理

➡

信息
- 正常糖化血红蛋白值
- 正常血糖水平
- 组织完整性受损
- 疼痛水平高

➡

潜在诊断
- 有血糖水平不稳定的危险（00179）
- 组织完整性受损（00044）
- 急性疼痛（00132）

➡

深度评估
- 5 个月前再婚，和两个孩子（10 岁和 12 岁）搬进丈夫家
- 丈夫不同意孩子们在看电视的时候吃东西或很晚才睡觉
- 孩子们曾经很喜欢继父，但现在拒绝和他说话，除非和他顶嘴
- 每天和丈夫争吵关于对行为问题的反应
- 不知道如何处理不同的意见；尽管有争论，但丈夫还是表示理解和支持
- 一直感到紧张
- 工作中无法集中注意力，多次和同事发生争吵，这些在以前都从未发生过
- 无法认识她自己，感到很奇怪
- 2 个月前停止了锻炼
- 过去 5 个月因糖尿病酮症酸中毒两次住院
- 不愿对她的生活和健康失控
- 想改善对情境的反应，并且能够很好地和家人沟通，使家庭关系恢复正常
- 她的母亲每天打电话，并提供任何需要的帮助

➡

修改潜在诊断
- 有血糖水平不稳定的危险（00179）
- 组织完整性受损（00044）
- 急性疼痛（00132）
- **住址改变应激综合征（00114）**
- **个体认同障碍（00121）**
- **多重家庭作用功能障碍（00063）**
- **关系无效（00223）**
- **多重家庭作用中断（00060）**
- **记忆受损（00131）**
- **愿意加强韧性（00212）**

图 8.2 H 夫人的案例：深度评估

– 多重家庭作用中断（00060）

– 记忆受损（00131）

– 愿意加强韧性（00212）

8.4 确认 / 排除潜在护理诊断

无论何时收集到新的资料，并将其转换成信息，都是时候重新考虑我们的诊断假设了。在此期间，有 3 个主要问题需要考虑：

– 深度评估是否提供了新资料，能够排除或删除一项或更多的潜在诊断？

– 深度评估是否指向你之前未考虑到的新诊断？

– 你如何鉴别相似的诊断？

重要的是，其他护士继续确认诊断，并了解你是如何得出诊断结果的。因此，重要的是使用标准化术语，如 NANDA-I 护理诊断，它不仅提供标签（例如，多重家庭作用功能障碍，代码 00063），而且还提供定义和评估标准（定义性特征和相关因素或危险因素），以便其他护理专业人员可以在获得患者的新资料时继续验证（或者排除）诊断。

护士可能会创造一个术语，如家庭沟通无效，以解决他在听 H 夫人谈论自己与新任丈夫的沟通，以及她的孩子和新任丈夫之间的关系时发现的问题。但是，这个诊断意味着什么呢？它是如何定义的？当其他护士完成评估时，他们如何能够识别这个诊断？简单地由护士在床边构建的术语，没有经过验证的定义，最重要的是没有评估标准，缺乏一致的含义，不能在临床上得到验证或确认。当不存在符合你在患者身上识别的健康型态的 NANDA-I 护理诊断时，更安全的做法是详细描述情况，而不是“编造”一个对不同护士而言有不同含义的术语。如果你让 10 名护士定义家庭沟通无效的“创造性”诊断，并确定定义性特征和相关因素，你很可能会有 10 种不同的定义，以及一系列潜在的诊断指标。当我们考虑到接受护理的患者的健康和福祉时，这种“创造性”诊断既没有帮助，也不安全。

8.5 排除可能的诊断

深入评估的目标之一是剔除或“排除”你正在考虑的一个或多个

潜在诊断。要做到这一点，你需要综合所获得的信息，并将其与你所知道的诊断信息进行比较。评估资料必须支持每个诊断，这一点至关重要。没有得到 NANDA-I 提供的评估标准（定义性特征、相关 / 危险因素）支持的诊断和（或）没有病因因素（导致诊断的原因或因素）支持的诊断不适合患者。重要的是要记住，护士必须能够独立处理相关（或危险）因素。换句话说，医疗诊断或医嘱处理不是相关（或危险）因素，尽管它们可能是相关条件。如果护士不能独立解决或减弱病因因素的影响，那么它就不是相关（或危险）因素。

当我们审阅图 8.2 和考虑 H 夫人的护士所做的潜在诊断时，可以开始排除其中一些无效的诊断。有时，对诊断进行横向比较是有帮助的，重点放在那些在整个评估和患者病史中确定的定义性特征和相关因素上。表 8.1 提供了一个领域内诊断比较的示例。

例如，H 夫人的护士很快就排除了以下诊断：住址改变应激综合征和记忆受损。虽然 H 夫人确实表示她一直感到紧张，但护士认为这更多地与她的个体认同、多重家庭作用和人际关系有关，而不是因为从一个环境转移到另一个环境后的干扰，或者是持续记忆力下降。

8.6 潜在的新诊断

很有可能，如在 H 夫人的案例中（图 8.2），新的资料将生成新的信息，进而导向新的诊断。在考虑这些诊断时，应该采用你用来排除潜在诊断的相同问题。

8.7 鉴别相似诊断

通过考虑相似但又具有和患者更相关的显著特征的诊断，有助于减少潜在诊断。让我们再看一下 H 夫人的案例。深度评估后，护士有 11 项潜在诊断；其中 2 项诊断被排除，还有 9 项潜在诊断。开始鉴别过程的一个途径，是看一看诊断位于 NANDA-I 分类系统中的哪一部分。这会给你一个关于这些诊断如何在广泛的护理知识（领域）和亚分类或具有相似特征（分类）的诊断群中进行分组的线索。

在排除了两个诊断后，H 夫人的护士正在考虑：角色关系领域的 3 个诊断（多重家庭作用功能障碍、关系无效和多重家庭作用中断），两个在应对 / 压力耐受领域（应对无效和愿意加强韧性）；一个在营

表 8.1 H 夫人的案例：在同一领域内的诊断比较

诊断	多重家庭作用功能障碍	关系无效	多重家庭作用中断
领域	7. 角色关系	7. 角色关系	7. 角色关系
分类	2. 家庭关系	3. 角色扮演	2. 家庭关系
定义	家庭功能未能支持家庭成员的健康	不足以为彼此的需要提供支持的相互同伴型态	破坏了家庭功能的连续性，未能支持家庭成员的健康
定义性特征	· 矛盾的沟通方式 · 不断升级的冲突 · 对变化的适应困难 · 对孩子语言虐待 · 表达紧张情绪	· 同伴之间缺乏协作平衡 · 对同伴之间的互补关系不满 · 和同伴的沟通不满意	· 权力联盟改变 · 仪式改变 · 关系型态改变 · 参与决策改变 · 沟通方式改变 · 家庭冲突的解决方式改变
相关 / 危险因素	· 缺乏应对策略 · 缺乏解决问题的技能	· 缺乏沟通技能 · 压力过多	· 处理家庭角色转变困难

养领域（有血糖水平不稳定的危险），一个在自我感知领域（个体认同障碍），一个在安全 / 保护领域（组织完整性受损），以及一个在舒适领域（急性疼痛）。护士意识到，多重家庭作用功能障碍、关系无效、多重家庭作用中断和个体认同障碍可整合为家庭认同障碍综合征（00283）。

根据相似的护理诊断审查患者信息时，请考虑以下问题：

- 这些诊断是否共享相似的重点，或不同？

- 如果这些诊断具有相似的重点，一项诊断是否比另一项诊断更具有针对性 / 特异性？

- 我确定的诊断是否会生成另一项诊断？也就是说，已确定的诊断是否是另一项诊断的原因？

当护士考虑他对 H 夫人的了解时，可以根据这些问题查看他认为可能的诊断结果。H 夫人显然有糖尿病相关的损伤（组织完整性受损），看来她对血糖水平偏离正常范围（有血糖水平不稳定的危险）的敏感性实际上是由于她因家庭认同障碍综合征而过度紧张的结果。因此，尽管护士很担心 H 夫人的疼痛，需要治疗她的伤势，但护士相信，从长远来看，可以通过解决 H 夫人的家庭认同障碍综合征来最大限度地解决这些问题。护士认为这是影响 H 夫人目前健康状况的根本原因。

在与 H 夫人交谈后，似乎使用健康促进型诊断，愿意加强韧性，能够更好地支持她围绕血糖水平管理和家庭认同来设定目标，同时加强她重新控制自己生活的能力，继而提高她的韧性。

这位护士意识到，H 夫人已经用语言表达了提高韧性的愿望，并认为从健康促进的角度（愿意加强韧性）与她在这一问题上合作对她来说可能更积极。这一点，再加上前面提到的可以在诊断中使用目标设置来解决有血糖水平不稳定的危险的信念，使得这一诊断更适合 H 夫人。护士认为必须承认 H 夫人的家庭认同，并与她一起应对这一问题。

最后，重要的是要控制 H 夫人正在经历的急性疼痛。由于护理目标之一是让 H 夫人更积极地改善血糖水平，并帮助她恢复整体健康，因此，重要的是增加 H 夫人的舒适感，这样她的疼痛就不会阻碍她增加活动水平。

8.8 诊断 / 优先顺序

在完成了评估，确定反应型态，生成、改进和最终确定护理诊断以及病因之后，可以与患者共同制定护理干预措施。在回顾了所了解到的关于 H 夫人的一切情况之后，这位护士确定了 5 个关键诊断：

- 有血糖水平不稳定的危险（00179）
- 组织完整性受损（00044）
- 急性疼痛（00132）
- 家庭认同障碍综合征（00283）
- 愿意加强韧性（00212）

谨记，护理程序包括对诊断的持续重新评估，是一个连续的过程。这意味着，随着更多的可用资料，或者随着患者病情的改变，诊断也可能会改变，或者优先顺序可能会改变。回想一下护士对 H 夫人进行的最初筛查评估，你是否看到，如果没有进一步的跟进，护士会错过非常重要的家庭认同障碍综合征的诊断，以及 H 夫人 (愿意加强韧性) 的健康促进机会。护士可能已经设计了一个计划，来解决“无法解决 H 夫人潜在问题”的问题？

你能明白为什么仅仅“挑选”一个护理诊断来配合医疗诊断的想法是不可行的吗？这项深入、持续的评估提供了有关 H 夫人的更多信息，这些信息不仅可以用来确定适当的诊断，还可以用来确定最能满足她个人需求的现实结局和干预措施。

8.9 总　结

评估是专业护士的一个重要角色，它需要护理理论、概念和护理诊断所依据的学科关注焦点的知识。只是为了填写一些强制性的表格或电脑屏幕空白而收集资料不仅浪费时间，而且肯定不支持对我们的患者实施个性化护理。建立有效的护患关系使护士能够了解患者及其健康和疾病的经历。有一个有组织性的护理评估方法，如 Gordon 的功能性健康型态评估，为护士提供了一个评估框架，可以指导资料收集以进行适当的诊断，并确定对护理干预和循证结局做出反应的病因因素。在资料分析和综合的基础上开发、提炼和优先处理护理诊断，是专业护理的标志。

在评估后整合资料是诊断的关键。在没有评估的情况下选择护理诊断可能会导致不准确的诊断和不适当的结局，以及对与患者无关的诊断进行无效和（或）不必要的干预，并可能导致完全错过对患者最重要的临床判断！

参考文献

Bellinger G, Casstro D, Mills A. Date, Information, Knowledge, and Wisdom. http://otec.uoregon.edu/data-wisdom.htm.

Bergstrom N, Braden BJ, Laguzza A, et al. The Braden Scale for predicting pressure sore risk. Nursing Research, 1987, 36(4): 205-210.

Cambridge University Press. Cambridge Dictionary Online. 2020. Available from: https://dictionary.cambridge.org/us/. Accessed 2020 Aug 29.

Centers for Disease Control & Prevention. About adult BMI. 2015. Accessed: https://www.cdc.gov/healthyweight/assessing/bmi/adult_bmi/.

Gordon M. Nursing diagnosis: Process and application. 3rd ed. St. Louis, MO: Mosby, 1994.

Gordon M. Assess Notes: Nursing assessment and diagnostic reasoning. Philadelphia, PA: FA Davis, 2008.

Herdman TH. (2013). Manejo de casos empleando diagnósticos de enfermería de la NANDA Internacional. [Case management using NANDA International nursing diagnoses]. XXX CONGRESO FEMAFEE 2013. Monterrey, Mexico, 2013. (Spanish).

Koharchik L, Caputi L, Robb M, et al. Fostering Clinical Reasoning in Nursing: How can instructors in practice settings impart this essential skill? American Journal of Nursing, 2015, 115(1): 58-61.

Oliver D, Britton M, Seed P, et al. Development and evaluation of evidence based risk assessment tool (STRATIFY) to predict which elderly inpatients will fall: case-control and cohort studies. BMJ 1997; 315: 1049-1053.

Rencic J. Twelve tips for teaching expertise in clinical reasoning. Medical Teacher, 2011, 33(11): 887-892.

Tanner C. Thinking like a nurse: a research-based model of clinical judgment in nursing. Journal of Nursing Education, 2006, 45(6): 204-211.

9 NANDA-I 护理诊断分类系统介绍

T. Heather Herdman, Shigemi Kamitsuru

9.1 分类系统介绍

NANDA-I 公司提供了护理诊断的标准化术语，是护理诊断在分类系统领域中的代表，也是一种更具有针对性的分类系统。了解分类系统及其与术语的区别很重要。因此，让我们来谈一谈分类系统究竟代表了什么。

术语是在学习、专业等学科中与特定技术应用一起使用的专有名词的主体（English Oxford Living Dictionary Online，2020）。

对于护理，NANDA-I 护理诊断的术语包括定义性术语（标签），是用于描述专业护士做出的临床判断，即诊断本身。NANDA-I 分类系统的概念是“定义护理学科知识的有序现象 / 临床判断”。更简单地说，护理诊断 NANDA-I 分类系统是一种类别体系，有助于我们针对护理实践组织所关注的概念（护理判断或护理诊断）。类别是根据观察到的相似性将相关现象排列在分类学组别中，即将某物归入一个类型（English Oxford Living Dictionary Online，2020）。

分类系统是与类别有关的科学分支，尤其是有机体的分类，属于系统学（English Oxford Living Dictionary Online，2020）。分类系统可以比作一个文件柜——在抽屉（领域）中，你可以将与账单 / 债务相关的所有信息归档。在那个抽屉里，你可能有不同类型的账单 / 债务的单独文件夹（类别）：家庭、汽车、医疗保健、儿童护理、动物护理等。在每个文件夹（类别）中，你会有代表每种债务（护理诊断）的单独账单。目前的生物分类系统起源于 1735 年的 Carl Linnaeus。他最初确定了 3 个种类（动物、植物和矿物），然后将其划分为纲、目、科、属、种（Quammen，2007）。你可能在高中或大学的基础科学课程上已经了解到修订后的生物分类系统。

另一方面，术语是用于描述特定事物的语言。该语言被用于特定学科，描述该学科的知识体系。因此，护理诊断构成了学科特定性语言，当我们讨论护理诊断时，就是在讨论护理知识的术语。当我们讨论构建或归类 NANDA-I 诊断的方式时，就是在讨论分类系统。

卫生保健中的分类系统表示学科知识，并展示特定的专业人员群体如何感知该学科的重要知识领域。因此，医疗分类系统具有多种功能，包括：

– 提供一个特定专业的知识和实践领域的视图。

– 以专业人员关注的健康、流程和机制方面的变化来组织现象。

– 显示专业人员可以控制或操纵的因素之间的逻辑联系（von Krogh，2011）。

让我们思考一下分类系统，因为它和我们日常生活中处理的很多事情相关。当你需要购买食物的时候，你会去商店。假设你家附近开了一家新商店——分类食品公司，你会决定去那儿购物。你进入商店的时候，发现店里的布局和其他商店非常不同，但门迎会递给你一份图解，帮助你熟悉店里的布局（图 9.1）。

你会发现这家商店已经将食品项目分为 8 个主要的类别或通道，即蛋白质、谷物制品、蔬菜、水果、加工类食品、快餐食品、熟食和饮料。这些类别 / 通道也被称为“领域”——它们是广泛的分类水平，将现象分为主要的类型。在这个例子中，现象代表“食品”。

你也会注意到，图解并未展示这 8 个通道。每一个通道都有一些主要标识，使我们能够理解每一个通道的食品种类。例如，在标有“饮料”的通道（领域），我们看到了 6 个亚分类：咖啡、茶、苏打、水、啤酒 / 烈性苹果酒和葡萄酒 / 日本米酒。换句话说，这些亚分类是在饮料“领域”下的食品“分类”。

当人们建立了一种分类时，尝试遵循的原则之一是分类应该互不相交，也就是说，一种食品类型不应在多种分类中出现。虽然实际情况并非总是如此，但“分类不相交”仍然是分类的目标，这是因为分类的方法可以让采用该方法的人思路更加清晰。如果你在蛋白质通道发现了车达芝士，但又发现车达芝士分布在快餐食品通道，这样会使人们很难理解所采用的分类系统。

让我们再看一下商店的图解，还有许多其他需要添加的信息（图 9.2）。每一个食品通道都有进一步的说明，为各种通道的食品提供了更详细的信息。作为例子，图 9.2 显示了“饮料”通道的详细

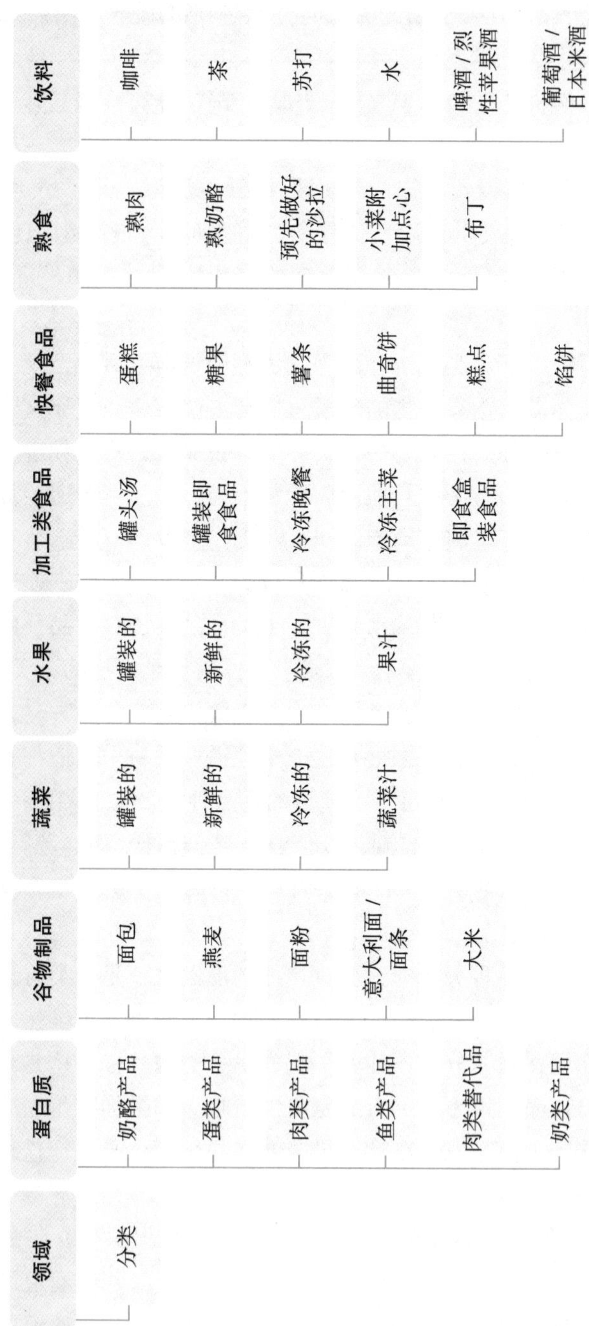

图 9.1 分类食品公司的领域和分类

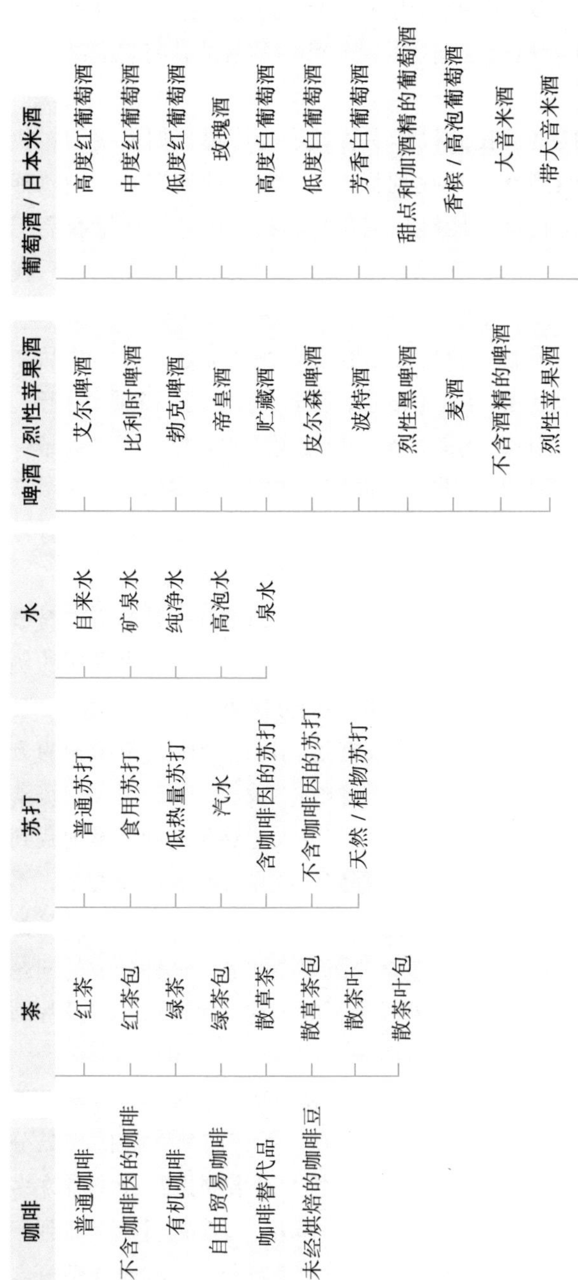

图 9.2 分类食品公司的饮料分类和类型（定义）

信息。你会看到 6 种“分类”均有附加的详细说明。这些代表了不同的饮料产品类型或定义，所有这些产品共享相似的特征，将它们纳入同一类别。

根据已提供的信息，我们很容易管理购物清单。如果我们想找一些草药苏打，我们能够很快找到标有“饮料”的通道和标有“苏打”的货架，并确定在这里能够找到草药苏打。同样，如果我们想要一些绿茶，我们还会先找到“饮料”通道和“茶叶”货架，然后找到“绿茶”。

这个食品分类系统的目的是帮助购物者快速确定其待购物品在商店里的分布区域。如果没有这个信息，购物者会在每一个通道徘徊，并尝试确定每一个通道内的食品种类；根据商店的规模，这将会是一个非常疲惫和混乱的经历！因此，由商店工作人员提供的图解展示了一个“概念性地图”，或者是一份指南，来帮助顾客快速理解所有食品在商店里的归类方式，以达到改善购物经历的目的。

现在，你可能对制定一种尽可能以清晰、简洁和一致的方式对概念进行归类的分类系统的难度有了清晰的认识。思考一下食品店的例子，你能想到将店里的食品进行归类的不同方法吗？

这个食品分类系统的例子可能没有达到以适合所有购物者的方式来避免概念和分类之间重叠的目标。例如，番茄汁见于蔬菜（蔬菜汁）领域，而不是在饮料领域。虽然一部分人能够合理和明确地找到这种分类，其他人则会认为所有饮料都应该放在一起。重要的是，不同领域之间的区别已经有了明确的定义，即所有的蔬菜和蔬菜产品都见于蔬菜领域内，而饮料领域则包括非蔬菜类饮品。这种分类的问题在于，我们会对葡萄酒和烈性苹果酒是否应该在水果通道，以及啤酒和日本米酒是否应该在谷物类通道而争论！

分类系统正在发展过程中——它们在持续成长、发展，甚至随着所研究领域知识的发展而发生显著的变化。关于将所关注的现象分为不同学科的最佳结构的争议常常很激烈。对事物进行分类有许多种方法，事实上，也没有“绝对正确”的方法。分类的目标是找到一种符合逻辑的、一致的方法，将相似的事物进行分类，同时避免概念和分类之间的重叠。对于分类系统的使用者而言，分类的目标是理解如何将相似的概念归入相应的领域和类别，以快速确定所需要的特定概念。

9.2 组织护理知识

每一种专业将其规范的知识组织成一致、具有逻辑性和概念化的维度，从而使该专业能够反映专业性的领域，并使其与临床实践相关。针对健康照护中的专业人员，诊断知识是专业知识的重要组成部分，对临床实践也必不可少。因此，护理诊断知识必须通过将专业护理实践合法化和巩固护理专业权限的方式加以组织（Abbott，1988）。

在 NANDA-I 护理诊断分类系统中，我们采用分层图形展示护理诊断的领域和分类（图 9.3）。这些诊断本身并未在图中描述，尽管应该这样做。我们没有纳入诊断的主要原因在于，诊断多达 267 种，这样会使图非常大，而且非常难以阅读！

在护理专业中，以具有临床意义的方式对诊断进行分类至关重要，从而使护士在尝试确定一种在实践中不常见的诊断时，能够合理采用分类系统找到关于潜在相关诊断的合理信息。虽然 NANDA-I 分类系统Ⅱ（图 9.3）的功能并不是作为护理评估框架，但它的确提供了将护理诊断归入不同领域和分类的架构，每一种领域和分类都有明确的定义。

如果我们在分类系统的图示中纳入护理诊断，该图示看起来会怎样呢？为了举例，图 9.4 仅展示了一个领域及其分类和护理诊断。就像你所看到的，这是一个以图的形式展示的庞大信息。

护理知识包括个体、家庭、群体和社区的反应、危险和优势。根据 von Krogh（2011）的说法，NANDA-I 分类系统的功能如下，它应该：

- 提供护理学科知识的模型，或认知地图。
- 交流知识，以及相关观点和理论。
- 为该专业知识提供结构和序列。
- 作为临床推理的支持性工具。
- 在电子健康记录中提供一种组织护理诊断的方式（von Krogh，2011）。

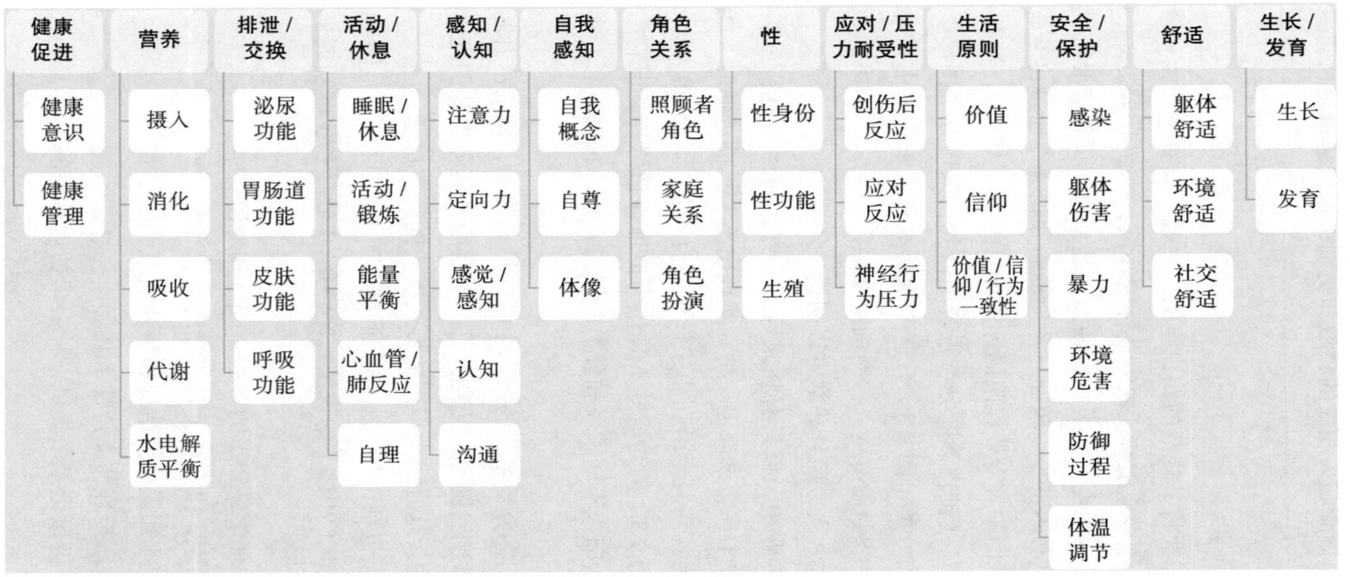

图 9.3 NANDA-I 分类系统 II 的领域和分类

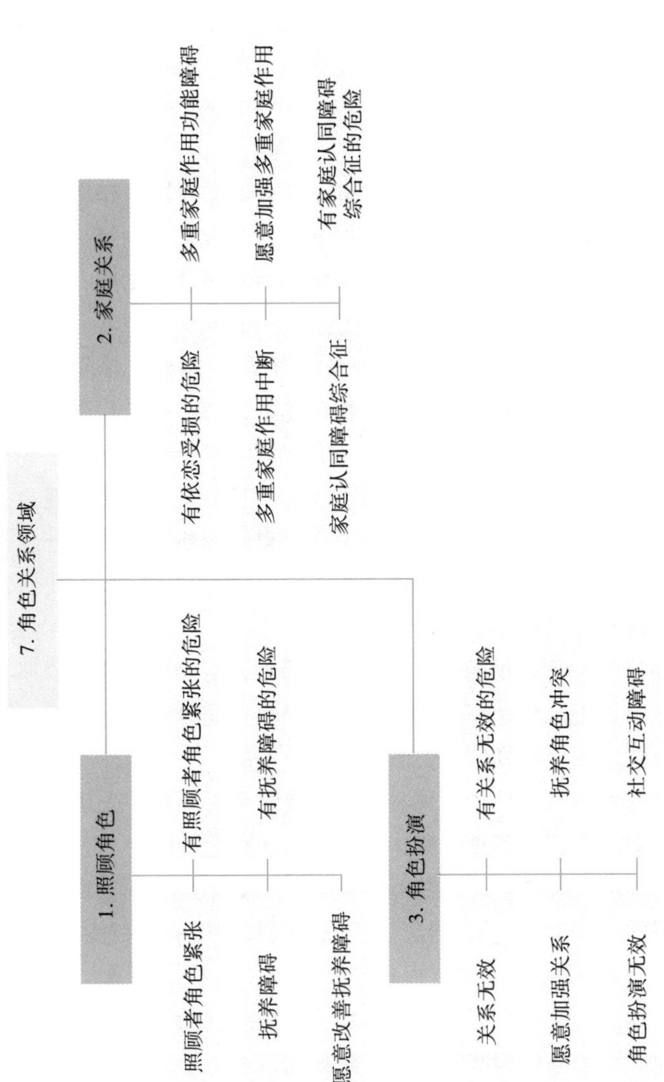

图 9.4 NANDA-I 领域 7、角色关系、分类和护理诊断

9.3 NANDA-I 分类系统的应用

虽然分类系统提供了将护理现象进行归类的方式，但它还具有其他功能。例如，分类系统能够帮助教师规划护理课程，并且有助于护士明确不常使用、但需要用于特定患者的诊断。让我们来看一看这两种情况。

9.3.1 建构护理课程

尽管 NANDA-I 护理分类系统的目的不是作为护理评估框架，但它能够支持护理本科教育的规划。例如，课程设置可围绕护理领域和分类，使所教授的课程能够以护理实践的核心概念为基础，这些核心概念已经在每一个 NANDA-I 领域中进行了归类。

一门课程可以围绕角色关系领域（图 9.4）构建，单元基于每个类别。在单元 1 中，重点将放在照护角色上，并将深入探讨抚养的概念。那是什么？它对个体和家庭健康有何影响？患者遇到的一些常见的抚养问题是什么？在哪些类型的患者中，我们最有可能发现这些情况？主要原因是什么？如果这些情况没有得到诊断和（或）处理，会有什么后果？我们如何预防、处理和（或）改善这些情况？我们怎样才能控制这些症状？

围绕这些护理知识的关键概念设置课程，能够使学生在护理学科知识领域中真正理解课程，并积累相关经验，同时也学习和理解他们在日常实践中将会遇到的相关医疗诊断与疾病。

通过这种方式设置护理课程，能够使学生学到更多关于护理学科领域的知识。依恋、多重家庭作用、关系、角色冲突、角色扮演和社会互动是领域 7 角色关系（图 9.4）的一些关键概念——它们是我们必须先理解的“中立状态”，然后才能识别这些反应的潜在或实际问题。

例如，理解角色扮演作为护理实践的一个核心概念，需要对解剖学、生理学、病理生理学（包括相关的医疗诊断）以及可能与营养平衡问题一致的其他领域的反应有深刻的理解。一旦你真正理解了营养平衡的概念（“正常”或中立状态），识别异常状态就容易得多，因为你知道如果角色扮演有效，你应该看到什么；如果你没有发现这些资料，你就会开始怀疑可能存在问题（或者可能存在问题发展的危险）。因此，围绕这些核心概念开发护理课程使护理教师能够专注于护理学科的知识，然后将相关的医疗诊断和（或）跨学科问题纳入其中，从而允许护士首先专注护理现象，然后将他们的专业知识应用到患者的跨学科管理中，以改善患者的护理。然后，进入关于现实的患者结局和基于证据的干预内容，护士将利用这些干预措施（依赖性和独立性护理干预）为患者提供最佳护理，以实现护士负责的结局。

9.3.2 明确专业领域之外的护理诊断

护士通过临床实践中最常见到的护理诊断来获得专业知识。如果你感兴趣的领域是生殖健康护理实践,那么你的专业可能包括性功能、分娩过程、母乳喂养和抚养等关键概念。你所护理的患者尽管主要是因为妊娠并发症而接受你的照护，但也会有其他需要你关注的问题。NANDA-I 分类系统可以帮助你识别这些患者的潜在诊断，并通过澄清哪些评估资料 / 诊断指标是快速而准确地诊断患者所必需的，从而支持你的临床推理技能。

也许，当你收治一 36 岁的患者 K 女士时，她已怀孕 34 周，正在治疗严重的先兆子痫，你可能会注意到她焦躁不宁，紧张不安。患者告诉你，由于前夫的家庭暴力和跟踪，她未能接受产前护理；在过去的 3 个月里，她一直和 3 岁的大女儿住在收容所里。她的父母在她 12 岁时死于一场大型泥石流,她在孤儿院长大。尽管没有亲戚或密友可以依靠，K 女士还是克服了许多困难。她的体重指数（BMI）是 38.6 kg/m^2；患有慢性高血压，但已经一年没有服用降压药了，因为她买不起处方药，目前的血压是 168/110 mmHg。她对潜在的急产感到焦虑。

你没有照顾过许多具有复杂背景（如现在遇到的 K 女士）的患者。你希望反映她的危险和（或）问题，但不确定在这种情况下哪种护理诊断对患者最准确。通过查看分类系统，你可以快速形成一张“认知地图”，帮助你找到更多与患者相关的诊断信息（图 9.5）。

你担心 K 女士的反应与她的韧性有关，快速回顾一下分类系统会将你带到领域 9（应对 / 压力耐受性），分类 2（应对反应）。然后，你可以看到有 3 种诊断与韧性高度相关，你可以查看定义和诊断指标，以阐明最适合患者的诊断。以这种方式使用分类系统支持临床推理，并帮助你导航大量信息 / 知识（267 项诊断！）。以有效和高效的方式，回顾危险因素或相关因素，并定义这 3 种诊断的特征可以：①提供需

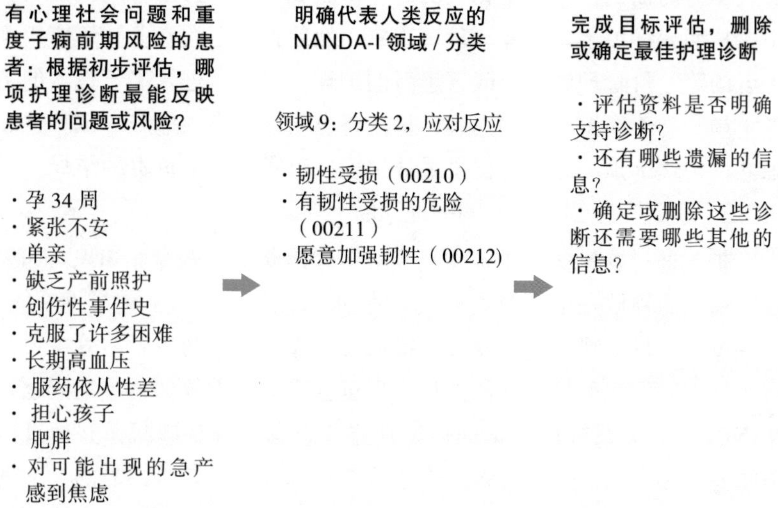

有心理社会问题和重度子痫前期风险的患者：根据初步评估，哪项护理诊断最能反映患者的问题或风险?

- 孕 34 周
- 紧张不安
- 单亲
- 缺乏产前照护
- 创伤性事件史
- 克服了许多困难
- 长期高血压
- 服药依从性差
- 担心孩子
- 肥胖
- 对可能出现的急产感到焦虑

→

明确代表人类反应的 NANDA-I 领域 / 分类

领域 9：分类 2，应对反应

- 韧性受损（00210）
- 有韧性受损的危险（00211）
- 愿意加强韧性（00212)

→

完成目标评估，删除或确定最佳护理诊断

- 评估资料是否明确支持诊断?
- 还有哪些遗漏的信息?
- 确定或删除这些诊断还需要哪些其他的信息?

图 9.5 采用 NANDA-I 分类系统明确和验证护士专业领域之外的护理诊断

要获得的补充资料，以便做出明智的决定；②和（或）能够将评估内容与这些诊断指标进行比较，以准确地诊断患者。

思考一名近期护理的患者——你是否纠结诊断该患者的反应?你是否发现很难知道如何明确潜在诊断?采用分类系统可以支持你明确潜在的诊断，因为诊断被归类为分类和领域的方式代表了特定的知识范畴。然而，请不要忘记，单纯的查找诊断标签和“挑选诊断”并非安全的照护！你需要回顾所明确的每一项潜在诊断的定义和诊断性指标（定义性特征、相关因素或危险因素），这将有助于你确定应该收集的其他资料，或者你是否有足够的资料针对患者的反应做出准确诊断。

让我们回顾一下 S 先生的案例，以理解你如何采用分类系统帮助明确潜在诊断。

案例学习：S 先生

假设你的患者是 S 先生，87 岁，男性，丧偶，主要问题是右侧髋部有严重的放射性疼痛。他在辅助生活机构居住了两年。自从妻子去世以来，工作人员发现S先生非常烦躁，无论什么时候帮助他步行，他都表现出严重的疼痛体征。工作人员将S先生带到诊室，以排除任何可能的骨折或髋关节置换的需要。他们发现，S先生3年前因骨质疏松症做了髋关节置换。很明显，手术非常成功。

S先生右侧髋部没有明显的水肿或擦伤，但在触诊时，患者诉疼痛明显。他的下肢双侧末梢脉搏和下肢4秒毛细血管再充盈良好。患者既往史包括80岁时的脑血管损害（脑卒中）。根据既往史，患者最初存在右侧身体瘫痪，并丧失了所有的语言功能。他在服用阿替普酶Ⅳ r-tPA，一种组织纤维蛋白溶酶原激活剂（TPA），并恢复了所有的运动和语言功能。患者在住院康复中心住了26天，接受了语言、躯体和职业疗法，并在出院回家后，能够独立照顾自己。患者有中度冠状动脉疾病，但没有明显的既往史。根据陪同的工作人员陈述，S先生一直能够活动，直到数周前开始主诉有疼痛。患者喜欢交际舞，定期在机构中锻炼，经常围绕建筑群步行，并和其他人说话，或者在天气好的时候，围绕建筑群做户外步行活动。工作人员还指出患者最近的社交变少了，而且没有参加他平时喜欢的各种活动。工作人员认为这些情况导致了患者的不适。

然而，你发现的最多关于S先生的情况是他看起来很孤僻，很少说话和眼神交流。患者对回答你的问题很纠结，而且工作人员常常插话，替患者回答，而不是让患者自己回答。虽然患者的语言功能看起来没有明显的损害，但患者在努力寻找答案，甚至是针对最基本的问题，如自己年龄或妻子去世的时间。

完成了评估和回顾患者的病史后，你认为S先生面临认知相关问题，但你在这个护理领域的经验很少；你需要对潜在诊断做一些回顾。当你考虑认知方面的问题时，需要查询NANDA-I分类系统，以明确这些诊断的逻辑区域。你发现领域5——感知/认知，和人类信息处理系统相关，包括注意力、定向力、感觉、感知、认知和沟通。因为你在考虑和认知相关的问题，认为这个领域将包括和S先生有关的诊断。然后，你会快速确定分类4——认知。回顾该分类能够引导你明确3项潜在诊断：即急性精神错乱、慢性精神错乱和记忆受损。

你应该自问的问题包括：我应该排除或考虑的其他反应有哪些？我应该寻找哪些体征/症状或原因来确定该诊断？

在你回顾了定义和诊断性指标（相关因素、定义性特征和危险因素）后，你会将S先生诊断为慢性精神错乱（00129）。

最后，还有一些问题应包括：我是否遗漏了其他信息？我是否在缺乏充分证据的情况下做出了诊断？如果你认为所做出的诊断正确，需要继续提问的问题是：我能够真正预期和S先生共同达到的结局是什么？我应该考虑的循证护理干预措施是什么？我将如何评价干预措施是否有效？

9.4 NANDA-I护理诊断分类系统Ⅱ：简史

1987年，NANDA-I出版了分类系统Ⅰ，它的结构反映了来自北美的护理理论模型。2002年，从Marjory Gordon博士的功能性健康型态评估框架改编而来的分类系统Ⅱ被采用。这一评估框架是世界上使用最多的护理评估框架。

表9.1展示了领域、分类和护理诊断，以及这些诊断目前在NANDA-I分类系统Ⅱ中的位置。

表9.1 NANDA-I分类系统Ⅱ中的领域、分类和护理诊断

领域/分类/诊断编码	诊断焦点	领域/分类定义；诊断
领域1 健康促进		**对健康或正常功能的认识，以及用于保持控制和加强健康或正常功能的策略**
分类1 健康意识		**对正常功能和健康的认知**
00097	从事娱乐活动	娱乐活动参与减少
00262	健康素养	愿意加强健康素养
00168	生活方式	久坐的生活方式
分类2 健康管理		**明确、控制、执行和整合活动，以维持健康状态**
00290	企图私自出走	有企图私自出走的危险
00257	虚弱的老年综合征	虚弱的老年综合征
00231	虚弱的老年综合征	有虚弱的老年综合征的危险
00307	锻炼参与度	愿意加强锻炼参与度
00215	健康	社区健康缺陷
00188	健康行为	有危险倾向的健康行为
00292	健康维持行为	健康维持行为无效

表 9.1（续）

领域 / 分类 / 诊断编码	诊断焦点	领域 / 分类定义；诊断
00276	健康自我管理	健康自我管理无效
00293	健康自我管理	愿意加强健康自我管理
00294	健康自我管理	家庭健康自我管理无效
00300	家庭维持行为	家庭维持行为无效
00308	家庭维持行为	有家庭维持行为无效的危险
00309	家庭维持行为	愿意加强家庭维持行为
00043	保护	保护无效
领域 2 营养		**摄入、吸收和利用营养的活动，目的是维护组织、修复组织和产生能量**
分类 1 摄入		**身体摄入食物或营养**
00002	营养平衡	营养失衡：低于机体需要量
00163	营养	愿意加强营养[a]
00216	乳汁分泌	母乳分泌不足
00104	母乳喂养	母乳喂养无效
00105	母乳喂养	母乳喂养中断
00106	母乳喂养	愿意加强母乳喂养
00269	进食动力	青少年进食动力无效
00270	进食动力	儿童进食动力无效
00271	喂养动力	婴儿喂养动力无效
00232	肥胖	肥胖
00233	超重	超重
00234	超重	有超重的危险
00295	吸吮 – 吞咽反应	婴儿吸吮 – 吞咽反应无效
00103	吞咽	吞咽受损
分类 2 消化		**将食物转化为适于吸收和同化的物质的生理和化学活动**
		该分类目前无诊断
分类 3 吸收		**通过机体组织接收营养的活动**
		该分类目前无诊断
分类 4 代谢		**为了原生质的产生和利用而发生于活的有机体和细胞中的化学和生理过程，有废物和能量的产生，并伴随满足所有生命过程的能量释放**

表 9.1（续）

领域 / 分类 / 诊断编码	诊断焦点	领域 / 分类定义；诊断
00179	血糖水平	有血糖水平不稳定的危险
00194	高胆红素血症	新生儿高胆红素血症
00230	高胆红素血症	有新生儿高胆红素血症的危险
00178	肝功能	有肝功能受损的危险
00296	代谢综合征	有代谢综合征的危险
分类 5 水电解质平衡		**液体和电解质的摄入和吸收**
00195	电解质平衡	有电解质失衡的危险
00025	体液容量平衡	有体液容量失衡的危险[b]
00027	体液容量	体液容量不足
00028	体液容量	有体液容量不足的危险
00026	体液容量	体液容量过多
领域 3 排泄 / 交换		**从机体分泌和排出代谢废物**
分类 1 排尿功能		**分泌、再吸收和排出尿液的过程**
00297	残疾相关性失禁	残疾相关性尿失禁
00016	排泄	排尿受损
00310	失禁	混合性尿失禁
00017	失禁	压力性尿失禁
00019	失禁	急迫性尿失禁
00022	失禁	有急迫性尿失禁的危险
00023	潴留	尿潴留
00322	潴留	有尿潴留的危险
分类 2 胃肠道功能		**吸收和排泄终末消化产物的过程**
00011	便秘	便秘
00015	便秘	有便秘的危险
00012	便秘	感知性便秘
00235	功能性便秘	慢性功能性便秘
00236	功能性便秘	有慢性功能性便秘的危险
00319	控制	排便控制受损
00013	腹泻	腹泻
00196	胃肠运动	胃肠运动功能障碍

表 9.1（续）

领域 / 分类 / 诊断编码	诊断焦点	领域 / 分类定义；诊断
00197	胃肠运动	有胃肠运动功能障碍的危险
分类 3 皮肤功能		**通过皮肤分泌和排泄的过程**
		该分类目前无诊断
分类 4 呼吸功能		**气体交换和排出终末代谢产物的过程**
00030	气体交换	气体交换受损
领域 4 活动 / 休息		**能量的产生、保存、消耗或平衡**
分类 1 睡眠 / 休息		**熟睡、安眠、轻松、放松或无活动**
00095	失眠	失眠
00096	睡眠	睡眠剥夺
00165	睡眠	愿意改善睡眠
00198	睡眠型态	睡眠型态紊乱
分类 2 活动 / 锻炼		**移动部分肢体（运动），做工作，或从事活动，常常（但不总是）对抗阻力**
00298	活动耐受性	活动耐受性降低
00299	活动耐受性	有活动耐受性降低的危险
00040	失用综合征	有失用综合征的危险
00091	运动	床上活动障碍
00085	移动	躯体移动障碍
00089	移动	轮椅移动障碍
00237	坐位	坐位障碍
00238	站立	站立障碍
00090	移动能力	移动能力受损
00088	步行	步行障碍
分类 3 能量平衡		**能量摄入与消耗的和谐动态平衡状态**
00273	能量场平衡	能量场失衡
00093	疲乏	疲乏
00154	漫游	漫游
分类 4 心血管 / 肺反应		**支持活动 / 休息的心肺机制**
00032	呼吸型态	低效性呼吸型态

表 9.1（续）

领域 / 分类 / 诊断编码	诊断焦点	领域 / 分类定义；诊断
00029	心输出量	心输出量减少
00240	心输出量	有心输出量减少的危险
00311	神经血管功能	有心血管功能受损的危险
00278	淋巴水肿自我管理	淋巴水肿自我管理无效
00281	淋巴水肿自我管理	有淋巴水肿自我管理无效的危险
00033	自主通气	自主通气受损
00267	血压平稳	有血压不稳定的危险
00291	血栓形成	有血栓形成的危险
00200	组织灌注	有心脏组织灌注减少的危险
00201	组织灌注	有脑组织灌注无效的危险
00204	组织灌注	周围组织灌注无效
00228	组织灌注	有周围组织灌注无效的危险
00034	呼吸机戒断反应	呼吸机戒断反应性功能障碍
00318	呼吸机戒断反应	成人呼吸机戒断反应性功能障碍
分类 5 自理		**从事自理和躯体功能活动的能力**
00108	沐浴自理	沐浴自理缺陷
00109	更衣自理	更衣自理缺陷
00102	进食自理	进食自理缺陷
00110	如厕自理	如厕自理缺陷
00182	自理	愿意加强自理
00193	自我忽视	自我忽视
领域 5 感知 / 认知		**包括注意力、定向力、感觉、感知、认知和沟通的人类信息处理系统**
分类 1 注意力		**注意或观察的心理准备就绪状态**
00123	单侧忽略	单侧忽略
分类 2 定向力		**对时间、地点和人的意识**
		该分类目前无诊断
分类 3 感觉 / 感知		**通过触觉、味觉、嗅觉、视觉、听觉和运动觉感知信息，并且各种感官信息的综合能够进行命名、关联和（或）型态认知**
		该分类目前无诊断

表 9.1（续）

领域 / 分类 / 诊断编码	诊断焦点	领域 / 分类定义；诊断
分类 4 认知		**记忆、学习、思维、解决问题、抽象、判断、洞察力、智力、计算和语言的应用**
00128	精神错乱	急性精神错乱
00173	精神错乱	有急性精神错乱的危险
00129	精神错乱	慢性精神错乱
00251	情绪控制	情绪控制不稳
00222	冲动控制	冲动控制无效
00126	知识	知识缺乏
00161	知识	愿意加强知识
00131	记忆	记忆受损
00279	思维过程	思维过程受损
分类 5 沟通		**发送和接收语言和非语言信息**
00157	沟通	愿意加强沟通
00051	语言沟通	语言沟通障碍
领域 6 自我感知		**个体对自我的认识**
分类 1 自我概念		**对整体自我的感知**
00124	希望	绝望
00185	希望	愿意加强希望
00174	人格尊严	有人格尊严受损的危险
00121	个体认同	个体认同障碍
00225	个体认同	有个体认同障碍的危险
00167	自我概念	愿意加强自我概念
分类 2 自尊		**对自我价值、能力、重要性和成功的评估**
00119	自尊	长期低自尊
00224	自尊	有长期低自尊的危险
00120	自尊	情境性低自尊
00153	自尊	有情境性低自尊的危险
分类 3 体像		**对自我身体的心理映像**

表 9.1（续）

领域 / 分类 / 诊断编码	诊断焦点	领域 / 分类定义；诊断
00118	体像	体像受损
领域 7 角色关系		**个体与群体之间的积极和消极联系或关系，以及这些联系的表现方式。**
分类 1 照顾角色		**社会对非健康照护专业者提供照护的期望行为模式**
00056	抚养	抚养障碍
00057	抚养	有抚养障碍的危险
00164	抚养	愿意加强抚养
00061	角色紧张	照顾者角色紧张
00062	角色紧张	有照顾者角色紧张的危险
分类 2 家庭关系		**有生物学相关或选择性相关者之间的关系**
00058	依恋	有依恋受损的危险
00283	家庭认同障碍综合征	家庭认同障碍综合征
00284	家庭认同障碍综合征	有家庭认同障碍综合征的危险
00063	多重家庭作用	多重家庭作用功能障碍
00060	多重家庭作用	多重家庭作用中断
00159	多重家庭作用	愿意加强多重家庭作用
分类 3 角色扮演		**执行社会期望行为模式的质量**
00223	关系	关系无效
00229	关系	有关系无效的危险
00207	关系	愿意加强关系
00064	角色冲突	抚养角色冲突
00055	角色扮演	角色扮演无效
00052	社交	社交障碍
领域 8 性		**性身份、性功能和生殖**
分类 1 性身份		**作为与性和（或）性别相关的特定个体的状态**
		该分类目前无诊断
分类 2 性功能		**参与性活动的功能或能力**
00059	性功能	性功能障碍
00065	性型态	性型态无效

表 9.1（续）

领域 / 分类 / 诊断编码	诊断焦点	领域 / 分类定义；诊断
分类 3 生殖		**人类生产的过程**
00221	分娩过程	分娩过程无效
00227	分娩过程	有分娩过程无效的危险
00208	分娩过程	愿意加强分娩过程
00209	母婴关系	有母婴关系受损的危险
领域 9 应对 / 压力耐受性		**与生活事件 / 生命过程的斗争**
分类 1 创伤后反应		**躯体或心理创伤后发生的反应**
00260	移民过渡	有复杂的移民过渡危险
00141	创伤后综合征	创伤后综合征
00145	创伤后综合征	有创伤后综合征的危险
00142	强奸创伤综合征	强奸创伤综合征
00114	住址改变应激综合征	住址改变应激综合征
00149	住址改变应激综合征	有住址改变应激综合征的危险
分类 2 应对反应		**管理与环境相关的压力的过程**
00199	活动计划	活动计划无效
00226	活动计划	有活动计划无效的危险
00146	焦虑	焦虑
00071	应对	防御性应对
00069	应对	应对无效
00158	应对	愿意加强应对
00077	应对	社区应对无效
00076	应对	愿意加强社区应对
00074	应对	家庭应对受损
00073	应对	家庭应对失能
00075	应对	愿意加强家庭应对
00147	死亡焦虑	死亡焦虑
00072	否认	否认无效
00148	恐惧	恐惧
00301	哀伤	适应不良性哀伤

表 9.1（续）

领域 / 分类 / 诊断编码	诊断焦点	领域 / 分类定义；诊断
00302	哀伤	有适应不良性哀伤的危险
00285	哀伤	愿意改善哀伤
00241	情绪调节	情绪调节受损
00125	能力	无能为力
00152	能力	有无能为力的危险
00187	能力	愿意加强能力
00210	韧性	韧性受损
00211	韧性	有韧性受损的危险
00212	韧性	愿意加强韧性
00137	悲伤	长期悲伤
00177	压力	压力过多
分类 3 神经行为压力		**行为性反应，反映了神经和脑功能**
00258	急性物质戒断综合征	急性物质戒断综合征
00259	急性物质戒断综合征	有急性物质戒断综合征的危险
00009	自主神经反射异常	自主神经反射异常
00010	自主神经反射异常	有自主神经反射异常的危险
00264	新生儿戒断综合征	新生儿戒断综合征
00116	行为有序性	婴儿行为紊乱
00115	行为有序性	有婴儿行为紊乱的危险
00117	行为有序性	愿意加强婴儿行为的有序性
领域 10 生活原则		**被认为真实或具有内在价值的活动、风俗习惯或机构相关组织、思想和行为潜在的原则**
分类 1 价值		**对所偏好的组织模式或终末状态的认同和排序**
		该分类目前无诊断
分类 2 信念		**对被认为真实或具有内在价值的活动、风俗习惯或机构的看法、期望或判断**
00068	精神健康	愿意加强精神健康
分类 3 价值 / 信仰 / 行为一致性		**价值、信仰和行为之间达到的一致性或平衡**
00184	决策	愿意加强决策
00083	决策冲突	决策冲突

表 9.1（续）

领域 / 分类 / 诊断编码	诊断焦点	领域 / 分类定义；诊断
00242	自主决策	自主决策受损
00244	自主决策	有自主决策受损的危险
00243	自主决策	愿意加强自主决策
00175	道德困扰	道德困扰
00169	宗教信仰	宗教信仰受损
00170	宗教信仰	有宗教信仰受损的危险
00171	宗教信仰	愿意加强宗教信仰
00066	精神困扰	精神困扰
00067	精神困扰	有精神困扰的危险
领域 11 安全 / 保护		**避免危险、躯体伤害或免疫系统损伤；保护免受损失；保护安全**
分类 1 感染		**病原侵入后的宿主反应**
00004	感染	有感染的危险
00266	术区感染	有术区感染的危险
分类 2 躯体损伤		**躯体伤害或受伤**
00031	气道清除	气道清除无效
00039	吸入	有吸入的危险
00206	出血	有出血的危险
00048	定义	牙齿受损
00219	干眼症	有干眼症的危险
00277	干眼症自我管理	干眼症自我管理无效
00261	口干	有口干的危险
00303	跌倒	有成人跌倒的危险
00306	跌倒	有儿童跌倒的危险
00035	损伤	有受伤的危险[c]
00245	损伤	有角膜损伤的危险
00320	损伤	乳头 – 乳晕复合体损伤
00321	损伤	有乳头 – 乳晕复合体损伤的危险
00250	损伤	有尿道损伤的危险
00087	围手术期体位性损伤	有围手术期体位性损伤的危险[c]
00220	烫伤	有烫伤的危险[c]

表 9.1（续）

领域 / 分类 / 诊断编码	诊断焦点	领域 / 分类定义；诊断
00045	黏膜完整性	口腔黏膜完整性受损
00247	黏膜完整性	有口腔黏膜完整性受损的危险
00086	神经血管功能	有周围神经血管功能障碍的危险
00038	躯体创伤	有躯体创伤的危险
00213	创伤	有血管创伤的危险
00312	压力性损伤	成人压力性损伤
00304	压力性损伤	有成人压力性损伤的危险
00313	压力性损伤	儿童压力性损伤
00286	压力性损伤	有儿童压力性损伤的危险
00287	压力性损伤	新生儿压力性损伤
00288	压力性损伤	有新生儿压力性损伤的危险
00205	休克	有休克的危险
00046	皮肤完整性	皮肤完整性受损
00047	皮肤完整性	有皮肤完整性受损的危险
00156	猝死	有婴儿猝死的危险
00036	窒息	有窒息的危险
00100	手术恢复	手术恢复延迟
00246	手术恢复	有手术恢复延迟的危险
00044	组织完整性	组织完整性受损
00248	组织完整性	有组织完整性受损的危险
分类 3 暴力		**使用过多的力量造成伤害或虐待**
00272	女性割礼	有女性割礼的危险
00138	他人指向性暴力	有他人指向性暴力的危险
00140	自我指向性暴力	有自我指向性暴力的危险
00151	自残	自残
00139	自残	有自残的危险
00289	自杀行为	有自杀行为的危险
分类 4 与环境相关的灾害		**环境中的危险来源**
00181	污染	污染
00180	污染	有污染的危险
00265	职业性损伤	有职业性损伤的危险

表 9.1（续）

领域 / 分类 / 诊断编码	诊断焦点	领域 / 分类定义；诊断
00037	中毒	有中毒的危险
分类 5 防御过程		**个体保护自我免受他人伤害的过程**
00218	碘化造影剂的不良反应	有碘化造影剂不良反应的危险
00217	过敏反应	有过敏反应的危险
00042	乳胶过敏反应	有乳胶过敏反应的危险
分类 6 体温调节		**以保护有机体为目的的调节体内热量与能量的生理过程**
00007	体温过高	体温过高
00006	体温过低	体温过低
00253	体温过低	有体温过低的危险
00280	体温过低	新生儿体温过低
00282	体温过低	有新生儿体温过低的危险
00254	围手术期体温过低	有围手术期体温过低的危险
00008	体温调节	体温调节无效
00274	体温调节	有体温调节无效的危险
领域 12 舒适		**心理、生理和社交舒适或轻松的感觉**
分类 1 躯体舒适		**健康或轻松和（或）免于疼痛的感觉**
00214	舒适	舒适受损
00183	舒适	愿意改善舒适
00134	恶心	恶心
00132	疼痛	急性疼痛
00133	疼痛	慢性疼痛
00255	慢性疼痛综合征	慢性疼痛综合征[d]
00256	分娩痛	分娩痛[d]
分类 2 环境舒适性		**健康或个体环境轻松的感觉**
00214	舒适	舒适受损
00183	舒适	愿意改善舒适
分类 3 社交舒适性		**健康或个体社交环境轻松的感觉**
00214	舒适	舒适受损

表 9.1（续）

领域 / 分类 / 诊断编码	诊断焦点	领域 / 分类定义；诊断
00183	舒适	愿意改善舒适
00054	孤独	有孤独的危险
00053	社交隔离	社交隔离
领域 13 生长 / 发育		**经过发展性里程碑的躯体维度、器官系统成熟和（或）进展的适龄增加**
分类 1 生长		**躯体维度或器官系统的成熟度增加**
		该分类目前无诊断
分类 2 发育		**通过生命过程中一系列公认里程碑的进展或倒退**
00314	发育	儿童发育迟滞
00305	发育	有儿童发育迟滞的危险
00315	运动发育	婴儿运动发育迟滞
00316	运动发育	有婴儿运动发育迟滞的危险

a. 编者声明此概念不是以字母为序；保持所有的“营养”诊断均按照顺序排列。
b. 编者声明此概念不是以字母为序；保持所有的“体液容量”诊断均按照顺序排列。
c. 编者声明此概念不是以字母为序；保持所有的“损伤”诊断均按照顺序排列。
d. 编者声明此概念不是以字母为序；保持所有的“疼痛”诊断均按照顺序排列。

参考文献

Abbott A. The Systems of Professions. Chicago, IL: The University of Chicago Press, 1988.

Quammen D. A passion for order. National Geographic Magazine. 2007. Available at: ngm.nationalgeographic.com/print/2007/06/Linnaeus-name-giver/david-quammen-text (retrieved November 1, 2013).

Von Krogh G. Taxonomy Ⅲ Proposal. NANDA International Latin American Symposium. Sao Paulo, Brazil. May, 2011.

10 NANDA-I 护理诊断分类系统的特点及定义

T. Heather Herdman, Silvia Caldeira

10.1 分类系统Ⅱ的结构

分类系统被定义为“用于将事物归纳为共享相似特征群体的命名和组织的系统”（Cambridge Dictionary Online, 2017）。在分类系统中，领域是“有兴趣的区域或个体能够掌控的区域”；分类则是“具有相似结构的群体”（Cambridge Dictionary Online, 2017）。

我们可针对一个护理诊断分类系统修改定义，尤其是护理问题诊断核心的分类顺序，以这些问题的假设自然关系为依据。分类系统Ⅱ有 3 个层次：领域、分类和护理诊断。图 9.3 描述了分类系统Ⅱ的领域和分类的组织结构；表 9.1 展示了分类系统Ⅱ的 13 个领域、47 种分类和 267 项现用的诊断。

分类系统Ⅱ的编码结构是一个 32 字节的整数（如果使用者的数据库采用的是另一种格式，编码结构则为 5 位数的编码）。这种结构提供了分类结构的稳定性，或成长与发展，同时避免了在添加新诊断、修改诊断和修订诊断时，改变编码的需要。新编码用于新通过的诊断。

分类系统Ⅱ具有一种编码结构，与关注健康照护术语系统编码的国家医学图书馆（NLM）的建议一致。国家医学图书馆建议，编码不应含有和分类概念相关的信息，如分类系统Ⅰ的编码结构，包括了关于诊断分布和层次的信息。

NANDA-I 术语是一种公认的护理语言，符合北美护士协会（ANA）护理实践信息基础设施委员会（CNPII）制定的标准（Lundberg et al，2008）。公认的护理语言的益处在于，它表明了分类系统被作为通过提供临床有用的术语系统来支持护理实践而被广大护理工作者所接受。该术语系统在国际 7 级健康（HL7）中进行了注册，健康照护信息被进行了标准化，正如一个术语在临床信息系统的电子信息中被用于明确护理诊断（www.HL7.org）。

10.2 NANDA-I 分类系统Ⅱ：一项多轴系统

NANDA-I 诊断是通过多轴系统构建的概念。以 NANDA-I 分类系统Ⅱ为目标，轴的操作性定义为诊断过程中考虑的人类反应的维度。护理诊断的分类系统中共有 7 个轴。NANDA-I 护理诊断模型展示了 7 个轴及其相互间的关系。

– 轴 1：诊断焦点
– 轴 2：诊断主体（个体、家庭、群体、照顾者、社区等）
– 轴 3：判断（受损、无效等）
– 轴 4：部位（口腔、肢体末梢、脑等）
– 轴 5：年龄（新生儿、婴儿、儿童、成人等）
– 轴 6：时间（慢性、急性、间断性）
– 轴 7：诊断的状态

这些轴通过其含义，以护理诊断标签的形式展示。在一些情况下，轴的命名很清楚，如社区应对无效和多重家庭作用功能障碍。在这两项诊断中，主体的命名采用了轴 2（诊断主体）的两个含义——“社区”和“家庭”，“无效”和“功能障碍”则是轴 3（判断）所包括的两个含义。

有时，轴的命名并不清楚，如无效性型态的例子，其中的诊断主体（轴 2）常常是患者。还有些情况下，轴可能与诊断无关，因此不属于护理诊断标签的组成部分。例如，时间轴可能不会和每一项诊断相关。在诊断无明确主体的情况下，请谨记，NANDA-I 对患者的定义为“个体、家庭、群体或社区”。

轴 1（诊断焦点）和轴 3（判断）是护理诊断的必要组成部分。然而，在一些情况下，诊断的重点包括判断（如恐惧）。在这些情况下，诊断标签中的判断和诊断焦点并无明显的区分。如前所述，虽然轴 2（诊断主体）也必不可少，但它也可能会隐含，从而不会被包括在标签中。诊断发展委员会要求提交这些轴；其他轴可能在需要进一步澄清时用到。

最近对诊断标签的基础统计分析表明，2018—2020 年 NANDA-I 护理诊断（ND）使用了轴 1（焦点）与其他轴不同的术语，除非护理诊断标签是一个单词（例如，焦虑、恐惧、肥胖）。轴 3（判断）是第 2 个最常用的轴，在护理诊断的构建中占 82%。其余的轴使用频率较少，在护理诊断中占 18%（Miguel et al，2019）。

虽然在2021—2023年发布的NANDA-I术语中增加了一些内容，但在护理诊断标签内仍然很少有针对老年人（*n*=2）、儿童和青少年（*n*=9），以及新生儿（*n*=4）群体的护理诊断。因此，护理诊断对这类人群的适用性似乎仍然有限，因为这些人群的特殊性使他们与普通人群相比独一无二。缺乏符合这些患者实际的临床情境——包括不同的定义性特征、相关因素和（或）危险因素——以及护士在护理这些群体时做出的复杂决策，使我们认为护理诊断标签远未得到充分的开发（Miguel et al，2019）。

护理诊断标签的调整以适应特定的背景、环境和人群——隐含地包括Levett-Jones等人（2010）倡导的临床推理的权利——可以提高护理质量。此外，临床推理将为NANDA-I术语提供必要的证据基础，证实分类系统Ⅱ中的护理诊断的层次结构，或者导向对更充分和明确的领域和分类的呼吁（Miguel et al，2019）。

NANDA-I支持护理诊断标签独特性的发展，特别是在多轴方面，以提高诊断过程的针对性和准确性，这被认为是临床推理和实践的核心。

10.3 轴的定义

10.3.1 轴1：诊断焦点

诊断焦点是诊断性概念的原则要素、基本和必要组成部分以及基础。它描述了“人类反应”，这是诊断的核心。

诊断焦点包括1个或以上名词。当用到1个以上的名词时（如情绪调节），每一个名词均对诊断的焦点有唯一的含义，就像这两个名词是一个名词一样；然而，合并词汇的含义在其分开阐述的时候却具有不同的意义。通常情况下，一个名词（冲突）可能带有一个形容词（决策性的），以表示决策冲突诊断的焦点。

在某些情况下，诊断焦点和诊断概念是相同的，就像诊断体温过高（00007）一样。当护理诊断处于临床上最有用的水平，而诊断焦点的分离并没有增加有意义的抽象水平时，就会发生这种情况。要准确地确定哪些应该被作为诊断焦点可能非常困难。例如，采用大便失禁（00014）和压力性尿失禁（00017）的诊断，问题就变成了：诊断焦点是单独的失禁，还是有两个焦点——大便失禁和尿失禁？在这种情况下，失禁是焦点，而部位术语（轴4）肠道和尿道提供了更明确的焦点。然而，失禁本身是一个独立的判断性术语，因此，它成为诊断焦点，而不管它的发生部位。

然而，在某些情况下，将部位（轴4）从诊断焦点移除会阻止它为护理实践提供实际意义。例如，如果我们看一下有女性割礼的危险的诊断焦点，诊断焦点是割礼还是简单的切割？或者，如果你看到的是皮肤完整性受损的诊断，焦点是完整性还是皮肤完整性？那么，关于构成诊断焦点的本质的决定，是基于有助于识别护理实践的含义，以及该术语是否表明人类反应。切割可以指破坏、切除或严重损伤肢体的行为或实例。因此，将女性割礼确定为诊断焦点很重要。同样，完整性可能意味着诚实和具有强大道德原则的品质——这些都是特征，但不是人类反应，与皮肤完整性受损的诊断完全无关；然而，皮肤完整性指的是皮肤的健康，是人类反应。在某些情况下，焦点可能看起来相似，但实际上完全不同：暴力和自我导向暴力是两种不同的人类反应，因此，必须根据分类系统Ⅱ中的诊断焦点来单独识别。NANDA-I 护理诊断的诊断焦点如表10.1中所示。

表10.1 NANDA-I 护理诊断的诊断焦点

– 活动计划	– 体液容量	– 保护
– 活动耐受性	– 虚弱的老年综合征	– 强奸创伤综合征
– 急性物质戒断综合征	– 功能性便秘	– 关系
– 碘化造影剂的不良反应	– 气体交换	– 宗教信仰
– 气道清除	– 胃肠运动	– 住址改变应激综合征
– 过敏反应	– 哀伤	– 韧性
– 焦虑	– 健康	– 潴留
– 吸入	– 健康行为	– 角色冲突
– 依恋	– 健康素养	– 角色扮演
– 自主神经反射异常	– 健康维持行为	– 角色紧张
– 能量场平衡	– 健康自我管理	– 自理
– 体液容量平衡	– 家庭维持行为	– 自我概念
– 营养平衡	– 希望	– 自我指向性暴力
– 沐浴自理	– 人格尊严	– 自尊

表 10.1（续）

– 出血	– 高胆红素血症	– 自残
– 血糖水平	– 体温过高	– 自我忽视
– 体像	– 体温过低	– 性功能
– 乳汁分泌	– 移民过渡	– 性型态
– 母乳喂养	– 冲动控制	– 休克
– 呼吸型态	– 失禁	– 坐位
– 心输出量	– 感染	– 皮肤完整性
– 神经血管功能	– 损伤	– 睡眠
– 分娩过程	– 失眠	– 睡眠型态
– 慢性疼痛综合征	– 知识	– 社交
– 舒适	– 分娩痛	– 社交隔离
– 沟通	– 乳胶过敏反应	– 悲伤
– 精神错乱	– 生活方式	– 精神困扰
– 便秘	– 肝功能	– 精神健康
– 污染	– 孤独	– 自主通气
– 控制	– 淋巴水肿自我管理	– 血压平稳
– 应对	– 母婴关系	– 站立
– 死亡焦虑	– 记忆	– 压力
– 决策	– 代谢综合征	– 吸吮 – 吞咽反应
– 决策冲突	– 移动	– 猝死
– 否认	– 情绪调节	– 窒息
– 定义	– 道德困扰	– 自杀行为
– 发育	– 运动发育	– 手术恢复
– 腹泻	– 黏膜完整性	– 术区感染
– 残疾相关性失禁	– 恶心	– 吞咽
– 家庭认同障碍综合征	– 新生儿戒断综合征	– 烫伤
– 失用综合征	– 神经血管功能	– 体温调节
– 从事娱乐活动	– 营养	– 思维过程
– 更衣自理	– 肥胖	– 血栓形成
– 干眼症	– 职业性损伤	– 组织完整性
– 干眼症自我管理	– 行为有序性	– 组织灌注
– 口干	– 他人指向性暴力	– 如厕自理

表10.1（续）

– 进食动力	– 超重	– 移动能力
– 电解质平衡	– 疼痛	– 创伤
– 排泄	– 喂养动力	– 压力性损伤
– 企图私自出走	– 进食自理	– 能力
– 自主决策	– 女性割礼	– 创伤后综合征
– 情绪控制	– 抚养	– 单侧忽略
– 锻炼参与度	– 围手术期体温过低	– 呼吸机戒断反应
– 跌倒	– 围手术期体位性损伤	– 语言沟通
– 多重家庭作用	– 个体认同	– 步行
– 疲乏	– 躯体创伤	– 漫游
– 恐惧	– 中毒	

10.3.2 轴2：诊断主体

诊断主体被定义为护理诊断决定的对象。主体在轴2中的含义为个体、照顾者、家庭、群体和社区，代表了NANDA-I对“患者”的定义：

– 个体：与他人有明显区别的单一个体，一个人。

– 照顾者：家属或帮助者，定期照看孩子或患者、老人和有残疾的人。

– 家庭：两个或以上的人，有持续或稳定的关系，感受相互的义务，感知功能的含义，共享对他人的特定义务；通过血脉和（或）选择关联。

– 群体：具有共同特征的一群人。

– 社区：在共同的管理下居住在同一地区的一群人，如邻居和市民。

如果没有明确说明诊断主体，则默认情况下，诊断主体为个体。然而，对于其他诊断主体来说，考虑这样的诊断也是完全合适的。诊断恐惧（00148）适用于对威胁有习得性反应、处于陌生环境中、与支持系统分离的个体，这表现为个体经历了恐惧、恐慌和恐怖的感觉，并遭受疲劳、生理反应变化和厌食症的困扰。该诊断也可能适用于经历了持续的暴力（例如，持续的战争、帮派暴力等）的社区，其成员对环境的控制不足、资源不足、无法解决社区内的问题，居民正在经历令人痛苦的症状，如恐惧、生产力下降、回避行为、高警觉性，以及关注范围缩小到恐惧的根源。

10.3.3 轴 3：判断

判断是对诊断焦点含义的限定或特定说明的描述语或修饰语。诊断焦点和护士的判断，共同构成了诊断。采用的所有定义均来自牛津在线英语词典（2017）。轴 3 的涵义参见表 10.2。

表 10.2 NANDA-I 分类系统Ⅱ轴 3 判断性术语的定义

判　断	定　义
复杂的	包括许多相互关联的成分或要素，错综复杂，包含许多不同的和容易混淆的方面
受损的	使易感性增加，或降低功能有效性
减少的	在体积、数量、程度或等级方面变小或变少
防御的	用于或旨在防御或保护的，急于挑战或避免批评的
缺乏 / 缺少	没有足够的特定品质或成分的，缺乏某些元素或特征的
延迟的	迟到的、缓慢的、延后的或延期的
剥夺	缺乏被认为是社会基本必需品的物质利益，缺少或否认被认为是必需品的东西
失能的	在运动、感觉或活动方面的限制
无组织的	没有适当的计划和控制，不能有效地计划自己的活动
被扰乱的	不正常或不适当地操作，以一种被认为不好的方式背离社会行为准则
功能障碍	特定活动、目的或任务的或具有特定活动、目的或任务的，与某物工作或运作的方式有关的，(指疾病)影响器官的运作而不是器官的结构
自由的	免于法律、社会或政治的限制
加强的	强化、增加或进一步改善质量、价值或内涵
过多的	超过必需、允许或期望的大量事物
功能性的	和某事物的运作或操作方式有关；具有特定的行为、目的或任务
失衡的	在相应的两种事物之间缺乏比例或关系
受损的	削弱的或破坏的（事物，特别是一种能力或功能）

表 10.2（续）

判 断	定 义
不足的	没有足够的特定品质或成分的，缺乏某些元素或特征的
无效的	未产生任何有意义的或期望的效果
不充分的	数量不足的，不够的
中断的	在短时间内阻止某事发生（Cambridge Dictionary Online）
不稳定的	易于变化的；容易改变的，属于或以容易唤起或自由表达的情绪为特征的，并且倾向于迅速、自发地改变的；情绪不稳定的
低	在数量、程度或强度上低于平均水平，小的，含有比通常数量少的特定成分，在重要性或级别上低于其他人或事物
适应不良的	没有充分或适当地适应环境或情况
混合的	由不同的性质或元素组成的
超负荷	给予过多的东西，通常是不受欢迎的东西，对某物提出过高的要求
感知的	意识到或感受到（某事）；意识或理解；通过一种感官，尤指视觉的使用而意识到（某事）；以特定方式解释或观察（某人或某事）
愿意……	为某事做好充分准备的状态，愿意做某事，即刻、迅速或马上
有……的危险	涉及危险暴露的情境，不愉快或不受欢迎的事情可能会发生
有危险倾向的	被潜在的高损失风险选项吸引的倾向或容忍的意愿（Dictionary of the American Psychological Association, 2020）
久坐的	倾向于花很多时间坐着；有点不活跃；特点是经常坐着，很少锻炼身体
情境的	关联或依赖一系列事件的环境或状态，与地点的位置及周围环境有关
不稳定的	倾向变化的、易失败的或易让步的，不稳定的，易出现精神问题或情绪突然变化的
急迫的	一种强烈的欲望或冲动

10.3.4 轴 4：部位

部位描述了躯体的定位 / 区域及其相关功能——所有组织、器官、解剖部位或结构。所有使用的定义都可以在牛津词典中找到（Oxford University Press, 2019），除非另有说明。轴 4 术语的含义参见表 10.3。

表 10.3 NANDA-I 分类系统Ⅱ轴 4 中的部位及其定义

术　语	定　义
躯体	人的身体结构，包括人的骨骼、肌肉和器官；人的躯体和肉体方面，与灵魂或精神相对
肠	胃部以下的部分消化道；肠道
乳房	产后分泌乳汁的女性身体前上方的两个柔软、突出的器官中的任何一个，与女性乳房相对应的男性身体中较不发达的部分；一个人的胸部
心脏	与心脏有关的，与胃部最靠近食管的部分有关的
心血管	与心脏和血管有关
脑	指大脑；智力的而不是情感的或身体的
眼睛	位于头部的成对球状视觉器官
胃肠道	与胃和肠道有关
生殖器	人的外部生殖器官
肝脏	腹部的大型叶状腺体器官，参与许多代谢过程
淋巴	一种含有白细胞的无色液体，它洗涤组织并通过淋巴系统排入血液
口	面部下半部分可以张开的腔状结构，周围有口唇，由此可进食和发出声音
黏膜	分泌黏液的上皮组织，沿着许多身体的腔状和管状器官排列，包括肠道和呼吸道
神经血管	包括神经和血管结构，与神经和血管系统及其相互作用有关
乳头－乳晕复合体	乳房丘上有色素的区域，中心有隆起的结构；乳房的主要标志（Nimboriboonporn & Chuthapisith, 2014）
口腔	与口有关
末梢	靠近身体表面，特别指循环和神经系统
皮肤	构成覆盖身体的天然屏障的薄层组织
组织	构成人体的任何特定类型的材料，包括特殊的细胞及其产物
通道	身体的主要通道、大型神经纤维束或其他连续细长的解剖结构或区域
泌尿器官	关联或表示产生和排泄尿液的器官、结构和管道系统，包括肾脏、输尿管、膀胱和尿道
血管	关联、影响或组成脉管，特别是输送血液的管道
静脉	与一条或多条静脉有关的，与静脉和肺动脉中暗红色的低氧血液有关的

10.3.5 轴 5：年龄

年龄指作为诊断主体（轴 2）的岁数。轴 5 术语的内涵如下所述，除了老年人，其他定义均来自世界卫生组织（2013）。

– 胎儿：妊娠 8 周以上至分娩前的未出生者。

– 新生儿：年龄 < 28 d 的个体。

– 婴儿：年龄 < 1 岁的儿童。

– 儿童：年龄≤ 19 岁的个体，除非国家法律规定 19 岁以前的个体为成人。

– 青少年：10~19 岁的个体，不分性别。

– 成人：年龄 > 19 岁的个体，除非国家法律规定 19 岁以前的个体为成人。

– 老年人：年龄在 65~84 岁的个体。

– 高龄老人：年龄≥ 85 岁的个体。

10.3.6 轴 6：时间

时间描述了诊断焦点（轴 1）的持续过程。轴 6 术语的内涵为：

– 急性：持续时间 < 3 个月。

– 慢性：持续时间≥ 3 个月。

– 间断性：间隔性、周期性、循环性反复停止或开始。

– 持续性：无中断的，持续进行无中止。

10.3.7 轴 7：诊断的状态

诊断的状态是指问题 / 综合征的现状或可能性，或将诊断归类为健康促进型诊断。轴 7 包含的术语为：

–（以问题为中心）：人类对当前存在的健康状况 / 生命过程的不良反应（包括综合征型诊断）

注：在问题聚焦型诊断中，标签本身假定此状态，并没有为每个问题聚焦型诊断使用标准化术语。

– 愿意……：增加幸福感和实现当前存在的人类健康潜力的动机和愿望（Pender et al，2006）。

– 有……的危险：未来容易对健康状况 / 生命过程产生不良的人类反应

轴 7（状态）包含的术语目前在任何 NANDA-I 护理诊断标签

（Miguel et al，2019）中都没有明确表达。但是，轴在每个诊断中都是隐含的，因为这与标签表示的诊断类型有关。诊断发展委员会计划在下一个修订周期推进讨论，以明确轴 7 是否应该保留在多轴系统中。

10.4 护理诊断的开发与提交

护理诊断是通过组合来自轴 1（诊断焦点）、轴 2（诊断主体）和轴 3（判断）的术语，并添加来自其他轴的术语以确保相关清晰度来构建的。研究人员或感兴趣的专业护士将从诊断焦点（轴 1）开始，并添加适当的判断条件（轴 3）。

请谨记，这两个轴有时会合并成一个诊断概念，这可以从护理诊断恐惧（00148）中看出。接下来，他们将指定诊断主体（轴 2）。如果主体是“个体”，他们不需要明确说明。最后，如前所述，NANDA-I 支持护理诊断标签在多轴方面的发展，以增加诊断过程的特异性和准确性，这被认为是临床推理和实践的核心。因此，我们鼓励提交者考虑是否可以通过使用额外的轴进行区分，从而获得更精确的诊断，并且有助于诊断推理。例如，回顾新生儿体温过低（00280）和体温过低（00006）的诊断，会发现基于轴 5 术语（新生儿）的定义性特征和相关因素有显著差异。

NANDA-I 不支持诊断性概念的随意构建，这种情况见于在患者评估的基础上，单纯匹配两个轴的术语，以生成一个诊断标签来代表判断。护理问题所明确的、无 NANDA-I 标签的临床问题 / 领域应该在记录时详细描述，以确保其他护士 / 健康照护专业人员对临床判断做出准确的解释。

通过匹配来自不同轴的术语而做出一项将要用于临床和（或）记录的诊断，未以循证的方式发展诊断的定义和其他构成要素（定义性特征、相关因素、危险因素、相关条件和危险人群，在合适的情况下），会使作为真实表达、预示和指导临床判断和实践方法的标准化语言的目标失去作用。

这是关于患者安全的一个严重问题，因为缺乏诊断构成要素内在的知识不可能保证诊断的准确性。从照护的角度武断生成的护理术语，会导致对临床问题 / 重点领域的误解，继而引起不合理的结局设定和干预措施选择。它也不可能正确研究护理诊断的影响，或者实施与诊断相关的结局或干预措施研究，因为没有明确的诊断构成要素（即定义、定义性特征、相关因素或危险因素），就不可能知道所研究的概念是否真正代表了相同的现象。

因此，本章在讨论诊断性概念的结构时，目的是告知临床护士诊断性概念的发展方式，以及它们是如何为制定诊断者提供明确说明，从而提交至 NANDA-I 分类系统；而不应被误解为建议 NANDA-I 支持临床护士以患者照护的角度制定诊断标签。

10.5 进一步发展：轴的应用

NANDA-I 将专注于修订目前包括在术语中的诊断，但在 2002 年通过证据水平标准后，这些诊断是“祖辈”级别的。有 50 多个这样的诊断，如果这次修订没有进行，这些诊断将在下一版中从术语中删除。因此，我们强烈反对在这个时候开发新的诊断，而是把重点放在将诊断提高至最低证据水平 2.1，并提高其他诊断的证据水平。

NANDA-I 的另一个重点将是加强诊断指标的临床实用性 (即定义性特征和相关 / 危险因素)。我们的愿望是能够通过临床研究和荟萃分析 / 荟萃整合，来确定做出诊断所需的定义性特征 (“关键定义性特征”)，并删除那些在临床上没有用处的特征。这将加强我们为临床护士提供决策支持的能力。

如果个人正在开发新的诊断，或者正在对特定患者群体的诊断进行临床验证，我们鼓励他们在提交之前审阅新的指南。最后，还需要通过研究为我们在处理护理诊断的具体相关因素时，所采用的最有效的干预措施提供循证支持。遗憾的是，迄今为止关于干预的大部分文献都是针对症状控制（处理定义性特征），尽管这很重要，但并不能使我们完全解决诊断的问题。

参考文献

American Psychological Association. Dictionary. 2020. Available from: https://dictionary.apa.org/. Access 2020 Aug 29.

Caldeira SMA, Chaves ECL, Carvalho EC, et al. Validation of nursing diagnoses: the differential diagnostic validation model as a strategy. Revista de Enfermagem

UFPE, 2012, 6(6): 1441-1445.

Cambridge University Press. Cambridge Dictionary Online. 2020. Available from: https://dictionary.cambridge.org/us/. Access 2020 Aug 29.

Levett-Jones T, Hoffman K, Dempsey J, et al. The 'five rights' of clinical reasoning: An educational model to enhance nursing students' ability to identify and manage clinically 'at risk' patients. Nurse Education Today, 2010, 30(6): 515-520.

Lundberg C, Warren J, Brokel J, et al. Selecting a standardized terminology for the electronic health record that reveals the impact of nursing on patient care. Online J Nurs Inform, 2008, 12(2). Available at: http://ojni.org/12_2/lundberg.pdf.

Matos FGOA, Cruz DALM. Development of an instrument to evaluate diagnosis accuracy. Rev Esc Enferm USP, 2009, 43: 1087-1095.

Miguel S, Romeiro J, Martins H, et al. "Call for the Use of Axial Terms": Toward Completeness of NANDA-I Nursing Diagnoses Labels. Int J Nurs Knowl, 2019, 30(3): 131-136.

Nimboriboonporn A, Chuthapisith S. Nipple-areola complex reconstruction. Gland Surg, 2014, 3(1): 35-42. https://doi.org/10.3978/j.issn.2227-684X.2014.02.06.

Oxford University Press. Oxford English Living Dictionary Online. Oxford University Press: Oxford, 2019. Available at: https://en.oxforddictionaries.com.

Paans W, Nieweg RMB, van der Schans CP, et al. What factors influence the prevalence and accuracy of nursing diagnoses documentation in clinical practice? A systematic literature review. J Clin Nurs, 2011, 20(17-18): 2386-2403. https://pubmed.ncbi.nlm.nih.gov/21676043/.

Pender NJ, Murdaugh CL, Parsons MA. Health Promotion in Nursing Practice. 5th ed. Upper Saddle River, NJ: Pearson Prentice-Hall, 2006.

World Health Organization. Definition of key terms, 2013. Available at: http:// www. who.int/hiv/pub/guidelines/arv2013/intro/keyterms/en/.

World Health Organization. Health topics: Infant, newborn. 2013. Available at: http:// www.who.int/topics/infant_newborn/en/.

11 术语词汇表

T. Heather Herdman, Shigemi Kamitsuru, Camila Takáo Lopes

11.1 护理诊断

护理诊断是关于个体、家庭、群体或社区对健康状况 / 生命过程的反应，或对反应易感性的临床判断。护理诊断为护理干预措施的选择提供了基础，以达到护士所负责的结局（第 9 次 NANDA 会议通过；2009 年和 2013 年分别进行了修订）。

11.1.1 问题聚焦型护理诊断

关于个体、家庭、群体或社区中现存的对健康状况 / 生命过程的不良反应。

要诊断人类反应，即问题聚焦型诊断，必须提供以下内容：定义聚集在相关线索或推论模式中的特征，以及相关因素。

11.1.2 健康促进型护理诊断

关于个体、照顾者、家庭、群体或社区中认可的增加幸福感和实现健康潜力的动机和愿望的临床判断。

这些反应通过愿意加强特定健康行为来表达，并且能够用于任何健康状态。对于无法表达自身愿意加强健康行为意愿的个体，护士可确定健康促进现存的状态，代患者表达。健康促进反应可存在于个体、家庭、群体或社区。

要将人类反应诊断为健康促进型诊断，必须具备以下条件：定义在相关线索或推论的模式中聚集的特征，这些特征反映了增强当前行为或反应的意愿，或者在不能表达自己意愿的患者中代表这种可能性。

11.1.3 危险型护理诊断

关于个体、照顾者、家庭、群体或社区中公认的人类健康状况 / 生命过程产生不良反应的易感性的临床判断。

制定危险型诊断应具备以下要素：诊断必须有促进易感性增加的危险因素支持。

11.1.4 综合征

关于集中出现的特定护理诊断群的临床判断，这些诊断群能够通过相似的干预措施共同得到解决。

制定综合征型诊断必须具备以下条件：定义性特征，必须是两个或两个以上护理诊断，以及相关因素。可以使用不属于护理诊断的其他定义性特征，只要可以使用类似的干预措施来解决它们。

11.2 诊断轴

11.2.1 轴

轴的操作性定义指诊断过程中所考虑的人类反应的维度。针对护理诊断，有7个和国际标准参考模型一致的轴。

- 轴1：诊断焦点
- 轴2：诊断主体（个体、家庭、群体、照顾者、社区）
- 轴3：判断（受损、无效等）
- 轴4：部位（膀胱、听觉器官、脑等）
- 轴5：年龄（新生儿、婴儿、儿童、成人等）
- 轴6：时间（慢性、急性、间断性）
- 轴7：诊断的状态（问题聚焦型、危险型、健康促进型）

这些轴通过其含义，以护理诊断标签的形式展示。在一些情况下，轴的命名很清楚，如社区应对无效和多重家庭作用功能障碍。在这两项诊断中，主体的命名采用了轴2（诊断主体）的两个术语——“社区”和“家庭”，“无效”和“功能障碍”则是轴3（判断）所包括的两个术语。

有时，轴的命名很模糊，如活动无耐力的诊断，其中的诊断主体（轴2）通常是患者。在有些情况下，轴可能与特定诊断无关，因此不作为护理诊断标签的一部分。例如，时间轴并非和每一项诊断有关。在缺乏特定诊断主体的情况下，谨记NANDA-I对患者的定义为“个体、家庭、群体或社区”具有帮助作用。

轴1（诊断焦点）和轴3（判断）是护理诊断必不可少的组成部分。然而，有些情况下，诊断焦点包括了判断（如恶心）；此时，判断并未从诊断标签中明确分离出来。如上所述，虽然轴2（诊断主体）也必不可少，但它可以隐含在诊断中，因此，可以不包括在诊断标签中。诊断发展委员会要求提交这些轴；其他轴在需要进行明确说明时可以使用。

11.2.2 轴的定义

轴 1：诊断焦点

诊断焦点是诊断性概念的原则要素、基本和必要组成部分以及基础。它描述了“人类反应”，这是诊断的核心。

诊断焦点可包括一个或以上的名词。当使用一个以上的名词时（如情绪调节），每一个名词对诊断焦点的表达均有唯一的含义，两个名词如同一个名词一样；然而，合并名词的含义不同于名词分开陈述的含义。通常情况下，形容词（精神的）和名词（困扰）共同使用，以表达精神困扰诊断的焦点（表 10.1）。

轴 2：诊断主体

护理诊断确定的人。轴 2 中代表 NANDA-I 对“患者”定义的术语如下：

- 个体：与他人有明显区别的单一个体，一个人。
- 照顾者：定期照看孩子或患者、老年人或有残疾者的家庭成员或帮助者。
- 家庭：具有持续或稳定关系的两个或以上的人，感知相互的义务，感受共同的含义，对他人共享特定的义务；通过血缘和（或）选择关联。
- 群体：具有共享特征的一群人。
- 社区：在相同管理下居住在同一区域的一群人，如邻居和市民。

轴 3：判断

对诊断焦点的含义做出限定或特定说明的描述语或修饰语。诊断焦点和护士的判断共同构成了护理诊断。轴 3 的术语参见表 10.2。

轴 4：部位

描述躯体部位 / 区域和（或）其相关功能，包括所有组织、器官、解剖部位或结构。关于轴 4 的部位参见表 10.3。

轴 5：年龄

年龄指作为诊断主体（轴 2）的岁数。轴 5 的术语如下所述，除了老年人，其他定义均来自世界卫生组织（2013）：

- 胎儿：妊娠 8 周以上至分娩前的未出生者。

– 新生儿：年龄 < 28 d 的个体。

– 婴儿：年龄 <1 岁的儿童。

– 儿童：年龄≤ 19 岁的个体，除非国家法律规定 19 岁以前的个体为成人。

– 青少年：10~19 岁的个体，不分性别。

– 成人：年龄 >19 岁的个体，除非国家法律规定 19 岁以前的个体为成人。

– 老年人：年龄在 65~84 岁的个体。

– 高龄老人：年龄≥ 85 岁的个体。

轴 6：时间

描述诊断性概念（轴 1）的持续时间。轴 6 的术语如下：

– 急性：持续时间 < 3 个月。

– 慢性：持续时间 > 3 个月。

– 间断性：间隔性、周期性、循环性反复停止或开始。

– 持续性：无中断的，持续进行无中止。

轴 7：诊断的状态

指问题 / 综合征的现存性或潜在性，或将诊断作为健康促进型诊断分类的健康促进机会。轴 7 的术语包括问题聚焦型、健康促进型和危险型。

11.3 护理诊断的构成要素

11.3.1 诊断标签

为诊断提供名称，至少反映诊断焦点（轴 1）和护理判断（轴 3）。它是一个简单的术语或短语，代表了相关线索的类型。它也可能包括修饰语。

11.3.2 定 义

提供清楚简洁的描述；描述诊断的含义，并帮助与相似诊断进行区别。

11.3.3 定义性特征

可观察的线索 / 推断是问题聚焦型诊断、健康促进型诊断和综合征型诊断的集中表现。它不仅体现了护士可以看到的事物，也体现了能够通过视觉、听觉（如患者 / 家属主诉）、触觉或嗅觉观察到的事物。

11.3.4 危险因素

增加个体、照顾者、家庭、群体或社区对不良人类反应的敏感性的先行因素。这些因素必须能够通过独立的护理干预来改变，并且只要有可能，干预就应该针对这些因素。

11.3.5 相关因素

先行因素显示与人类反应有某种型态的关系。这些因素可被描述为与该反应相关、关联或导致该反应。这些因素必须通过独立的护理干预措施来改变，只要有可能，干预措施应针对这些病因因素。问题聚焦型护理诊断和综合征型护理诊断必须有相关因素；健康促进型诊断可能有相关因素，如果它们有助于澄清诊断的话。

11.3.6 危险人群

具有共同社会人口学特征、健康 / 家族史、生长 / 发育阶段、暴露于导致每个成员容易受到特定人类反应影响的某些事件 / 经历的人群。这些是专业护士无法改变的特征。

11.3.7 相关条件

医疗诊断、诊断性 / 外科手术、医疗 / 外科器械或药物制剂。这些条件不能由专业护士独立改变。

11.4 与护理诊断相关的术语的定义

11.4.1 独立的护理干预

可由专业护士发起的干预措施，不限于基础监测、转介给其他专业人员、遵守组织礼仪和（或）不需要其他卫生专业人员的指令。他们受到专业护士执业法案或法规的认可。

11.4.2 护理敏感性结局

可测量的个体、照顾者、群体、家庭或社区状态、行为或对护理干预的看法。

11.4.3 护理照护计划

包括护理诊断、结局和个体化护理干预，基于对接受护理的个体、照顾者、群体、家庭或社区的目标和愿望的完整护理评估和理解。

11.5 护理诊断分类系统的定义

11.5.1 分 类

依据所观察到的相似性，对分类群体中的相关现象进行排列；某事物被归入特定类别（English Oxford Living Dictionary Online，2020）。

11.5.2 抽象水平

描述概念的具体性 / 抽象性：

– 非常抽象的概念具有理论性特点，可能无法直接测量，通过具体概念进行定义，包括具体概念，与任何特定情况无关，独立于时间和地点，有多种通用描述，对计划治疗可能无临床适用性。

– 具体概念可观察和测量，受时间和地点限制，构成具体的分类，更具有排他性，命名真实的事物或事物的分类，受特征限制，对计划治疗有临床适用性。

11.5.3 术 语

用于某一学科、专业等的特定技术应用的一组术语（English Oxford Living Dictionary Online，2020）。

11.5.4 分类系统

关于分类的科学分支，特别是有机体；分类学（English Oxford Living Dictionary Online，2020）。

参考文献

Oxford University Press. English Oxford Living Dictionary Online, British and World Version, 2020. Available at: https://en.oxforddictionaries.com.

Pender NJ, Murdaugh CL, Parsons MA. Health Promotion in Nursing Practice. 5th ed. Upper Saddle River, NJ: Pearson Prentice-Hall, 2006.

World Health Organization. Definition of key terms. 2013. Available at: https://www. who.int/hiv/pub/guidelines/arv2013/intro/keyterms/en/

World Health Organization. Health topics: infant, newborn. 2013. Available at: https:// www.who.int/infant-newborn/en/.

第 4 部分

NANDA-I 护理诊断

领域 1. 健康促进

领域 2. 营　养

领域 3. 排泄与交换

领域 4. 活动 / 休息

领域 5. 感知 / 认知

领域 6. 自我感知

领域 7. 角色关系

领域 8. 性

领域 9. 应对 / 压力耐受性

领域 10. 生活原则

领域 11. 安全 / 保护

领域 12. 舒　适

领域 13. 生长 / 发育

领域 1. 健康促进

对健康或正常功能的认识，以及用于保持控制和加强健康或正常功能的策略。

分类 1. 健康意识
对正常功能和健康的认知

编码	诊断	页码
00097	娱乐活动参与减少	155
00262	愿意加强健康素养	156
00168	久坐的生活方式	157

分类 2. 健康管理
明确、控制、执行和整合活动，以维持健康状态

编码	诊断	页码
00290	有企图私自出走的危险	159
00257	虚弱的老年综合征	160
00231	有虚弱的老年综合征的危险	162
00307	愿意加强锻炼参与度	163
00215	社区健康缺陷	164
00188	有危险倾向的健康行为	165
00292	健康维持行为无效	166
00276	健康管理无效	168
00293	愿意加强健康自我管理	170
00294	家庭健康自我管理无效	171
00300	家庭维持行为无效	173
00308	有家庭维持行为无效的危险	175
00309	愿意加强家庭维持行为	176
00043	保护无效	177

领域 1 · 分类 1 · 诊断编码 00097

娱乐活动参与减少

诊断核心：从事娱乐活动

通过 1980 · 修订 2017 · 证据水平 2.1

定义：刺激、兴趣或参与娱乐或休闲活动减少。

定义性特征

- 心境改变
- 无聊
- 表达对情境不满
- 情感淡漠
- 频繁小睡
- 躯体功能失调

相关因素

- 当前的情况不允许进行活动
- 环境约束
- 躯体移动障碍
- 可用的活动不足
- 缺乏动机
- 躯体耐力不足
- 躯体不适
- 心理困扰

危险人群

- 极端年龄的个体
- 经历长期住院的个体
- 经历长期机构化的个体

相关条件

- 规定的移动限制
- 治疗性隔离

领域 1 · 分类 1 · 诊断编码 00262

愿意加强健康素养

诊断核心：健康素养

通过 2016 · 证据水平 2.1

定义：使用和发展一系列技能和能力的方式（素养、知识、动机、文化和语言），以发现、理解、评价并使用健康信息和概念，作出日常健康决策，从而促进和维持健康，减少健康风险和改善整体生活质量，这种方式能够被强化。

定义性特征

- 表达为了日常健康需求而加强读、写、说和解释数字能力的意愿
- 表达加强对影响公共卫生的市民和（或）政府流程的认识的意愿
- 表达加强和卫生人员沟通健康信息的意愿
- 表达加强关于目前社会和物理环境健康决定因素的知识的意愿
- 表达加强个体健康照护决策的意愿
- 表达加强健康的社会支持的意愿
- 表达加强对风俗习惯和信仰的理解，以作出健康照护决策的意愿
- 表达加强对健康信息的理解，以作出健康照护选择的意愿
- 表达获得充分信息，以熟悉医疗体系的意愿

领域 1 · 分类 1 · 诊断编码 00168

久坐的生活方式

诊断核心：生活方式

通过 2004 · 修订 2020 · 证据水平 3.2

定义： 一种后天习得的行为模式，其特点是清醒状态下的活动所需要的能量消耗很少。

定义性特征

- 日均活动量低于同年龄同性别的活动推荐量
- 选择缺乏体育锻炼的日常活动
- 在休闲时间不锻炼
- 表达对少量躯体活动的偏好
- 以倾斜姿势执行大多数任务
- 以坐姿执行大多数任务
- 躯体功能失调

相关因素

- 文化信仰与健康行为之间冲突
- 活动耐受性降低
- 适应躯体活动的区域困难
- 超过针对年龄的筛检时间建议
- 躯体移动障碍
- 躯体活动兴趣不足
- 缺乏久坐后果的知识
- 缺乏躯体锻炼相关的健康益处的知识
- 躯体活动的动机不足
- 缺乏躯体活动的资源
- 角色榜样不足
- 社会支持不足
- 时间管理技能不足
- 躯体活动的训练不足
- 低自我效能
- 低自尊
- 躯体活动的负面影响
- 疼痛
- 阻止儿童躯体活动的抚养行为
- 感知身体残疾
- 感知安全风险

危险人群

- 青少年
- 个体年龄≥ 60 岁
- 在城区生活的个体
- 和同伴生活的个体
- 文化程度高的个体
- 社会经济地位高的个体
- 时间紧迫的个体
- 已婚的个体
- 女子

领域 1 · 分类 2 · 诊断编码 00290

有企图私自出走的危险

诊断核心：企图私自出走

通过 2020 · 证据水平 2.1

定义：容易违反建议或未与卫生专业人员或护理人员沟通而离开医疗设施或指定区域，可能危及安全和（或）健康。

危险因素

- 愤怒行为
- 对当前情境不满意
- 寻求退出的行为
- 治疗方案延误的沮丧感
- 照顾者警惕性不足
- 对促进健康的兴趣不足
- 社会支持不足
- 感知治疗方案的复杂性
- 感知家庭责任过多
- 感知人际关系中的责任过多
- 感知周围环境中缺乏安全性
- 持续徘徊
- 精神运动性焦虑不安
- 自残意图
- 物质滥用

危险人群

- 经济窘迫的个体
- 无家可归的个体
- 违反本人意愿被带到指定区域的个体
- 经常要求出院的个体
- 住院 < 3 周的个体
- 有私自出走史的个体
- 有治疗方案不依从史的个体
- 有自残史的个体
- 判断力受损的个体
- 男子
- 认知障碍的老年人
- 无业的个体
- 年轻人

相关条件

- 自闭症谱系障碍
- 发育障碍
- 精神障碍

领域 1 · 分类 2 · 诊断编码 00257

虚弱的老年综合征

诊断核心：虚弱的老年综合征

通过 2013 · 修订 2017 · 证据水平 2.1

定义：动态性的不稳定状态，会影响老年个体经历一个或多个健康领域的恶化（躯体、功能、心理或社会），并导致对不良健康影响的敏感性增强，特别是失能。

定义性特征

- 沐浴自理缺陷（00108）
- 活动耐受性降低（00298）
- 心输出量减少（00029）
- 更衣自理缺陷（00109）
- 疲乏（00093）
- 进食自理缺陷（00102）
- 绝望（00124）
- 营养失衡：低于机体需要量（00002）
- 记忆受损（00131）
- 躯体移动障碍（00085）
- 步行障碍（00088）
- 社交隔离（00053）
- 如厕自理缺陷（00110）

相关因素

- 焦虑
- 认知功能障碍
- 能量减少
- 肌力下降
- 疲惫
- 害怕跌倒
- 姿势平衡受损
- 缺乏可调节因素的知识
- 社会支持不足
- 营养不良
- 神经行为表现
- 肥胖
- 悲伤
- 久坐的生活方式

危险人群

- 经济窘迫的个体
- 个体年龄 > 70 岁
- 经历长期住院的个体
- 步行 15 米所需时间 > 6 秒（步行 4 米所需时间 >5 秒）的个体
- 独居的个体

- 居住在狭小空间中的个体
- 有跌倒史的个体
- 文化程度低的个体
- 1 年内不明原因体重下降 25% 的个体
- 1 年内不明原因体重下降 >10 磅（4.5 kg）的个体
- 社会弱势群体
- 女子

相关条件

- 厌食
- 慢性疾病
- 血清 25- 羟化维生素 D 浓度下降
- 抑郁
- 内分泌调节功能障碍
- 精神障碍
- 凝血障碍
- 肌肉减少症
- 少肌性肥胖
- 感觉障碍
- 被抑制的炎症反应

领域 1 · 分类 2 · 诊断编码 00231

有虚弱的老年综合征的危险

诊断核心：虚弱的老年综合征

通过 2013 · 修订 2017 · 证据水平 2.1

定义：容易出现动态性的不稳定状态，这种状态会影响老年个体经历一个或多个健康领域的恶化（躯体、功能、心理或社会），并导致对不良健康影响的敏感性增强，特别是失能。

危险因素

- 焦虑
- 认知功能障碍
- 能量减少
- 肌力下降
- 疲惫
- 害怕跌倒
- 姿势平衡受损
- 缺乏可调节因素的知识
- 社会支持不足
- 营养不良
- 神经行为表现
- 肥胖
- 悲伤
- 久坐的生活方式

危险人群

- 经济窘迫的个体
- 个体年龄 > 70 岁
- 经历长期住院的个体
- 步行 15 米所需时间 > 6 秒（步行 4 米所需时间 > 5 秒）的个体
- 独居的个体
- 居住在狭小空间中的个体
- 有跌倒史的个体
- 文化程度低的个体
- 1 年内不明原因体重下降 25% 的个体
- 1 年内不明原因体重下降 >10 磅（4.5 kg）的个体
- 社会弱势群体
- 女子

相关条件

- 厌食
- 凝血障碍
- 慢性疾病
- 血清 25– 羟化维生素 D 浓度下降
- 抑郁
- 内分泌调节功能障碍
- 精神障碍
- 肌肉减少症
- 少肌性肥胖
- 感觉障碍
- 被抑制的炎症反应

领域 1 · 分类 2 · 诊断编码 00307

愿意加强锻炼参与度

诊断核心：锻炼参与度

通过 2020 · 证据水平 2.1

定义：关注身体活动的一种模式，其特点是有计划、有组织、重复的身体运动，该模式能够被加强。

定义性特征

- 表达加强日常生活活动自主性的意愿
- 表达加强与物理和社会环境互动能力的意愿
- 表达加强参与躯体活动的环境条件知识的意愿
- 表达加强参与躯体活动的团队机会知识的意愿
- 表达加强参与躯体活动的物理环境知识的意愿
- 表达加强躯体活动需求知识的意愿
- 表达加强体能的意愿
- 表达改善躯体外表的意愿
- 表达加强躯体调理的意愿
- 表达维持参与躯体活动计划的动机的意愿
- 表达维持体能的意愿
- 表达通过躯体活动维持躯体健康的意愿
- 表达满足他人关于躯体活动计划期望的意愿

领域 1 · 分类 2 · 诊断编码 00215

社区健康缺陷

诊断核心：健康

通过 2010 · 证据水平 2.1

定义：存在一种或以上的健康问题或因素，可损害健康或可增加因积累所致的健康问题的风险。

定义性特征

- 群体或人群经历的健康问题
- 干预措施不能加强群体或人群的健康
- 干预措施不能消除群体或人群的健康问题
- 干预措施不能预防群体或人群的健康问题
- 干预措施不能减少群体或人群的健康问题
- 群体或人群的住院风险
- 群体或人群的生理表现风险
- 群体或人群的心理表现风险

相关因素

- 接触卫生人员的机会不足
- 服务对象对干预措施不满意
- 社区内的专业知识不足
- 卫生资源不足
- 干预措施预算不足
- 干预措施的评价计划不足
- 干预措施的结局资料不足
- 干预措施的社会支持不足
- 干预措施未解决所有健康问题

领域 1 · 分类 2 · 诊断编码 00188

有危险倾向的健康行为

诊断核心：健康行为

通过 1986 · 修订 1998、2006、2008、2017 · 证据水平 2.1

定义：调整生活方式和（或）改善健康水平的行为方式受损。

定义性特征

- 未能达到最佳控制感
- 未能采取预防健康问题的行为
- 健康状态改变最小化
- 拒绝接受健康状况变化
- 吸烟
- 物质滥用

相关因素

- 社会支持不足
- 对健康信息的理解不足
- 低自我效能
- 对卫生人员的负性感知
- 对推荐的健康照护策略的负性感知
- 社交焦虑
- 压力源

危险人群

- 经济窘迫的个体
- 有酗酒家族史的个体

领域 1 · 分类 2 · 诊断编码 00292

健康维持行为无效

诊断核心：健康维持行为

通过 2020 · 证据水平 2.1

定义：对健康知识、态度和做法的管理，这些健康行为对维持或改善幸福感或预防疾病和伤害并不令人满意。

定义性特征

- 未能采取预防健康问题的行为
- 未能采取措施减少危险因素
- 对行动计划的承诺不足
- 健康素养不良
- 对促进健康的兴趣不足
- 缺乏关于基本健康需求的知识
- 为满足健康目标，在日常生活中所做的无效选择
- 缺少健康寻求行为的方式

相关因素

- 认知功能障碍
- 竞争性需求
- 竞争性生活方式偏好
- 文化信仰与健康行为之间冲突
- 健康行为与社会规范之间冲突
- 精神信仰与健康行为之间冲突
- 抑郁症状
- 获得社区资源困难
- 熟悉复杂的医疗体系困难
- 决策困难
- 卫生资源不足
- 社会支持不足
- 对卫生人员的信任不足
- 决策经验有限的个体
- 沟通技能无效
- 应对策略无效
- 家庭应对无效
- 低自我效能
- 适应不良性哀伤
- 神经行为表现
- 感知偏见
- 感知受害
- 精神困扰

危险人群

- 经济窘迫的个体
- 来自无效应对家庭的个体
- 有暴力史的个体
- 男子
- 老年人
- 年轻人

相关条件

- 慢性疾病
- 发育障碍
- 精神障碍
- 运动技能障碍

领域 1 · 分类 2 · 诊断编码 00276

健康管理无效

诊断核心：健康自我管理

通过 2020 · 证据水平 3.3

定义：慢性病患者的症状、治疗方案、身体、心理和精神后果以及生活方式改变的管理都不能令人满意。

定义性特征

- 疾病体征加重
- 疾病症状加重
- 出现疾病后遗症
- 表达对生活质量不满意
- 未履行与卫生人员的约定
- 未能将治疗方案纳入日常生活
- 未能采取措施减少危险因素
- 未注意疾病体征
- 未注意疾病症状
- 为满足健康目标，在日常生活中所做的无效选择

相关因素

- 认知功能障碍
- 竞争性需求
- 竞争性生活方式偏好
- 文化信仰与健康行为之间冲突
- 健康行为与社会规范之间冲突
- 精神信仰与治疗方案之间冲突
- 感知生活质量下降
- 抑郁症状
- 获得社区资源困难
- 复杂治疗方案的管理困难
- 熟悉复杂的医疗体系困难
- 决策困难
- 对行动计划的承诺不足
- 健康素养不良
- 缺乏治疗方案的知识
- 采取措施的依据不足
- 角色榜样不足
- 社会支持不足
- 决策经验有限的个体
- 执行治疗方案各方面的能力有限
- 低自我效能
- 对治疗方案的负性感受
- 神经行为表现
- 不接受疾病
- 对治疗方案的感知障碍
- 疾病相关的社会耻辱感知

- 物质滥用
- 对情况严重性的非现实性感知
- 对后遗症易感性的非现实性感知
- 对治疗益处的非现实性感知

危险人群

- 儿童
- 经济窘迫的个体
- 经历药物不良反应的个体
- 有照护责任的个体
- 有健康自我管理无效史的个体
- 文化程度低的个体
- 老年人

相关条件

- 无症状性疾病
- 发育障碍
- 高敏感性疾病
- 神经认知障碍
- 复方用药
- 严重的并发症

领域 1 · 分类 2 · 诊断编码 00293

愿意加强健康自我管理

诊断核心：健康自我管理

通过 2020 · 证据水平 2.1

定义：对慢性病患者的症状、治疗方案、身体、心理社会和精神后果以及生活方式的内在变化进行令人满意的管理的模式，该模式能够被加强。

定义性特征

- 表达加强接受疾病的意愿
- 表达加强选择日常生活以达到健康目标的意愿
- 表达加强承诺随访照护的意愿
- 表达加强决策的意愿
- 表达加强将治疗方案纳入日常生活的意愿
- 表达加强管理危险因素的意愿
- 表达加强管理体征的意愿
- 表达加强管理症状的意愿
- 表达加强识别疾病体征的意愿
- 表达加强识别疾病症状的意愿
- 表达加强对生活质量满意度的意愿

领域 1 · 分类 2 · 诊断编码 00294

家庭健康自我管理无效

诊断核心：健康自我管理

通过 2020 · 证据水平 2.1

定义：与一个或多个家庭成员的慢性病生活有关的症状、治疗方案、身体、心理社会和精神后果以及生活方式变化的管理不令人满意。

定义性特征

- 照顾者压力
- 对一个或多个家庭成员患病的关注减少
- 照顾者的抑郁症状
- 一个或多个家庭成员的疾病体征加重
- 一个或多个家庭成员的疾病症状加重
- 未对减少一个或多个家庭成员的危险因素采取措施
- 为满足家庭单位的健康目标而在日常生活中所做的无效选择
- 一个或多个家庭成员报告对生活质量不满意

相关因素

- 认知功能障碍
- 一个或多个照顾者的认知功能障碍
- 家庭单位的需求冲突
- 家庭单位内部的生活方式偏好冲突
- 健康行为与社会规范之间冲突
- 精神信仰与治疗方案之间冲突
- 获得社区资源困难
- 应对疾病相关的角色改变困难
- 复杂治疗方案的管理困难
- 熟悉复杂的医疗体系困难
- 决策困难
- 家庭冲突
- 对行动计划的承诺不足
- 照顾者的健康素养不良
- 缺乏治疗方案的知识
- 采取措施的依据不足
- 社会支持不足
- 沟通技能无效
- 应对技能无效
- 执行治疗方案各方面的能力有限

- 低自我效能
- 对治疗方案的负性感受
- 不接受疾病
- 对治疗方案的感知障碍
- 疾病相关的社会耻辱感知
- 物质滥用
- 对情况严重性的非现实性感知
- 对后遗症易感性的非现实性感知
- 对治疗益处的非现实性感知
- 无支持作用的家庭关系

危险人群

- 经济窘迫的家庭
- 成员经历延迟诊断的家庭
- 成员文化程度低的家庭
- 成员决策经历受限的家庭
- 有早产儿的家庭

相关条件

- 慢性疾病
- 精神障碍
- 神经认知障碍
- 绝症

领域 1 · 分类 2 · 诊断编码 00300

家庭维持行为无效

诊断核心：家庭维持行为

通过 2020 · 证据水平 2.1

定义：一种令人不满意的知识和活动模式，用来维护某人的住所安全。

定义性特征

- 杂乱的环境
- 维持舒适的环境困难
- 未能寻求帮助以维持家庭
- 家庭任务相关的焦虑
- 家庭任务相关的压力
- 管理财务的能力受损
- 对维持家庭的负面影响
- 被忽视的洗衣房
- 卫生相关疾病型态
- 垃圾堆积
- 不安全的烹饪设备
- 不卫生的环境

相关因素

- 认知功能障碍
- 竞争性需求
- 抑郁症状
- 决策困难
- 环境约束
- 躯体移动障碍
- 姿势平衡受损
- 缺乏维持家庭的知识
- 缺乏社会资源的知识
- 缺乏组织技能
- 角色榜样不足
- 社会支持不足
- 躯体耐力不足
- 神经行为表现
- 无能为力
- 心理困扰

危险人群

- 经济窘迫的个体
- 独居的个体
- 老年人

相关条件

- 抑郁
- 精神障碍
- 肿瘤
- 神经认知障碍
- 感觉障碍
- 血管疾病

领域 1 · 分类 2 · 诊断编码 00308

有家庭维持行为无效的危险

诊断核心：家庭维持行为

通过 2020 · 证据水平 2.1

定义： 容易出现一种令人不满意的知识和活动模式，用来维护某人的住所安全，可能会损害健康。

危险因素

- 认知功能障碍
- 竞争性需求
- 抑郁症状
- 决策困难
- 环境约束
- 躯体移动障碍
- 姿势平衡受损
- 缺乏维持家庭的知识
- 缺乏社会资源的知识
- 缺乏组织技能
- 角色榜样不足
- 社会支持不足
- 躯体耐力不足
- 神经行为表现
- 无能为力
- 心理困扰

危险人群

- 经济窘迫的个体
- 独居的个体
- 老年人

相关条件

- 抑郁
- 精神障碍
- 肿瘤
- 神经认知障碍
- 感觉障碍
- 血管疾病

领域 1 · 分类 2 · 诊断编码 00309

愿意加强家庭维持行为

诊断核心：家庭维持行为

通过 2020 · 证据水平 2.1

定义： 一种用来维护某人住所安全的知识和活动模式，该模式能够被加强。

定义性特征

- 表达加强对家庭任务情感的意愿
- 表达加强对维持家庭态度的意愿
- 表达加强环境舒适的意愿
- 表达加强家庭安全的意愿
- 表达加强房间卫生的意愿
- 表达加强洗衣房管理技能的意愿
- 表达加强组织性技能的意愿
- 表达加强财务管理的意愿
- 表达加强垃圾管理的意愿

领域 1 · 分类 2 · 诊断编码 00043

保护无效

诊断核心：保护

通过 1990 · 修订 2017、2020 · 证据水平 3.2

定义：保护自身免受内部或外部威胁（如疾病和损伤）的能力下降。

定义性特征

- 出汗改变
- 厌食
- 寒冷
- 咳嗽
- 定向障碍
- 呼吸困难
- 表达瘙痒
- 疲乏
- 躯体移动障碍
- 组织愈合受损
- 失眠
- 白细胞减少症
- 血清血红蛋白水平低
- 应激反应性适应不良
- 神经感觉受损
- 压力性损伤
- 精神运动性焦虑不安
- 血小板减少症
- 虚弱

相关因素

- 抑郁症状
- 复杂治疗方案管理困难
- 绝望
- 疫苗接种不当
- 健康自我管理无效
- 低自我效能
- 营养不良
- 躯体功能失调
- 物质滥用

相关条件

- 凝血障碍
- 免疫系统疾病
- 肿瘤
- 药物制剂
- 治疗方案

领域 2. 营　养

摄入、吸收和利用营养的活动，目的是维护组织、修复组织和产生能量。

分类 1. 摄　入
身体摄入食物或营养

编码	诊断	页码
00002	营养失衡：低于机体需要量	180
00163	愿意加强营养	181
00216	母乳分泌不足	182
00104	母乳喂养无效	183
00105	母乳喂养中断	184
00106	愿意加强母乳喂养	185
00269	青少年进食动力无效	186
00270	儿童进食动力无效	187
00271	婴儿喂养动力无效	189
00232	肥　胖	191
00233	超　重	193
00234	有超重的危险	195
00295	婴儿吸吮 – 吞咽反应无效	197
00103	吞咽受损	199

分类 2. 消　化
将食物转化为适于吸收和同化的物质的物理和化学活动

编码	诊断	页码
	该分类目前无诊断	201

分类 3. 吸　收
通过机体组织吸收营养的活动

编码	诊断	页码
	该分类目前无诊断	201

分类 4. 代 谢

为了原生质的产生和利用而发生于活的有机体和细胞中的化学和物理过程，有废物和能量的产生，并伴随满足所有生命过程的能量释放

编码	诊断	页码
00179	有血糖水平不稳定的危险	202
00194	新生儿高胆红素血症	203
00230	有新生儿高胆红素血症的危险	204
00178	有肝功能受损的危险	205
00296	有代谢综合征的危险	206

分类 5. 水电解质平衡

液体和电解质的摄入与吸收

编码	诊断	页码
00195	有电解质失衡的危险	207
00025	有体液容量失衡的危险	208
00027	体液容量不足	209
00028	有体液容量不足的危险	210
00026	体液容量过多	211

领域 2・分类 1・诊断编码 00002

营养失衡：低于机体需要量

诊断核心：营养平衡

通过 1975・修订 2000、2017、2020・证据水平 2.1

定义：营养摄入量不足，未满足机体代谢需要。

定义性特征

- 腹部绞痛
- 腹痛
- 体重低于同年龄同性别的理想体重范围
- 毛细血管脆性
- 便秘
- 伤口愈合延迟
- 腹泻
- 脱发过多
- 食物摄入量低于日常需求推荐量（RDA）
- 肠鸣音亢进
- 低血糖症
- 与同年龄同性别相比头围生长不足
- 与同年龄同性别相比身高增加不足
- 昏睡
- 肌张力减退
- 新生儿体重增加 < 30 g/d
- 黏膜苍白
- 伴随摄食充分的体重下降

相关因素

- 味觉感知力改变
- 抑郁症状
- 吞咽困难
- 恶食
- 信息不准确
- 食物供给不足
- 缺乏对食物的兴趣
- 缺乏营养需要的知识
- 口腔损伤
- 母乳分泌不足
- 母乳喂养中断
- 对食物摄取能力的感知错误
- 进食后立即饱足感
- 口疮
- 吞咽肌无力
- 咀嚼肌无力

危险人群

- 竞技运动员
- 流离失所的个体
- 经济窘迫的个体
- 文化程度低的个体
- 早产的婴儿

相关条件

- 身体变形障碍
- 消化系统疾病
- 免疫抑制
- 恶性营养不良
- 寄生虫病
- 吸收不良综合征
- 精神障碍
- 肿瘤
- 神经认知障碍

领域 2 · 分类 1 · 诊断编码 00163

愿意加强营养

诊断核心：营养

通过 2002 · 修订 2013 · 证据水平 2.1

定义：营养摄入的方式，该方式能够被加强。

定义性特征

- 表达加强营养的意愿

领域 2 · 分类 1 · 诊断编码 00216

母乳分泌不足

诊断核心：乳汁分泌

通过 2010 · 修订 2017 · 证据水平 3.1

定义：母乳供应不足，不能支持婴儿或儿童的营养状态。

定义性特征

- 乳头刺激性乳汁分泌不足
- 乳汁分泌量低于婴儿需要量
- 乳汁分泌延迟
- 婴儿便秘
- 婴儿频繁啼哭
- 婴儿频繁寻求吸吮乳头
- 婴儿拒绝吸吮乳头
- 婴儿排出少量浓缩尿
- 婴儿体重每月增加 < 500 g
- 母乳喂养时间延长
- 非持续性吸吮乳头

相关因素

- 衔接乳头无效
- 吸吮反射无效
- 婴儿拒绝母乳喂养
- 母亲体液容量不足
- 缺乏吸吮乳头的机会
- 吸吮乳头的时间不足
- 母亲饮酒
- 母亲营养不良
- 母亲吸烟
- 母亲的治疗方案

危险人群

- 母乳喂养期间怀孕的女子

领域 2 · 分类 1 · 诊断编码 00104

母乳喂养无效

诊断核心：母乳喂养

通过 1988 · 修订 2010、2013、2017 · 证据水平 3.1

定义： 乳房哺乳困难，可能会损害婴儿 / 儿童的营养状态。

定义性特征

婴儿 / 儿童

- 哺乳时弓胸
- 哺乳时哭泣
- 哺乳后 1 h 内啼哭
- 哺乳后 1 h 内紧张不安
- 无法正确衔接母亲乳头
- 排便减少
- 体重增加不足
- 拒绝衔接乳头
- 持续减肥
- 对其他促进舒适的措施无应答
- 非持续性吸吮乳头

母　亲

- 喂养过程中每侧乳房的乳汁排空不足
- 催产素释放不足
- 感知乳汁供应不足
- 乳头疼痛持续超过 1 周

相关因素

- 第二阶段泌乳延迟
- 家庭支持不足
- 缺乏关于母乳喂养技巧的抚养知识
- 缺乏关于母乳喂养重要性的抚养知识
- 婴儿吸吮 – 吞咽反应无效
- 母乳分泌不足
- 缺乏吸吮乳头的机会
- 母乳喂养中断
- 母亲的矛盾心理
- 母亲焦虑
- 母亲乳头畸形
- 母亲疲乏
- 母亲肥胖
- 母亲疼痛
- 使用安抚奶嘴
- 使用人工奶头补充喂养

危险人群

- 有乳房手术史的个体
- 有哺乳失败史的个体
- 早产婴儿的母亲
- 早产的婴儿
- 产假时间短的女子

相关条件

- 口咽部缺陷

领域 2 · 分类 1 · 诊断编码 00105

母乳喂养中断

诊断核心：母乳喂养

通过 1992 · 修订 2013、2017 · 证据水平 2.2

定义：母乳喂养连续性中断，可能会破坏母乳喂养成功和（或）婴儿 / 儿童的营养状况。

定义性特征

- 非纯母乳喂养

相关因素

- 婴儿突然断奶
- 母婴分离

危险人群

- 在职的母亲
- 住院的儿童
- 住院的婴儿
- 早产的婴儿

相关条件

- 禁忌母乳喂养
- 婴儿患病
- 母亲患病

领域 2 · 分类 1 · 诊断编码 00106

愿意加强母乳喂养

诊断核心：母乳喂养

通过 1990 · 修订 2010、2013、2017 · 证据水平 2.2

定义：为婴儿或儿童进行母乳喂养的方式，该方式能够被加强。

定义性特征

- 表达加强专门进行母乳喂养的能力的意愿
- 表达加强为儿童营养需求提供母乳的能力的意愿

领域 2 · 分类 1 · 诊断编码 00269

青少年进食动力无效

诊断核心：进食动力

通过 2016 · 证据水平 2.1

定义： 进食态度和行为改变，导致进食型态过度或不足，可损害营养性健康。

定义性特征

- 避免参与按时进餐
- 主诉餐间饥饿
- 抑郁症状
- 拒绝食物
- 经常吃零食
- 经常吃快餐
- 经常进食加工食品
- 经常进食劣质食品
- 食欲不佳
- 进食过多
- 进食过少

相关因素

- 家庭关系改变
- 焦虑
- 进入青春期后自尊改变
- 进食障碍
- 隔离进食
- 家庭进餐时间控制过多
- 压力过多
- 膳食习惯不良
- 进餐时间不规律
- 媒体对进食高热量非健康食品行为的影响
- 媒体对高热量非健康食品知识的影响
- 父母对进食行为的负面影响
- 心理忽视
- 有压力的进餐时间
- 未解决的虐待

相关条件

- 抑郁
- 父母精神失常
- 伴随进食的躯体问题
- 伴随喂养的躯体问题
- 父母的生理健康问题
- 父母的心理健康问题

领域 2 · 分类 1 · 诊断编码 00270

儿童进食动力无效

诊断核心：进食动力

通过 2016 · 证据水平 2.1

定义： 变化的态度、行为及对儿童进食型态的影响，可损害营养性健康。

定义性特征

- 避免参与按时进餐
- 主诉餐间饥饿
- 拒绝食物
- 经常吃零食
- 经常吃快餐
- 经常进食加工食品
- 经常进食劣质食品
- 食欲不佳
- 进食过多
- 进食过少

相关因素

进食习惯

- 异常的饮食习惯型态
- 贿赂孩子吃饭
- 短期内进食大量食物
- 隔离进食
- 父母对儿童的进食体验控制过多
- 父母对家庭的用餐时间控制过多
- 强迫孩子进食
- 膳食习惯不良
- 缺乏规律的进餐时间
- 限制儿童进食
- 奖励儿童进食
- 有压力的进餐时间
- 无法预知的进餐方式
- 餐间无管制地吃零食

多重家庭作用

- 虐待的人际关系
- 焦虑的亲子关系
- 脱节的抚养
- 敌对的亲子关系
- 不安全的亲子关系
- 侵入式抚养
- 紧张的亲子关系
- 未参与的抚养

父　母

- 厌食
- 无法区分父母和孩子之间的进食责任
- 无法区分父母和孩子之间的喂养责任
- 无法支持健康的进食方式
- 应对策略无效
- 缺乏对儿童建立健康进食习惯的信心
- 缺乏对儿童茁壮成长的信心
- 物质滥用

未调整的环境因素

- 媒体对进食高热量非健康食品行为的影响
- 媒体对高热量非健康食品知识的影响

危险人群

- 在经济困难的家庭中出生的儿童
- 经历无家可归的儿童
- 经历生活转型的儿童
- 寄养家庭的儿童
- 父母肥胖的儿童

相关条件

- 抑郁
- 父母精神失常
- 伴随进食的躯体问题
- 伴随喂养的躯体问题
- 父母的生理健康问题
- 父母的心理健康问题

领域 2 · 分类 1 · 诊断编码 00271

婴儿喂养动力无效

诊断核心：喂养动力

通过 2016 · 证据水平 2.1

定义：父母的喂养行为改变，导致喂养型态过度或不足。

定义性特征

- 拒绝食物
- 食欲不佳
- 向固体食物转型不当
- 进食过多
- 进食过少

相关因素

- 虐待的人际关系
- 依恋问题
- 脱节的抚养
- 侵入式抚养
- 缺乏对儿童建立健康进食习惯的信心
- 缺乏对儿童茁壮成长的信心
- 缺乏关于每个发展阶段合理喂养婴儿方法的知识
- 缺乏关于婴儿发育阶段的知识
- 缺乏关于父母对婴儿喂养责任的知识
- 媒体对喂养婴儿高热量非健康食品的影响
- 媒体对高热量非健康食品知识的影响
- 多名照顾者
- 未参与的抚养

危险人群

- 被遗弃的婴儿
- 在经济困难的家庭中出生的婴儿
- 经历无家可归的婴儿
- 经历生活转型的婴儿
- 经历长期住院的婴儿
- 寄养家庭的婴儿
- 低胎龄的婴儿
- 有新生儿重症监护病房住院史的婴儿
- 有非安全的进食和喂养经历的婴儿
- 早产的婴儿

相关条件

- 染色体疾病
- 唇裂
- 腭裂
- 先天性心脏病
- 先天遗传病
- 神经管缺陷
- 父母精神失常
- 伴随进食的躯体问题
- 伴随喂养的躯体问题
- 父母的生理健康问题
- 肠内营养的时间延长
- 父母的心理健康问题
- 感觉整合功能障碍

领域 2 · 分类 1 · 诊断编码 00232

肥　胖

诊断核心：肥胖

通过 2013 · 修订 2017 · 证据水平 3.2

定义：个体随年龄和性别不同而积累过多脂肪的状况，该状况超过了超重的标准。

定义性特征

- 成人：体重指数 > 30 kg/m^2
- 2~18 岁的儿童：同年龄同性别情况下，体重指数 > 第 95 个百分点或 > 30 kg/m^2
- 2 岁以下儿童：术语不用于此年龄段儿童

相关因素

- 进食行为模式异常
- 进食感知模式异常
- 日均活动量低于同年龄同性别的活动推荐量
- 饮用含糖饮料
- 失眠症
- 基于标准评估，能量消耗低于能量摄入
- 饮酒过多
- 害怕缺少食物供应
- 经常吃零食
- 经常吃快餐和油炸食品
- 儿童膳食钙摄入量不足
- 份量大于推荐量
- 每天静坐时间 ≥ 2 小时
- 睡眠时间不足
- 年龄 < 5 个月时以固体食物为主食来源

危险人群

- 经济窘迫的个体
- 经历阴毛早发育的个体
- 童年期经历体重快速增加的个体
- 婴儿期经历体重快速增加的个体
- 遗传相关因素的个体
- 非纯母乳喂养的个体
- 婴儿期超重的个体
- 母亲患有妊娠期糖尿病的个体
- 母亲患有糖尿病的个体
- 母亲在童年期吸烟的个体

- 母亲在妊娠期间吸烟的个体
- 去抑制和限制膳食行为评分高的个体
- 父母肥胖的个体
- 母亲患有妊娠期糖尿病的新生儿

相关条件

- 先天遗传病

领域 2 · 分类 1 · 诊断编码 00233

超　重

诊断核心：超重

通过 2013 · 修订 2017 · 证据水平 3.2

定义：个体因年龄和性别不同而积累过多脂肪的状况。

定义性特征

- 成人：体重指数 > 25 kg/m²
- 2~18 岁的儿童：同年龄同性别情况下，体重指数 > 第 85 个百分点或 > 25 kg/m²，但小于第 95 个百分点或 < 30 kg/m²
- 2 岁以下儿童：体重身高比大于第 95 个百分点

相关因素

- 进食行为模式异常
- 进食感知模式异常
- 日均活动量低于同年龄同性别的活动推荐量
- 饮用含糖饮料
- 失眠症
- 基于标准评估，能量消耗低于能量摄入
- 饮酒过多
- 害怕缺少食物供应
- 经常吃零食
- 经常吃快餐和油炸食品
- 缺乏可调节因素的知识
- 儿童膳食钙摄入量不足
- 份量大于推荐量
- 每天静坐时间≥ 2 小时
- 睡眠时间不足
- 年龄 < 5 个月时以固体食物为主食来源

危险人群

- 成人：体重指数达到 25 kg/m²
- 2~18 岁的儿童：体重指数接近第 85 个百分点或 25 kg/m²
- 2 岁以下儿童：体重身高比接近第 95 个百分点
- 儿童体重指数百分点交叉上升
- 儿童体重指数百分点高于同年龄同性别儿童
- 经济窘迫的个体
- 经历阴毛早发育的个体

- 童年期经历体重快速增加的个体
- 婴儿期经历体重快速增加的个体
- 遗传相关因素的个体
- 非纯母乳喂养的个体
- 童年期肥胖的个体
- 母亲患有糖尿病的个体
- 母亲在童年期吸烟的个体
- 母亲在妊娠期间吸烟的个体
- 去抑制和限制膳食行为评分高的个体
- 父母肥胖的个体

相关条件

- 先天遗传病

领域 2 · 分类 1 · 诊断编码 00234

有超重的危险

诊断核心：超重

通过 2013 · 修订 2017 · 证据水平 3.2

定义：因年龄和性别不同而对体内脂肪过多积累易感，可能会损害健康。

危险因素

- 进食行为模式异常
- 进食感知模式异常
- 日均活动量低于同年龄同性别的活动推荐量
- 饮用含糖饮料
- 失眠症
- 基于标准评估，能量消耗低于能量摄入
- 饮酒过多
- 害怕缺少食物供应
- 经常吃零食
- 经常吃快餐和油炸食品
- 缺乏可调节因素的知识
- 儿童膳食钙摄入量不足
- 份量大于推荐量
- 每天静坐时间≥ 2 小时
- 睡眠时间不足
- 年龄 < 5 个月时以固体食物为主食来源

危险人群

- 成人：体重指数达到 25 kg/m^2
- 2~18 岁的儿童：体重指数接近第 85 个百分点或 25 kg/m^2
- 2 岁以下儿童：体重身高比接近第 95 个百分点
- 儿童体重指数百分点交叉上升
- 儿童体重指数百分点高于同年龄同性别儿童
- 经济窘迫的个体
- 经历阴毛早发育的个体
- 童年期经历体重快速增加的个体
- 婴儿期经历体重快速增加的个体
- 遗传相关因素的个体
- 非纯母乳喂养的个体
- 童年期肥胖的个体
- 母亲患有糖尿病的个体

- 母亲在童年期吸烟的个体
- 母亲在妊娠期间吸烟的个体
- 去抑制和限制膳食行为评分高

的个体

- 父母肥胖的个体

相关条件

- 先天遗传病

领域 2 · 分类 1 · 诊断编码 00295

婴儿吸吮 – 吞咽反应无效

诊断核心：吸吮 – 吞咽反应

通过 2020 · 证据水平 2.1

定义： 婴儿吸吮或协调吸吮 – 吞咽反应的能力受损。

定义性特征

- 心律失常
- 心动过缓事件
- 窒息
- 唇周青紫
- 咳嗽过度
- 手指张开
- 松弛
- 作呕
- 呃逆
- 四肢过度伸展
- 开始有效吸吮的能力受损
- 持续有效吸吮的能力受损
- 发音运动受损
- 无法协调吸吮、吞咽和呼吸
- 易怒
- 鼻翼煽动
- 氧饱和度下降
- 皮肤苍白
- 肋下回缩
- 超时信号
- 使用辅助肌呼吸

相关因素

- 低血糖症
- 体温过低
- 体位不当
- 肌张力减退
- 不满意的吸吮行为

危险人群

- 滥用药物的母亲所生的婴儿
- 使用产钳分娩的婴儿
- 采用产科真空抽吸术分娩的婴儿
- 经历长期住院的婴儿
- 早产的婴儿

相关条件

- 痉挛发作
- 胃食管反流
- 鼻导管高流量吸氧
- 分娩过程中的撕裂伤
- 肤色、脉搏、皱眉动作、肌张力和呼吸（APGAR）评分低
- 神经性迟滞
- 神经性损伤
- 口腔过敏
- 口咽畸形
- 肠内营养的时间延长

领域 2 · 分类 1 · 诊断编码 00103

吞咽受损

诊断核心：吞咽

通过 1986 · 修订 1998、2017、2020 · 证据水平 3.2

定义：与口腔、咽、食管结构或功能缺陷相关的吞咽机制功能异常。

定义性特征

第一阶段：口腔

- 学习吞咽的异常口腔期
- 夜间磨牙症
- 吞咽前窒息
- 饮冷水时窒息
- 吞咽前咳嗽
- 食物从口中掉出
- 食物从口中挤出
- 吞咽前捂嘴
- 清理口腔的能力受损
- 在延长的用餐时间内摄入不足
- 口唇闭合不全
- 咀嚼不足
- 30 秒内出现两次湿性声音嘶哑
- 口衔乳头无效
- 吸吮无效
- 鼻腔反流
- 逐个吞咽
- 颊部团状物
- 过早吃大块儿状食物
- 形成大块儿食团的时间延长
- 流涎
- 舌头在形成大块儿状食物的活动中无效

第二阶段：咽部

- 学习吞咽的异常咽期
- 头部位置改变
- 窒息
- 咳嗽
- 吞咽延迟
- 不明原因的发热
- 拒绝食物
- 窒息感
- 咯咯音质
- 咽上升不足
- 鼻腔反流
- 肺部感染复发
- 反复吞咽

第三阶段：食管

- 学习吞咽的异常食管期
- 酸性呼气
- 吞咽困难
- 上腹痛
- 拒绝食物
- 胃灼热
- 咯血
- 无法解释的进食期间烦躁
- 容量限制
- 头部过度仰伸
- 夜间觉醒
- 夜间咳嗽
- 吞咽痛
- 反流
- 反复吞咽
- 报告有“堵塞感”
- 呕吐
- 呕吐在枕头上

相关因素

- 注意力改变
- 行为性喂养问题
- 蛋白质 – 能量营养不良
- 自伤行为

危险人群

- 有肠内营养史的个体
- 老年人
- 早产的婴儿

相关条件

- 获得性解剖缺陷
- 脑损伤
- 脑瘫
- 肌张力显著低下性疾病
- 先天性心脏病
- 脑神经受损
- 发育障碍
- 食管失弛缓症
- 胃食管反流
- 喉部疾病
- 机械性梗阻
- 鼻部缺损
- 鼻咽腔缺损
- 神经性问题
- 神经肌肉疾病
- 口咽异常
- 药物制剂
- 插管时间延长
- 呼吸障碍
- 气管缺陷
- 创伤
- 上呼吸道畸形
- 声带功能障碍

领域 2 · 分类 2

该分类目前无诊断

领域 2 · 分类 3

该分类目前无诊断

领域 2 · 分类 4 · 诊断编码 00179

有血糖水平不稳定的危险

诊断核心：血糖水平

通过 2006 · 修订 2013、2017、2020 · 证据水平 3.2

定义： 对血清葡萄糖偏离正常范围的变化易感，可能会损害健康。

危险因素

- 压力过多
- 体重增长过多
- 体重下降过多
- 治疗方案依从性不良
- 血糖自我监测不足
- 糖尿病自我管理不足
- 膳食摄入不足
- 缺乏疾病管理的知识
- 缺乏可调节因素的知识
- 用药自我管理无效
- 久坐的生活方式

危险人群

- 经历快速生长期的个体
- 重症监护病房的个体
- 属于非洲裔的个体
- 心理状态改变的个体
- 生理健康状况受损的个体
- 认知发展迟滞的个体
- 有糖尿病家族史的个体
- 有自身免疫性疾病史的个体
- 有妊娠期糖尿病史的个体
- 有低血糖史的个体
- 有孕前超重史的个体
- 低出生体重的婴儿
- 美洲原住民
- 孕妇年龄 > 22 岁
- 早产的婴儿
- 激素变化表明正常生命阶段变化的女性

相关条件

- 心源性休克
- 糖尿病
- 感染
- 胰腺疾病
- 药物制剂
- 多囊卵巢综合征
- 先兆子痫
- 妊娠高血压综合征
- 外科手术

领域 2 · 分类 4 · 诊断编码 00194

新生儿高胆红素血症

诊断核心：高胆红素血症

通过 2008 · 修订 2010、2017 · 证据水平 2.1

定义： 出生后 24 小时出现血液循环中非结合胆红素积聚（<150 mL/L）。

定义性特征

- 肝功能检测结果异常
- 皮肤瘀紫
- 黏膜发黄
- 巩膜发黄
- 皮肤呈橘黄色

相关因素

- 胎粪排出延迟
- 父亲喂养行为不良
- 营养不良的婴儿

危险人群

- 东亚新生儿
- 低出生体重婴儿
- 美洲土著新生儿
- 新生儿年龄≤ 7 天
- 母乳喂养的新生儿
- 血型与母亲血型不合的新生儿
- 母亲患有妊娠期糖尿病的新生儿
- 兄弟姐妹有黄疸史的新生儿
- 分娩过程中瘀青明显的新生儿
- 居住在高海拔地区的人群
- 早产的新生儿

相关条件

- 细菌感染
- 酶缺乏症
- 代谢异常
- 内出血
- 肝功能不全
- 产前感染
- 脓毒症
- 病毒感染

领域 2 · 分类 4 · 诊断编码 00230

有新生儿高胆红素血症的危险

诊断核心：高胆红素血症

通过 2010 · 修订 2013、2017 · 证据水平 2.1

定义： 出生后 24 小时容易出现循环血中非结合胆红素积聚（< 150 mL/L），可能损害健康。

危险因素

- 胎粪排出延迟
- 父亲喂养行为不良
- 营养不良的婴儿

危险人群

- 东亚新生儿
- 低出生体重的婴儿
- 美洲土著新生儿
- 新生儿年龄≤ 7 天
- 母乳喂养的新生儿
- 血型与母亲血型不合的新生儿
- 母亲患有妊娠期糖尿病的新生儿
- 兄弟姐妹有黄疸史的新生儿
- 分娩过程中瘀青明显的新生儿
- 居住在高海拔地区的人群
- 早产的新生儿

相关条件

- 细菌感染
- 酶缺乏症
- 代谢异常
- 内出血
- 肝功能不全
- 产前感染
- 脓毒症
- 病毒感染

领域 2 · 分类 4 · 诊断编码 00178

有肝功能受损的危险

诊断核心：肝功能

通过 2006 · 修订 2008、2013、2017 · 证据水平 2.1

定义：对肝功能下降易感，可能损害健康。

危险因素

– 物质滥用

相关条件

– 合并人类免疫缺陷病毒（HIV）感染
– 病毒感染
– 药物制剂

如果该诊断无新增危险因素，在 2024—2026 版本的 NANDA- I 分类系统中将废弃该诊断。

领域 2 · 分类 4 · 诊断编码 00296

有代谢综合征的危险

诊断核心：代谢综合征

通过 2020 · 证据水平 2.1

定义：容易出现一系列症状，增加患心血管疾病和 2 型糖尿病的风险，可能损害健康。

危险因素

- 对改善健康的行为缺乏兴趣
- 日均活动量低于同年龄同性别的活动推荐量
- 体重指数高于同年龄同性别的正常范围
- 与同年龄同性别的标准相比，脂肪积聚过多
- 饮酒过多
- 压力过多
- 膳食习惯不良
- 缺乏可调节因素的知识
- 未注意二手烟
- 吸烟

危险人群

- 年龄 > 30 岁的个体
- 有糖尿病家族史的个体
- 有血脂异常家族史的个体
- 有高血压家族史的个体
- 有代谢综合征家族史的个体
- 有肥胖家族史的个体
- 有血压不稳定家族史的个体

相关条件

- 高尿酸血症
- 胰岛素抵抗
- 多囊卵巢综合征

领域 2 · 分类 5 · 诊断编码 00195

有电解质失衡的危险

诊断核心：电解质平衡

通过 2008 · 修订 2013、2017 · 证据水平 2.1

定义：对血清电解质水平变化易感，可能损害健康。

危险因素

- 腹泻
- 体液容量过多
- 缺乏可调节因素的知识
- 体液容量不足
- 呕吐

相关条件

- 调节机制受损
- 内分泌调节功能障碍
- 肾功能障碍
- 治疗方案

领域 2 · 分类 5 · 诊断编码 00025

有体液容量失衡的危险

诊断核心：体液容量平衡

通过 1998 · 修订 2008、2013、2017、2020 · 证据水平 2.1

定义：易于出现血管内、组织间隙和（或）细胞内液体减少、增加或快速转移，可能损害健康。

危险因素

- 液体摄入量改变
- 取水困难
- 钠摄入过多
- 缺乏液体需求的知识
- 用药自我管理无效
- 肌肉量不足
- 营养不良

危险人群

- 体重过重的个体
- 内部条件影响液体需求的个体
- 外部条件影响液体需求的个体
- 女子

相关条件

- 有效体液容量丧失
- 影响液体吸收的偏差
- 影响液体排出的偏差
- 影响液体摄入的偏差
- 影响血管通透性的偏差
- 体液通过正常途径丧失过多
- 体液通过非正常途径丧失
- 药物制剂
- 治疗方案

领域 2 · 分类 5 · 诊断编码 00027

体液容量不足

诊断核心：体液容量

通过 1978 · 修订 1996、2017、2020 · 证据水平 2.1

定义： 血管内、组织间隙和（或）细胞内液减少，指脱水和水丢失，无血钠改变。

定义性特征

- 心理状态改变
- 皮肤肿胀改变
- 血压下降
- 脉压下降
- 脉搏容积下降
- 舌肿胀减轻
- 排尿减少
- 静脉充盈不足
- 黏膜干燥
- 皮肤干燥
- 体温上升
- 心率加快
- 血清血细胞比容水平上升
- 尿浓缩增加
- 体重突然下降
- 眼窝凹陷
- 口渴
- 虚弱

相关因素

- 满足液体量增加的要求困难
- 液体获得不足
- 缺乏液体需求的知识
- 用药自我管理无效
- 液体摄入不足
- 肌肉量不足
- 营养不良

危险人群

- 体重过重的个体
- 内部条件影响液体需求的个体
- 外部条件影响液体需求的个体
- 女子

相关条件

- 有效体液容量丧失
- 影响液体吸收的偏差
- 影响液体排出的偏差
- 影响液体摄入的偏差
- 体液通过正常途径丧失过多
- 体液通过非正常途径丧失
- 药物制剂
- 治疗方案

领域 2 · 分类 5 · 诊断编码 00028

有体液容量不足的危险

诊断核心：体液容量

通过 1978 · 修订 2010、2013、2017、2020 · 证据水平 2.1

定义： 易于出现血管内、组织间隙和（或）细胞内液体容量减少，可能损害健康。

危险因素

- 满足液体量增加的要求困难
- 液体获得不足
- 缺乏液体需求的知识
- 用药自我管理无效
- 液体摄入不足
- 肌肉量不足
- 营养不良

危险人群

- 体重过重的个体
- 外部条件影响液体需求的个体
- 内部条件影响液体需求的个体
- 女子

相关条件

- 有效体液容量丧失
- 影响液体吸收的偏差
- 影响液体排出的偏差
- 影响液体摄入的偏差
- 体液通过正常途径丧失过多
- 体液通过非正常途径丧失
- 药物制剂
- 治疗方案

领域 2 · 分类 5 · 诊断编码 00026

体液容量过多

诊断核心：体液容量

通过 1982 · 修订 1996、2013、2017、2020 · 证据水平 2.1

定义：体液潴留过多。

定义性特征

- 不规则呼吸音
- 血压改变
- 心理状态改变
- 肺动脉压改变
- 呼吸型态改变
- 尿比重改变
- 焦虑
- 氮质血症
- 血清血细胞比容水平下降
- 血清血红蛋白水平下降
- 水肿
- 肝大
- 中心静脉压上升
- 入量多于出量
- 颈静脉扩张
- 少尿
- 胸腔积液
- 肝颈静脉反流阳性
- 出现第三心音
- 精神运动性焦虑不安
- 肺充血
- 短期内体重增加

相关因素

- 液体摄入过多
- 钠摄入过多
- 用药自我管理无效

相关条件

- 影响液体排出的偏差
- 药物制剂

领域 3. 排泄与交换

从机体分泌和排出代谢废物。

分类 1. 泌尿功能
分泌、再吸收和排出尿液的过程

编码	诊断	页码
00297	残疾相关性尿失禁	214
00016	排尿受损	215
00310	混合性尿失禁	216
00017	压力性尿失禁	217
00019	急迫性尿失禁	218
00022	有急迫性尿失禁的危险	219
00023	尿潴留	220
00322	有尿潴留的危险	221

分类 2. 胃肠道功能
吸收和排泄终末消化产物的过程

编码	诊断	页码
00011	便　秘	222
00015	有便秘的危险	224
00012	感知性便秘	225
00235	慢性功能性便秘	226
00236	有慢性功能性便秘的危险	228
00319	排便控制受损	230
00013	腹　泻	232
00196	胃肠运动功能障碍	233
00197	有胃肠运动功能障碍的危险	234

分类 3. 皮肤功能
通过皮肤分泌和排泄的过程

编码	诊断	页码
	该分类目前无诊断	234

分类 4. 呼吸功能 气体交换和排出终末代谢产物的过程		
编码	**诊断**	**页码**
00030	气体交换受损	235

领域 3 · 分类 1 · 诊断编码 00297

残疾相关性尿失禁

诊断核心：残疾相关性失禁

通过 2020 · 证据水平 2.3

定义：与任何病理或泌尿系统相关问题无关的非自主性排尿。

定义性特征

- 避免他人识别尿失禁的适应性行为
- 离家前绘制公共卫生间的路线图
- 有排尿感后，需要到达洗手间的时间太长
- 使用防止排尿的技术
- 到达洗手间前排尿

相关因素

- 避免使用不卫生的厕所
- 照顾者实施膀胱训练技术不当
- 认知功能障碍
- 寻找盥洗室困难
- 在盥洗室获得及时的帮助困难
- 在社交场合中如厕尴尬
- 干扰自控力的环境约束
- 习惯性抑制排尿的欲望
- 躯体移动障碍
- 姿势平衡受损
- 维持自控力的动机不足
- 液体摄入量增加
- 神经行为表现
- 盆底疾病

危险人群

- 儿童
- 老年人

相关条件

- 心脏病
- 合作受损
- 手部灵活性受损
- 智力障碍
- 神经肌肉疾病
- 骨关节疾病
- 药物制剂
- 心理障碍
- 视力障碍

领域 3 · 分类 1 · 诊断编码 00016

排尿受损

诊断核心：排泄

通过 1973 · 修订 2006、2017、 2020 · 证据水平 3.1

定义：排尿功能障碍。

定义性特征

- 排尿困难
- 遗尿症
- 尿频
- 排尿犹豫
- 尿失禁
- 尿潴留
- 尿急

相关因素

- 饮酒
- 环境因素改变
- 使用咖啡因
- 环境约束
- 粪便嵌塞
- 如厕姿势不当
- 如厕习惯无效
- 私密性不足
- 非自主括约肌松弛
- 肥胖
- 盆腔器官脱垂
- 吸烟
- 使用阿斯巴甜
- 膀胱肌无力
- 盆腔结构的支持减弱

危险人群

- 老年人
- 女子

相关条件

- 解剖性梗阻
- 糖尿病
- 感觉运动受损
- 尿道感染

领域 3 · 分类 1 · 诊断编码 00310

混合性尿失禁

诊断核心：失禁

通过 2020 · 证据水平 2.3

定义：不自主的尿液流出，伴有强烈或急迫性排尿感，并在腹压增加的活动下发生。

定义性特征

- 表达膀胱排空不全
- 咳嗽时非自主排尿
- 用力时非自主排尿
- 大笑时非自主排尿
- 强体力活动时非自主排尿
- 打喷嚏时非自主排尿
- 遗尿症
- 尿急

相关因素

- 膀胱颈功能不全
- 尿道括约肌功能不全
- 超重
- 盆腔器官脱垂
- 骨骼肌萎缩
- 吸烟
- 阴道前壁薄弱

危险人群

- 长期咳嗽的个体
- 有一种尿失禁类型的个体
- 经产妇
- 老年人
- 经历更年期的女子
- 经阴道分娩的女子

相关条件

- 糖尿病
- 雌激素缺乏
- 运动障碍
- 盆底疾病
- 长期尿失禁
- 针对压力性尿失禁的手术
- 尿道括约肌损伤

领域 3 · 分类 1 · 诊断编码 00017

压力性尿失禁

诊断核心：失禁

通过 1986 · 修订 2006、2017、2020 · 证据水平 2.3

定义：在增加腹压活动的情况下出现不自主的尿液流出，与尿急无关。

定义性特征

- 无逼尿肌收缩时的非自主排尿
- 膀胱未过度扩张时的非自主排尿
- 咳嗽时非自主排尿
- 用力时非自主排尿
- 大笑时非自主排尿
- 强体力活动时非自主排尿
- 打喷嚏时非自主排尿

相关因素

- 超重
- 盆底疾病
- 盆腔器官脱垂

危险人群

- 进行高强度体育锻炼的个体
- 经产妇
- 孕妇
- 经历更年期的女子
- 经阴道分娩的女子

相关条件

- 盆底肌肉受损
- 盆底肌肉退行性变
- 尿道括约肌功能不全
- 神经系统疾病
- 前列腺切除术
- 尿道括约肌损伤

领域 3 · 分类 1 · 诊断编码 00019

急迫性尿失禁

诊断核心：失禁

通过 1986 · 修订 2006、2017、2020 · 证据水平 2.3

定义： 不自主的尿液流出，伴有强烈或急迫性排尿感。

定义性特征

- 膀胱容量减少
- 伴有触发刺激的急迫感
- 到达厕所前非自主排尿
- 膀胱收缩时，非自主尿液流出
- 膀胱痉挛时，非自主尿液流出
- 两次尿量不同的非自主排尿，伴有急迫感
- 遗尿症
- 尿频

相关因素

- 饮酒
- 焦虑
- 使用咖啡因
- 饮用碳酸饮料
- 粪便嵌塞
- 如厕习惯无效
- 非自主括约肌松弛
- 超重
- 盆底疾病
- 盆腔器官脱垂

危险人群

- 遭受虐待的个体
- 童年期有尿急史的个体
- 老年人
- 女子
- 经历更年期的女子

相关条件

- 萎缩性阴道炎
- 膀胱出口梗阻
- 抑郁
- 糖尿病
- 神经系统疾病
- 神经系统创伤
- 盆底活动过度
- 药物制剂
- 治疗方案
- 泌尿系统疾病

领域 3・分类 1・诊断编码 00022

有急迫性尿失禁的危险

诊断核心：失禁

通过 1998・修订 2008、2013、2017、2020・证据水平 2.2

定义：易于在强烈或急迫性排尿感后很快出现非自主性排尿，可能损害健康。

危险因素

- 饮酒
- 焦虑
- 使用咖啡因
- 饮用碳酸饮料
- 粪便嵌塞
- 如厕习惯无效
- 非自主括约肌松弛
- 超重
- 盆底疾病
- 盆腔器官脱垂

危险人群

- 遭受虐待的个体
- 童年期有尿急史的个体
- 老年人
- 女子
- 经历更年期的女子

相关条件

- 萎缩性阴道炎
- 膀胱出口梗阻
- 抑郁
- 糖尿病
- 神经系统疾病
- 神经系统创伤
- 盆底活动过度
- 药物制剂
- 治疗方案
- 泌尿系统疾病

领域 3 · 分类 1 · 诊断编码 00023

尿潴留

诊断核心：依从性

通过 1986 · 修订 2017、2020 · 证据水平 3.1

定义：膀胱排空不完全。

定义性特征

- 无尿液排出
- 膀胱扩张
- 排尿困难
- 日间尿频增加
- 最小排泄量
- 充盈性失禁
- 报告有膀胱充盈感
- 报告有残余尿感
- 尿流无力

相关因素

- 环境约束
- 粪便嵌塞
- 如厕姿势不当
- 盆底肌放松不足
- 私密性不足
- 盆腔器官脱垂
- 膀胱肌无力

危险人群

- 产褥期女子

相关条件

- 良性前列腺增生
- 糖尿病
- 神经系统疾病
- 药物制剂
- 尿路梗阻

领域 3 · 分类 1 · 诊断编码 00322

有尿潴留的危险

诊断核心：依从性

通过 2020 · 证据水平 3.1

定义：容易出现膀胱排空不完全。

危险因素

- 环境约束
- 粪便嵌塞
- 如厕姿势不当
- 盆底肌放松不足
- 私密性不足
- 盆腔器官脱垂
- 膀胱肌无力

危险人群

- 产褥期女子

相关条件

- 良性前列腺增生
- 糖尿病
- 神经系统疾病
- 药物制剂
- 尿路梗阻

领域 3 · 分类 2 · 诊断编码 00011

便 秘

诊断核心：便秘

通过 1975 · 修订 1998、2017、2020 · 证据水平 3.1

定义：排便次数减少或困难。

定义性特征

- 标准化诊断标准中的症状证据
- 硬便
- 块状便
- 需要手动操作以促进排便
- 每周排便少于 3 次
- 肛门直肠梗阻感
- 排便不尽感
- 用力排便

相关因素

- 日常事务改变
- 日均活动量低于同年龄同性别的活动推荐量
- 认知功能障碍
- 沟通障碍
- 习惯性抑制排便的欲望
- 躯体移动障碍
- 姿势平衡受损
- 缺乏可调节因素的知识
- 如厕习惯不良
- 纤维摄入不足
- 液体摄入不足
- 私密性不足
- 压力源
- 物质滥用

危险人群

- 入院的个体
- 经历长期住院的个体
- 在老年照护环境中的个体
- 术后早期的个体
- 老年人
- 孕妇
- 女子

相关条件

- 结肠梗阻
- 直肠梗阻
- 抑郁
- 发育障碍
- 消化系统疾病
- 内分泌系统疾病
- 心脏病
- 精神障碍
- 肌肉疾病
- 神经系统疾病
- 神经认知障碍
- 盆底疾病
- 药物制剂
- 放射疗法
- 泌尿妇科疾病

领域 3 · 分类 2 · 诊断编码 00015

有便秘的危险

诊断核心：便秘

通过 1998 · 修订 2013、2017、2020 · 证据水平 3.2

定义： 易于出现排便次数减少或困难，可能损害健康。

危险因素

- 日常事务改变
- 日均活动量低于同年龄同性别的活动推荐量
- 认知功能障碍
- 沟通障碍
- 习惯性抑制排便的欲望
- 躯体移动障碍
- 姿势平衡受损
- 缺乏可调节因素的知识
- 如厕习惯不良
- 纤维摄入不足
- 液体摄入不足
- 私密性不足
- 压力源
- 物质滥用

危险人群

- 入院的个体
- 经历长期住院的个体
- 在老年照护环境中的个体
- 术后早期的个体
- 老年人
- 孕妇
- 女子

相关条件

- 结肠梗阻
- 直肠梗阻
- 抑郁
- 发育障碍
- 消化系统疾病
- 内分泌系统疾病
- 心脏病
- 精神障碍
- 肌肉疾病
- 神经系统疾病
- 神经认知障碍
- 盆底疾病
- 药物制剂
- 放射疗法
- 泌尿妇科疾病

领域 3 · 分类 2 · 诊断编码 00012

感知性便秘

诊断核心：便秘

通过 1988 · 修订 2020 · 证据水平 2.1

定义：自我诊断排便次数减少或困难，同时滥用各种方法以确保每天排便。

定义性特征

- 滥用灌肠
- 期望每日在同一时间排便
- 滥用泻药
- 滥用栓剂

相关因素

- 文化健康信念
- 缺乏正常排泄型态的知识
- 思维过程受损
- 家庭健康信念

领域 3 · 分类 2 · 诊断编码 00235

慢性功能性便秘

诊断核心：功能性便秘

通过 2013 · 修订 2017 · 证据水平 2.2

定义：排便减少或困难，在最初的 12 个月中，持续至少 3 个月。

定义性特征

基本特征

- 腹胀
- 粪便嵌塞
- 用手动刺激将粪便取出
- 排便时疼痛
- 明显的腹部包块
- 粪便潜血试验阳性
- 应变时间延长
- 1 型或 2 型 Bristol 排便图

成人：出现罗马Ⅲ分类系统症状中的 2 种及以上

- 排便 25% 以上为块状便或便硬
- 排便 25% 以上需要手动帮助排便（手动操作，盆底支持）
- 排便 25% 以上有肛门直肠梗阻感
- 排便 25% 以上有未排净感
- 排便 25% 以上需要用力
- 每周排便≤ 3 次

4 岁以上儿童：出现罗马Ⅲ分类系统症状中的 2 种及以上，持续≥ 2 个月

- 可能会堵塞马桶的大直径粪便
- 排便疼痛或困难
- 直肠内有大块粪便
- 大便保持成形
- 每周排便≤ 2 次
- 每周大便失禁≥ 1 次

4 岁及以下儿童：出现罗马Ⅲ分类系统症状中的 2 种及以上，持续≥ 1 个月

- 可能会堵塞马桶的大直径粪便
- 排便疼痛或困难
- 直肠内有大块粪便
- 大便保持成形
- 每周排便≤ 2 次
- 每周大便失禁≥ 1 次

相关因素

- 摄食减少
- 脱水
- 膳食中脂肪含量过多
- 膳食中蛋白质含量过多
- 虚弱的老年综合征
- 习惯性抑制排便的欲望
- 躯体移动障碍
- 膳食摄入不足
- 缺乏可调节因素的知识
- 纤维摄入不足
- 液体摄入不足
- 低热量摄入
- 久坐的生活方式

危险人群

- 老年人
- 孕妇

相关条件

- 淀粉样变性
- 肛裂
- 肛门狭窄
- 自主神经病变
- 慢性假性肠梗阻
- 慢性肾功能不全
- 结肠直肠癌
- 抑郁
- 皮肌炎
- 糖尿病
- 肠外肿块
- 痔疮
- 先天性巨结肠疾病
- 高钙血症
- 甲状腺机能减退
- 炎症性肠病
- 缺血性狭窄
- 多发性硬化
- 肌强直性营养不良
- 神经认知障碍
- 垂体功能减退
- 截瘫
- 帕金森病
- 盆底疾病
- 会阴损伤
- 药物制剂
- 复方用药
- 卟啉症
- 炎症后狭窄
- 直肠炎
- 硬皮病
- 结肠传输时间缓慢
- 脊髓损伤
- 卒中
- 手术性狭窄

领域 3 · 分类 2 · 诊断编码 00236

有慢性功能性便秘的危险

诊断核心：功能性便秘

通过 2013 · 修订 2017 · 证据水平 2.2

定义：易于出现排便次数减少或困难，1 年中持续至少 3 个月，可能损害健康。

危险因素

- 摄食减少
- 脱水
- 膳食中脂肪含量过多
- 膳食中蛋白质含量过多
- 虚弱的老年综合征
- 习惯性抑制排便的欲望
- 躯体移动障碍
- 膳食摄入不足
- 缺乏可调节因素的知识
- 纤维摄入不足
- 液体摄入不足
- 低热量摄入
- 久坐的生活方式

危险人群

- 老年人
- 孕妇

相关条件

- 淀粉样变性
- 肛裂
- 肛门狭窄
- 自主神经病变
- 慢性假性肠梗阻
- 慢性肾功能不全
- 结肠直肠癌
- 抑郁
- 皮肌炎
- 肌强直性营养不良
- 神经认知障碍
- 垂体功能减退
- 截瘫
- 帕金森病
- 盆底疾病
- 会阴损伤
- 药物制剂
- 复方用药

- 糖尿病
- 肠外肿块
- 痔疮
- 先天性巨结肠疾病
- 高钙血症
- 甲状腺功能减退
- 炎症性肠病
- 缺血性狭窄
- 多发性硬化
- 卟啉症
- 炎症后狭窄
- 直肠炎
- 硬皮病
- 结肠传输时间缓慢
- 脊髓损伤
- 卒中
- 手术性狭窄

领域 3 · 分类 2 · 诊断编码 00319

排便控制受损

诊断核心：自控力

通过 2020 · 证据水平 3.1

定义：在不方便排便时，无法控制排便，无法感知直肠内是否有大便，以及无法放松和恢复排便。

定义性特征

- 腹部不适
- 排便紧迫感
- 大便着色
- 虽然意识到直肠充盈，但排出成形便的能力受损
- 无法延迟排便
- 无法控制胃肠胀气
- 无法及时到达厕所
- 未注意排便的急迫性
- 活动中大便静止性渗漏

相关因素

- 避免使用不卫生的厕所
- 便秘
- 如厕依赖
- 腹泻
- 寻找盥洗室困难
- 在盥洗室获得及时的帮助困难
- 在社交场合中如厕尴尬
- 干扰自控力的环境约束
- 肌张力普遍下降
- 躯体移动障碍
- 姿势平衡受损
- 膳食习惯不良
- 维持自控力的动机不足
- 肠道排空不全
- 滥用泻药
- 压力源

危险人群

- 老年人
- 经阴道分娩的女子
- 采用产科抽吸术分娩的女子

相关条件

- 肛门损伤
- 先天性消化系统异常
- 糖尿病
- 神经认知障碍
- 神经性疾病
- 躯体活动不足
- 前列腺疾病
- 直肠损伤
- 脊髓损伤
- 卒中

领域 3 · 分类 2 · 诊断编码 00013

腹 泻

诊断核心：腹泻

通过 1975 · 修订 1998、2017、2020 · 证据水平 3.1

定义：每天排出 3 次或以上的稀便或水样便。

定义性特征

- 腹部绞痛
- 腹痛
- 排便紧迫感
- 脱水
- 肠鸣音亢进

相关因素

- 焦虑
- 早期配方喂养
- 安全饮水获取不足
- 安全食物获取不足
- 缺乏轮状病毒疫苗的知识
- 缺乏卫生食品制备的知识
- 缺乏卫生食品储存的知识
- 个人卫生行为不良
- 压力水平增加
- 滥用泻药
- 营养不良
- 物质滥用

危险人群

- 经常出差的人
- 极端年龄的个体
- 暴露于毒素的个体

相关条件

- 危重疾病
- 内分泌系统疾病
- 肠内营养
- 胃肠疾病
- 免疫抑制
- 感染
- 药物制剂
- 治疗方案

领域 3 · 分类 2 · 诊断编码 00196

胃肠运动功能障碍

诊断核心：胃肠运动

通过 2008 · 修订 2017 · 证据水平 2.1

定义：胃肠系统蠕动活动增加、减少、无效或缺乏。

定义性特征

- 腹部绞痛
- 腹痛
- 无排气
- 胃排空加速
- 肠鸣音改变
- 残胃胆汁反流
- 腹泻
- 排便困难
- 腹胀
- 干硬成形便
- 胃残留增加
- 恶心
- 反流
- 呕吐

相关因素

- 水源改变
- 焦虑
- 膳食习惯变化
- 躯体移动障碍
- 营养不良
- 久坐的生活方式
- 压力源
- 食物准备不卫生

危险人群

- 摄入被污染物质的个体
- 老年人
- 早产的婴儿

相关条件

- 胃肠循环减少
- 糖尿病
- 肠内营养
- 食物不耐受
- 胃食管反流
- 感染
- 药物制剂
- 治疗方案

领域 3 · 分类 2 · 诊断编码 00197

有胃肠运动功能障碍的危险

诊断核心：胃肠运动

通过 2008 · 修订 2013、2017 · 证据水平 2.1

定义：易于出现胃肠系统蠕动活动增加、减少、无效或缺乏，可能损害健康。

危险因素

- 水源改变
- 焦虑
- 膳食习惯变化
- 躯体移动障碍
- 营养不良
- 久坐的生活方式
- 压力源
- 食物准备不卫生

危险人群

- 摄入被污染物质的个体
- 老年人
- 早产的婴儿

相关条件

- 胃肠循环减少
- 糖尿病
- 肠内营养
- 食物不耐受
- 胃食管反流
- 感染
- 药物制剂
- 治疗方案

领域 3 · 分类 3

该分类目前无诊断

领域 3 · 分类 4 · 诊断编码 00030

气体交换受损

诊断核心：气体交换

通过 1980 · 修订 1996、1998、2017、2020 · 证据水平 3.3

定义：氧和（或）二氧化碳排出过多或不足。

定义性特征

- 动脉血 pH 值异常
- 皮肤颜色异常
- 呼吸深度改变
- 呼吸节律改变
- 呼吸过缓
- 精神错乱
- 二氧化碳水平下降
- 出汗
- 昏昏欲睡
- 清醒时头痛
- 高碳酸血症
- 低氧血症
- 缺氧
- 易激心境
- 鼻翼煽动
- 精神运动性焦虑不安
- 心动过速
- 呼吸急促
- 视觉紊乱

相关因素

- 气道清除无效
- 呼吸型态无效
- 疼痛

危险人群

- 早产的婴儿

相关条件

- 肺泡毛细血管膜改变
- 哮喘
- 全身麻醉
- 心脏病
- 通气灌注失衡

领域 4. 活动 / 休息

能量的产生、保存、消耗或平衡。

分类 1. 睡眠 / 休息
熟睡、安眠、轻松、放松或静息状态

编码	诊断	页码
00095	失　眠	238
00096	睡眠剥夺	240
00165	愿意改善睡眠	241
00198	睡眠型态紊乱	242

分类 2. 活动 / 锻炼
移动部分肢体（活动），做工作，或从事活动，常常（但不总是）对抗阻力

编码	诊断	页码
00298	活动耐受性降低	243
00299	有活动耐受性降低的危险	244
00040	有失用综合征的危险	245
00091	床上活动障碍	246
00085	躯体移动障碍	247
00089	轮椅移动障碍	249
00237	坐位障碍	251
00238	站立障碍	252
00090	移动能力障碍	253
00088	步行障碍	254

分类 3. 能量平衡
能源摄入与消耗的和谐动态平衡状态

编码	诊断	页码
00273	能量场失衡	255
00093	疲　乏	256
00154	漫　游	258

分类 4. 心血管 / 肺反应
支持活动 / 休息的心肺机制

编码	诊断	页码
00032	呼吸型态无效	259
00029	心输出量减少	261
00240	有心输出量减少的危险	262
00311	有心血管功能受损的危险	263
00278	淋巴水肿自我管理无效	264
00281	有淋巴水肿自我管理无效的危险	266
00033	自主通气受损	267
00267	有血压不稳定的危险	268
00291	有血栓形成的危险	269
00200	有心脏组织灌注减少的危险	270
00201	有脑组织灌注无效的危险	271
00204	周围组织灌注无效	272
00228	有周围组织灌注无效的危险	273
00034	呼吸机戒断反应性功能障碍	274
00318	成人呼吸机戒断反应性功能障碍	276

分类 5. 自理
从事自理和躯体功能活动的能力

编码	诊断	页码
00108	沐浴自理缺陷	278
00109	更衣自理缺陷	279
00102	进食自理缺陷	280
00110	如厕自理缺陷	281
00182	愿意加强自理	282
00193	自我忽视	283

领域 4 · 分类 1 · 诊断编码 00095

失　眠

诊断核心：失眠

通过 2006 · 修订 2017、2020 · 证据水平 3.3

定义：无法进入或维持睡眠，可对功能造成损害。

定义性特征

- 情感改变
- 注意力改变
- 心境改变
- 早醒
- 表达对生活质量不满意
- 表达对睡眠不满意
- 表达健忘
- 表达需要在白天频繁小睡
- 健康状态受损
- 缺勤增加
- 事故增加
- 躯体耐力不足
- 非恢复性睡眠–觉醒周期

相关因素

- 焦虑
- 日均活动量低于同年龄同性别的活动推荐量
- 使用咖啡因
- 照顾者角色紧张
- 饮用含糖饮料
- 抑郁症状
- 不适
- 功能失调的睡眠信念
- 环境干扰
- 恐惧
- 白天频繁小睡
- 睡眠卫生不良
- 生活方式与正常昼夜节律不一致
- 心理韧性低
- 肥胖
- 压力源
- 物质滥用
- 交互式电子设备的使用

危险人群

- 青少年
- 经济窘迫的个体
- 哀伤的个体
- 婚姻状况发生变化的个体

- 夜班工作人员
- 孕晚期孕妇
- 女子
- 老年人
- 轮班工作人员

相关条件

- 慢性疾病
- 激素改变
- 药物制剂

领域 4 · 分类 1 · 诊断编码 00096

睡眠剥夺

诊断核心：睡眠

通过 1998 · 修订 2017

定义：长时间持续的、不具有休息作用的相对意识自然周期性交替。

定义性特征

- 注意力改变
- 焦虑
- 冷漠
- 好斗
- 精神错乱
- 功能性能力下降
- 昏昏欲睡
- 表达困扰
- 疲乏
- 一过性眼球震颤
- 幻觉
- 疼痛敏感性增加
- 易激心境
- 昏睡
- 反应时间延长
- 精神运动性焦虑不安
- 一过性偏执
- 震颤

相关因素

- 年龄相关的睡眠时相改变
- 日均活动量低于同年龄同性别的活动推荐量
- 不适
- 环境干扰
- 与环境相关的过度刺激
- 深夜精神错乱
- 非恢复性睡眠 – 觉醒周期
- 夜惊
- 梦游
- 持续性节律不同步
- 持续性睡眠卫生不良

危险人群

- 有家族性睡瘫的个体

相关条件

- 周期性肢体运动性疾病
- 原发性中枢神经系统性过度嗜睡
- 发作性睡病
- 神经认知障碍
- 梦魇
- 睡眠呼吸暂停
- 睡眠相关遗尿
- 睡眠相关痛性勃起
- 治疗方案

领域 4・分类 1・诊断编码 00165

愿意改善睡眠

诊断核心：睡眠

通过 2002・修订 2013・证据水平 2.1

定义：自然、周期性相对意识交替状态，以提供休息，并维持期望的生活方式，这种状态可被加强。

定义性特征

- 表达加强睡眠
- 觉醒周期的意愿

如果该诊断的证据水平未达到 2.1 及以上，在 2024—2026 版本的 NANDA- I 分类系统中将废弃该诊断。

领域 4 · 分类 1 · 诊断编码 00198

睡眠型态紊乱

诊断核心：睡眠型态

通过 1980 · 修订 1998、2006 · 证据水平 2.1

定义： 外部因素引起的时间限制性觉醒

定义性特征

- 日常运作困难
- 入睡困难
- 维持睡眠状态困难
- 表达对睡眠不满意
- 表达疲劳
- 非恢复性睡眠
- 非自主觉醒

相关因素

- 睡眠同伴引起的干扰
- 环境干扰
- 私密性不足

相关条件

- 制动

领域 4 · 分类 2 · 诊断编码 00298

活动耐受性降低

诊断核心：活动耐受性

通过 2020 · 证据水平 3.2

定义：完成必要或预期日常活动的耐力不足。

定义性特征

- 活动时血压异常
- 活动时心率异常
- 要求活动时焦虑
- 心电图变化
- 劳累性不适
- 劳累性呼吸困难
- 表达疲乏
- 全身无力

相关因素

- 肌力下降
- 抑郁症状
- 害怕疼痛
- 供氧 / 需氧失衡
- 躯体移动障碍
- 缺乏活动经验
- 肌肉量不足
- 营养不良
- 疼痛
- 躯体功能失调
- 久坐的生活方式

危险人群

- 有活动耐受性降低史的个体
- 老年人

相关条件

- 肿瘤
- 神经退行性疾病
- 呼吸障碍
- 脑外伤
- 维生素 D 缺乏

领域 4 · 分类 2 · 诊断编码 00299

有活动耐受性降低的危险

诊断核心：活动耐受性

通过 2020 · 证据水平 3.2

定义：容易出现完成必要或预期日常活动的耐力不足。

危险因素

- 肌力下降
- 抑郁症状
- 害怕疼痛
- 供氧 / 需氧失衡
- 躯体移动障碍
- 缺乏活动经验
- 肌肉量不足
- 营养不良
- 疼痛
- 躯体功能失调
- 久坐的生活方式

危险人群

- 有活动耐受性降低史的个体
- 老年人

相关条件

- 肿瘤
- 神经退行性疾病
- 呼吸障碍
- 脑外伤
- 维生素 D 缺乏

领域 4 · 分类 2 · 诊断编码 00040

有失用综合征的危险

诊断核心：失用综合征

通过 1988 · 修订 2013、2017

定义： 易于出现因医嘱或不可避免的骨骼肌肉活动减少引起的机体系统功能下降，可能损害健康。

危险因素

– 疼痛

相关条件

– 意识水平下降

– 制动

– 瘫痪

– 规定的移动限制

如果该诊断的证据水平未达到 2.1 及以上，在 2024—2026 版本的 NANDA- I 分类系统中将废弃该诊断。

领域 4 · 分类 2 · 诊断编码 00091

床上活动障碍

诊断核心：运动

通过 1998 · 修订 2006、2017、2020 · 证据水平 2.1

定义：独立改变卧位姿势受限。

定义性特征

- 直腿坐位和仰卧位之间变换困难
- 俯卧位和仰卧位之间变换困难
- 坐位和仰卧位之间变换困难
- 够到床上的物品困难
- 床上变换体位困难
- 回到床上困难
- 床上翻身困难
- 床边坐位困难
- 左右转动困难

相关因素

- 认知功能障碍
- 灵活性下降
- 环境约束
- 姿势平衡受损
- 床头板角度不足
- 缺乏移动策略的知识
- 肌力不足
- 肥胖
- 疼痛
- 躯体功能失调

危险人群

- 儿童
- 经历长期卧床休息的个体
- 术后早期的个体
- 老年人

相关条件

- 人工呼吸
- 危重疾病
- 痴呆
- 排水管
- 骨骼肌受损
- 神经退行性疾病
- 神经肌肉疾病
- 帕金森病
- 药物制剂
- 镇静状态

领域 4 · 分类 2 · 诊断编码 00085

躯体移动障碍

诊断核心：运动

通过 1973 · 修订 1998、2013、2017 · 证据水平 2.1

定义：身体或一个以上肢体独立、有目的的移动受限。

定义性特征

- 步态改变
- 精细运动技能下降
- 粗大运动技能下降
- 活动范围减少
- 转弯困难
- 进行替换动作
- 表达不适
- 活动性震颤
- 姿势不稳定
- 反应时间延长
- 活动缓慢
- 运动痉挛
- 活动不协调

相关因素

- 焦虑
- 体重指数 > 第 75 个百分点（同年龄同性别）
- 认知功能障碍
- 关于可接受活动的文化信念
- 活动耐受性降低
- 肌肉控制能力下降
- 肌力下降
- 失用
- 环境支持不足
- 缺乏躯体活动价值的知识
- 肌肉量不足
- 躯体耐力不足
- 关节僵硬
- 营养不良
- 神经行为表现
- 疼痛
- 躯体功能失调
- 拒绝开始活动
- 久坐的生活方式

相关条件

– 骨骼结构完整性改变
– 挛缩
– 抑郁
– 发育障碍
– 代谢异常
– 骨骼肌受损
– 神经肌肉疾病
– 药物制剂
– 规定的移动限制
– 感知觉受损

领域 4 · 分类 2 · 诊断编码 00089

轮椅移动障碍

诊断核心：运动

通过 1998 · 修订 2006、2017、2020 · 证据水平 3.4

定义：在环境中独立使用轮椅受限。

定义性特征

- 难以向前弯腰从地板上捡起物体
- 折叠或展开轮椅困难
- 向前倾斜去够到头顶上的东西困难
- 手动轮椅上的制动器锁定困难
- 轮椅侧向移动困难
- 将轮椅移出电梯困难
- 通过铰链门导航困难
- 电动轮椅的电池充电器操作困难
- 下坡时操作电动轮椅困难
- 上坡时操作电动轮椅困难
- 在路缘操作电动轮椅困难
- 在平坦的路面操作电动轮椅困难
- 在不平坦的路面操作电动轮椅困难
- 向后操作轮椅困难
- 向前操作轮椅困难
- 在转角处操作轮椅困难
- 轮椅电机操作困难
- 下坡时操作轮椅困难
- 上坡时操作轮椅困难
- 在路缘操作轮椅困难
- 在平坦的路面操作轮椅困难
- 在楼梯上操作轮椅困难
- 在不平坦的路面操作轮椅困难
- 携带物品时操作轮椅困难
- 释放压力困难
- 执行固定车轮定位困难
- 将脚放在轮椅踏板上困难
- 坐轮椅时通过斜坡困难
- 电动轮椅驾驶模式选择困难
- 电动轮椅速度选择困难
- 转移重量困难
- 坐在轮椅上保持平衡困难
- 在撞到东西之前停下轮椅困难
- 离开轮椅困难
- 向轮椅转移困难
- 在车轮定位时移动到位困难

相关因素

- 心境改变
- 认知功能障碍
- 环境约束
- 轮椅尺寸调整不足
- 缺乏轮椅使用的知识
- 肌力不足
- 躯体耐力不足
- 神经行为表现
- 肥胖
- 疼痛
- 躯体功能失调
- 物质滥用
- 未解决的视力不足

危险人群

- 短期使用轮椅的个体
- 老年人
- 有轮椅跌落史的个体

相关条件

- 骨骼肌受损
- 神经肌肉疾病
- 视力障碍

领域 4 · 分类 2 · 诊断编码 00237

坐位障碍

诊断核心：坐位

通过 2013 · 修订 2017 · 证据水平 2.1

定义：独立和有目的地达到和（或）维持由臀部和大腿支持的休息体位的能力受限。在这种体位下，躯干为直立状态。

定义性特征

- 在不平坦的表面调整一侧或双侧下肢位置的能力受损
- 达到姿势平衡困难
- 屈曲或移动双侧髋部困难
- 屈曲或移动双侧膝部困难
- 维持姿势平衡困难
- 体重难以承受躯干的压力

相关因素

- 认知功能障碍
- 精力不足
- 肌力不足
- 营养不良
- 神经行为表现
- 疼痛
- 自我强加的释压姿势

相关条件

- 代谢异常
- 精神障碍
- 神经性障碍
- 矫形手术
- 规定的体位
- 肌肉减少症

领域 4 · 分类 2 · 诊断编码 00238

站立障碍

诊断核心：站立位

通过 2013 · 修订 2017 · 证据水平 2.1

定义：独立和有目的地达到和（或）维持从头到脚的身体直立姿势的能力受限。

定义性特征

- 在不平坦的表面调整一侧或双侧下肢位置的能力受损
- 达到姿势平衡困难
- 伸展一侧或双侧髋部困难
- 伸展一侧或双侧膝部困难
- 屈曲一侧或双侧髋部困难
- 屈曲一侧或双侧膝部困难
- 维持姿势平衡困难
- 移动一侧或双侧髋部困难
- 移动一侧或双侧膝部困难
- 体重难以承受躯干的压力

相关因素

- 情感障碍过度
- 精力不足
- 肌力不足
- 躯体耐力不足
- 营养不良
- 肥胖
- 疼痛
- 自我强加的释压姿势

相关条件

- 循环灌注障碍
- 代谢异常
- 下肢损伤
- 神经性障碍
- 规定的体位
- 肌肉减少症
- 外科手术

领域 4 · 分类 2 · 诊断编码 00090

移动能力障碍

诊断核心：移动能力

通过 1998 · 修订 2006、2017 · 证据水平 2.1

定义： 在两个近距离平面间的独立活动受限。

定义性特征

- 在床椅之间移动困难
- 在卧位与站立位之间转换困难
- 在车椅之间移动困难
- 在椅子和地面之间移动困难
- 在坐位与站立位之间转换困难
- 在地面与站立位之间转换困难
- 在不平坦的表面之间移动困难
- 出入浴缸困难
- 出入淋浴间困难
- 在床旁马桶如厕困难
- 在洗手间如厕困难

相关因素

- 认知功能障碍
- 环境约束
- 姿势平衡受损
- 缺乏转移技术的知识
- 肌力不足
- 神经行为表现
- 肥胖
- 疼痛
- 躯体功能失调

相关条件

- 骨骼肌受损
- 神经肌肉疾病
- 视力障碍

领域 4 · 分类 2 · 诊断编码 00088

步行障碍

诊断核心：步行

通过 1998 · 修订 2006、2017 · 证据水平 2.1

定义：通过双脚在环境中的独立活动受限。

定义性特征

- 下坡时行走困难
- 上坡时行走困难
- 在不平坦的表面行走困难
- 行走至要求的距离困难
- 上楼困难
- 跨过路缘困难

相关因素

- 心境改变
- 认知功能障碍
- 环境约束
- 害怕跌倒
- 缺乏移动策略的知识
- 肌力不足
- 躯体耐力不足
- 神经行为表现
- 肥胖
- 疼痛
- 躯体功能失调

相关条件

- 脑血管疾病
- 姿势平衡受损
- 骨骼肌受损
- 神经肌肉疾病
- 视力障碍

领域 4 · 分类 3 · 诊断编码 00273

能量场失衡

诊断核心：能量场平衡

通过 2016 · 证据水平 2.1

定义：人体能量的主流中断，该能量常常是一个连续性整体，并且是唯一、动态、有创造力和非线性的。

定义性特征

- 能量流受阻
- 堵塞的能量场型态
- 能量流拥挤
- 能量场型态节奏不和谐
- 能量流的能量缺乏
- 表达需要重新获得整体感
- 能量流活动过度
- 不规律的能量场型态
- 能量场区域的磁引力
- 能量场型态的脉动频率
- 能量流的脉动感
- 随机能量场型态
- 快速的能量场型态
- 缓慢的能量场型态
- 有力的能量场型态
- 能量流中的低温差异
- 能量流中的高温差异
- 能量流中的刺痛感
- 能量场型态紊乱
- 能量流中的非同步节奏感
- 虚弱的能量场型态

相关因素

- 焦虑
- 不适
- 压力过多
- 阻断能量场型态或能量流的干预措施
- 疼痛

危险人群

- 经历生活转型的个体
- 经历个人危机的个体

相关条件

- 健康状态受损
- 伤害

领域 4 · 分类 3 · 诊断编码 00093

疲乏

诊断核心：疲乏

通过 1988 · 修订 1998、2017、2020 · 证据水平 3.2

定义：压倒性的持续性耗竭感和正常水平的躯体及心理工作能力下降。

定义性特征

- 注意力改变
- 冷漠
- 有氧运动能力下降
- 步态速度降低
- 维持日常体力活动困难
- 维持日常事务困难
- 对周围环境无兴趣
- 昏昏欲睡
- 表达性欲改变
- 表达道德败坏
- 表达挫败
- 表达缺乏能量
- 表达对通过常规的能量回收策略不放心
- 表达疲劳
- 表达无力感
- 角色扮演不足
- 躯体症状增加
- 对休息的需要增加
- 躯体耐力不足
- 内省
- 昏睡
- 疲劳

相关因素

- 睡眠 – 觉醒周期改变
- 焦虑
- 抑郁症状
- 环境约束
- 脑力消耗增加
- 强体力活动增加
- 营养不良
- 非刺激性生活方式
- 疼痛
- 躯体功能失调
- 压力源

危险人群

- 暴露于负性生活事件的个体
- 职业要求苛刻的个体
- 孕妇
- 经历生产的女子

相关条件

- 贫血
- 化学疗法
- 慢性疾病
- 慢性炎症
- 痴呆
- 卒中
- 纤维肌痛
- 下丘脑—垂体—肾上腺轴失调
- 重症肌无力
- 肿瘤
- 放射疗法

领域 4 · 分类 3 · 诊断编码 00154

漫　游

诊断核心：徘徊

通过 2000 · 修订 2017

定义： 漫步、无目的或反复移动，将个体暴露于危险中；经常与边界、限制或障碍物不一致。

定义性特征

- 私自出走行为
- 从一个地点到另一个地点的频繁移动
- 烦躁不安的运动
- 随意的运动
- 活动过多
- 运动与非运动交织
- 在非授权的空间中运动
- 导致走失的活动
- 无法轻易被劝阻的活动
- 长期无明显目的地的活动
- 踱步
- 活动期和非活动期交织
- 为寻找某物的持续性活动
- 扫描行为
- 探究行为
- 尾随照顾者的行为
- 非法入侵

相关因素

- 睡眠 – 觉醒周期改变
- 认知功能障碍
- 期望回家
- 与环境相关的过度刺激
- 神经行为表现
- 生理状态
- 和熟悉的环境分离

危险人群

- 有病前行为的个体

相关条件

- 皮质萎缩
- 心理障碍
- 镇静状态

如果该诊断的证据水平未达到 2.1 及以上，在 2024—2026 版本的 NANDA-I 分类系统中将废弃该诊断。

领域 4 · 分类 4 · 诊断编码 00032

呼吸型态无效

诊断核心：呼吸型态

通过 1980 · 修订 1996、1998、2010、2017、2020 · 证据水平 3.3

定义： 吸气和（或）呼气未能提供充足的通气。

定义性特征

- 腹部反常呼吸型态
- 胸部运动幅度改变
- 潮气量改变
- 呼吸过缓
- 发绀
- 呼气压力下降
- 吸气压力下降
- 每分通气量减少
- 最大容积减少
- 高碳酸血症
- 过度通气
- 通气不足
- 低氧血症
- 缺氧
- 胸部前后径增加
- 鼻翼煽动
- 端坐呼吸
- 呼气相时间延长
- 缩唇呼吸
- 肋下回缩
- 呼吸急促
- 使用辅助肌呼吸
- 使用三分位

相关因素

- 焦虑
- 抑制肺扩张的体位
- 疲乏
- 强体力活动增加
- 肥胖
- 疼痛

危险人群

- 年轻女子

相关条件

- 骨性畸形
- 血清氢浓度升高

- 胸壁畸形
- 慢性阻塞性肺病
- 危重疾病
- 心脏病
- 过度通气综合征
- 通气不足综合征
- 气道阻力增加
- 骨骼肌受损
- 神经性幼稚
- 神经性损伤
- 神经肌肉疾病
- 肺顺应性下降
- 睡眠－呼吸暂停综合征
- 脊髓损伤

领域 4 · 分类 4 · 诊断编码 00029

心输出量减少

诊断核心：心输出量

通过 1975 · 修订 1996、2000、2017

定义：心脏泵出的血量不足以满足机体的代谢需求。

定义性特征

心率 / 心律改变

- 心动过缓
- 心电图变化
- 心悸
- 心动过速

前负荷改变

- 中心静脉压下降
- 肺动脉楔压下降
- 水肿
- 疲乏
- 心脏杂音
- 中心静脉压上升
- 肺动脉楔压增加
- 颈静脉扩张
- 体重增加

后负荷改变

- 皮肤颜色异常
- 血压改变
- 皮肤湿冷
- 外周脉搏减弱
- 肺血管阻力降低
- 系统血管阻力下降
- 呼吸困难
- 肺血管阻力增加
- 系统血管阻力增加
- 少尿
- 毛细血管再充盈时间延长

收缩力改变

- 不规则呼吸音
- 咳嗽
- 心脏指数下降
- 射血分数减少
- 左心室每搏做功指数下降
- 每搏容积指数下降
- 端坐呼吸
- 阵发性夜间呼吸困难
- 出现第三心音
- 出现第四心音

行为 / 情绪

- 焦虑
- 精神运动性焦虑不安

相关因素

- 待定

相关条件

- 后负荷改变
- 伸缩力改变
- 心率改变
- 心律改变
- 前负荷改变
- 每搏输出量改变

如果该诊断的证据水平未达到 2.1 及以上，在 2024—2026 版本的 NANDA-I 分类系统中将废弃该诊断。

领域 4 · 分类 4 · 诊断编码 00240

有心输出量减少的危险

诊断核心：心输出量

通过 2013 · 修订 2017 · 证据水平 2.1

定义：易于出现心脏泵血量不足以满足机体的代谢需求，可能损害健康。

危险因素

- 待定

相关条件

- 后负荷改变
- 伸缩力改变
- 心率改变
- 心律改变
- 前负荷改变
- 每搏输出量改变

如果该诊断无修改的危险因素，在 2024—2026 版本的 NANDA-I 分类系统中将废弃该诊断。

领域 4 · 分类 4 · 诊断编码 00311

有心血管功能受损的危险

诊断核心：心血管功能

通过 2020 · 证据水平 3.4

定义：易受物质转运、体内动态平衡、组织代谢残留物清除和器官功能的干扰，可能会损害健康。

危险因素

- 焦虑
- 日均活动量低于同年龄同性别的活动推荐量
- 体重指数高于同年龄同性别的正常范围
- 与同年龄同性别的标准相比，脂肪积聚过多
- 饮酒过多
- 压力过多
- 膳食习惯不良
- 缺乏可调节因素的知识
- 未注意二手烟
- 血糖水平管理无效
- 血压管理无效
- 脂质平衡管理无效
- 吸烟
- 物质滥用

危险人群

- 经济窘迫的个体
- 有糖尿病家族史的个体
- 有血脂异常家族史的个体
- 有高血压家族史的个体
- 有代谢综合征家族史的个体
- 有肥胖家族史的个体
- 有心血管事件史的个体
- 男子
- 老年人
- 绝经后的女子

相关条件

- 抑郁
- 糖尿病
- 血脂异常
- 高血压
- 胰岛素抵抗
- 药物制剂

领域 4 · 分类 4 · 诊断编码 00278

淋巴水肿自我管理无效

诊断核心：淋巴水肿自我管理

通过 2020 · 证据水平 2.1

定义：与淋巴血管或淋巴结阻塞或紊乱有关的水肿症的症状、治疗方案、身体、心理社会和精神后果以及生活方式改变的管理都不能令人满意。

定义性特征

淋巴水肿体征

- 受影响肢体纤维化
- 感染复发
- 受影响的肢体肿胀

淋巴水肿症状

- 表达对生活质量不满意
- 报告受影响肢体的不适感
- 报告受影响肢体的沉重感
- 报告受影响肢体的紧绷感

行　为

- 日均活动量低于同年龄同性别的活动推荐量
- 手动淋巴引流不足
- 对受影响地区的保护不足
- 夜间绷带使用不当
- 膳食不当
- 皮肤护理不当
- 压缩服使用不当
- 未注意搬运重物
- 未注意极端温度
- 未注意淋巴水肿体征
- 未注意淋巴水肿症状
- 未注意日光暴露
- 受影响肢体的运动范围减小
- 拒绝夜间使用绷带
- 拒绝使用压缩服

相关因素

- 认知功能障碍
- 竞争性需求
- 竞争性生活方式偏好
- 健康素养不良
- 缺乏治疗方案的知识
- 采取措施的依据不足

- 健康行为与社会规范之间冲突
- 感知生活质量下降
- 获得社区资源困难
- 复杂治疗方案的管理困难
- 熟悉复杂的医疗体系困难
- 决策困难
- 对行动计划的承诺不足
- 社会支持不足
- 执行治疗方案各方面的能力有限
- 低自我效能
- 对治疗方案的负性感受
- 神经行为表现
- 不接受疾病
- 角色榜样不足
- 对治疗方案的感知障碍
- 疾病相关的社会耻辱感知
- 对情况严重性的非现实性感知
- 对后遗症易感性的非现实性感知
- 对治疗益处的非现实性感知

危险人群

- 青少年
- 儿童
- 经济窘迫的个体
- 有健康自我管理无效史的个体
- 决策经验有限的个体
- 文化程度低的个体
- 老年人

相关条件

- 化学疗法
- 慢性静脉功能不全
- 发育障碍
- 感染
- 侵入性过程
- 大手术
- 肿瘤
- 肥胖
- 放射疗法
- 淋巴结摘除
- 创伤

领域 4 · 分类 4 · 诊断编码 00281

有淋巴水肿自我管理无效的危险

诊断核心：淋巴水肿自我管理

通过 2020 · 证据水平 2.1

定义：容易出现与淋巴血管或淋巴结阻塞或紊乱有关的水肿症的症状、治疗方案、身体、心理社会和精神后果以及生活方式改变的管理都不能令人满意，可能损害健康。

危险因素

- 认知功能障碍
- 竞争性需求
- 竞争性生活方式偏好
- 健康行为与社会规范之间冲突
- 感知生活质量下降
- 获得社区资源困难
- 复杂治疗方案的管理困难
- 熟悉复杂的医疗体系困难
- 决策困难
- 对行动计划的承诺不足
- 健康素养不良
- 缺乏治疗方案的知识
- 采取措施的依据不足
- 角色榜样不足
- 社会支持不足
- 执行治疗方案各方面的能力有限
- 低自我效能
- 对治疗方案的负性感受
- 神经行为表现
- 不接受疾病
- 对治疗方案的感知障碍
- 疾病相关的社会耻辱感知
- 对情况严重性的非现实性感知
- 对后遗症易感性的非现实性感知
- 对治疗益处的非现实性感知

危险人群

- 青少年
- 儿童
- 经济窘迫的个体
- 有健康自我管理无效史的个体
- 决策经验有限的个体
- 文化程度低的个体
- 老年人

相关条件

- 化学疗法
- 慢性静脉功能不全
- 发育障碍
- 感染
- 侵入性过程
- 大手术
- 肿瘤
- 肥胖
- 放射疗法
- 淋巴结摘除
- 创伤

领域 4 · 分类 4 · 诊断编码 00033

自主通气受损

诊断核心：自主通气

通过 1992 · 修订 2017

定义：无法开始和（或）维持独立呼吸，以便能够支持生命。

定义性特征

- 忧虑
- 动脉血氧饱和度下降
- 合作减少
- 氧分压下降
- 潮气量下降
- 辅助肌使用增加
- 心率加快
- 代谢率增加
- 二氧化碳分压（PCO_2）增加
- 精神运动性焦虑不安

相关因素

- 呼吸肌疲劳

相关条件

- 代谢异常

如果该诊断的证据水平未达到 2.1 及以上，在 2024—2026 版本的 NANDA-I 分类系统中将废弃该诊断。

领域 4 · 分类 4 · 诊断编码 00267

有血压不稳定的危险

诊断核心：血压平稳

通过 2016 · 证据水平 2.1

定义：易于出现血液流经动脉时的波动性压力，可能损害健康。

危险因素

- 与用药方案不一致
- 静态平衡位

相关条件

- 药物制剂的副作用
- 可卡因副作用
- 心律失常
- 库欣综合征
- 水潴留
- 体液转移
- 激素改变
- 甲状旁腺功能亢进
- 甲状腺功能亢进
- 甲状腺功能减退
- 颅内压升高
- 药物制剂
- 药物制剂的快速吸收和分配
- 交感神经反应

领域 4 · 分类 4 · 诊断编码 00291

有血栓形成的危险

诊断核心：血栓形成

通过 2020 · 证据水平 2.1

定义：容易出现血栓阻塞血管，血栓可能破裂并滞留在另一条血管中，可能损害健康。

危险因素

- 导致动脉粥样硬化的膳食
- 脱水
- 压力过多
- 躯体移动障碍
- 缺乏可调节因素的知识
- 预防措施管理无效
- 用药自我管理无效
- 肥胖
- 久坐的生活方式
- 吸烟

危险人群

- 经济窘迫的个体
- 个体年龄≥ 60 岁
- 有血栓性疾病家族史的个体
- 有血栓性疾病史的个体
- 孕妇
- 产后 6 周内的女子

相关条件

- 主动脉粥样斑块
- 自身免疫性疾病
- 凝血障碍
- 慢性炎症
- 危重疾病
- 糖尿病
- 血脂异常
- 血管内手术
- 心脏病
- 血液病
- 高敏感性疾病
- 激素疗法
- 高同型半胱氨酸血症
- 感染
- 肾病
- 医疗器械
- 代谢综合征
- 肿瘤
- 外科手术
- 创伤
- 血管疾病

领域 4 · 分类 4 · 诊断编码 00200

有心脏组织灌注减少的危险

诊断核心：组织灌注

通过 2008 · 修订 2013、2017 · 证据水平 2.1

定义：易于出现心脏（冠状动脉）循环血量减少，可能损害健康。

危险因素

- 缺乏可调节因素的知识
- 物质滥用

危险人群

- 有心血管疾病家族史的个体

相关条件

- 心脏压塞
- 心血管手术
- 冠状动脉痉挛
- 糖尿病
- C 反应蛋白升高
- 高脂血症
- 高血压
- 血容量减少
- 低氧血症
- 缺氧
- 药物制剂

领域 4 · 分类 4 · 诊断编码 00201

有脑组织灌注无效的危险

诊断核心：组织灌注

通过 2008 · 修订 2013、2017 · 证据水平 2.1

定义：易于出现脑组织循环血量减少，可能损害健康。

危险因素

- 物质滥用

危险人群

- 有近期心肌梗死史的个体

相关条件

- 血清部分凝血活酶时间异常
- 血清凝血酶原时间异常
- 左心室壁无运动节段
- 动脉剥离
- 主动脉粥样斑块
- 动脉纤维化
- 动脉黏液瘤
- 凝血障碍
- 脑损伤
- 脑肿瘤
- 颈动脉狭窄
- 脑动脉瘤
- 扩张型心肌病
- 弥漫性血管内凝血
- 栓塞
- 高胆固醇血症
- 高血压
- 感染性心内膜炎
- 机械性人工瓣膜
- 二尖瓣狭窄
- 药物制剂
- 病窦综合征
- 治疗方案

如果该诊断无新增危险因素，在 2024—2026 版本的 NANDA-I 分类系统中将废弃该诊断。

领域 4 · 分类 4 · 诊断编码 00204

周围组织灌注无效

诊断核心：组织灌注

通过 2008 · 修订 2010、2017 · 证据水平 2.1

定义： 周围循环血量减少，可能损害健康。

定义性特征

- 无外周脉搏
- 运动功能改变
- 皮肤特征改变
- 臂踝指数 < 0.90
- 毛细血管再充盈时间 > 3 秒
- 抬高下肢 1 分钟后，皮肤颜色未恢复
- 四肢血压下降
- 6 分钟步行测验无痛距离减少
- 外周脉搏减弱
- 外周伤口愈合延迟
- 6 分钟步行试验距离低于正常范围
- 水肿
- 肢体疼痛
- 股动脉杂音
- 间歇性跛行
- 感觉异常
- 伴随肢体抬高的皮肤颜色苍白

相关因素

- 钠摄入过多
- 缺乏病程的知识
- 缺乏可调节因素的知识
- 久坐的生活方式
- 吸烟

相关条件

- 糖尿病
- 血管内手术
- 高血压
- 创伤

领域 4 · 分类 4 · 诊断编码 00228

有周围组织灌注无效的危险

诊断核心：组织灌注

通过 2010 · 修订 2013、2017 · 证据水平 2.1

定义：易于出现周围循环血量减少，可能损害健康。

危险因素

- 钠摄入过多
- 缺乏病程的知识
- 缺乏可调节因素的知识
- 久坐的生活方式
- 吸烟

相关条件

- 糖尿病
- 血管内手术
- 高血压
- 创伤

领域 4 · 分类 4 · 诊断编码 00034

呼吸机戒断反应性功能障碍

诊断核心：呼吸机戒断反应

通过 1992 · 修订 2017

定义：无法调节低水平的机械性呼吸机支持，从而干扰和延长戒断反应。

定义性特征

轻　度

- 呼吸不适
- 表达温暖感
- 疲乏
- 害怕机器功能障碍
- 对呼吸的关注增加
- 呼吸频率轻度高于基础水平
- 感知氧需求增加
- 精神运动性焦虑不安

中　度

- 皮肤颜色异常
- 忧虑
- 血压高于基础水平（ < 20 mmHg）
- 听诊示气体进入减少
- 出汗
- 合作困难
- 应答训练困难
- 表情恐惧
- 心率高于基础水平（ < 20 次 / 分）
- 过度关注活动
- 最少化使用呼吸辅助肌
- 呼吸频率较基础水平中度增加

重　度

- 不规则呼吸音
- 呼吸与呼吸机不同步
- 血压高于基础水平（ ≥ 20 mmHg）
- 动脉血气低于基线
- 喘气
- 心率高于基础水平（ ≥ 20 次 / 分）
- 矛盾的腹式呼吸
- 大量出汗
- 浅快呼吸
- 呼吸频率较基础水平显著增加
- 使用重要的辅助肌呼吸

相关因素

生理因素

- 睡眠 – 觉醒周期改变
- 气道清除无效
- 营养不良
- 疼痛

心　理

- 焦虑
- 动机减弱
- 恐惧
- 绝望
- 缺乏戒断过程的知识
- 对卫生人员的信任不足
- 低自尊
- 无能为力
- 对戒断能力不确定

情　境

- 环境干扰
- 呼吸机戒断过程的步骤不当
- 无法控制的情境性能量需求

危险人群

- 有尝试戒断不成功史的个体
- 有呼吸机依赖 > 4 天的个体

相关条件

- 意识水平下降

该诊断的制定最初针对新生儿。如果关于新生儿和（或）儿童的证据水平未达到 2.1 及以上，在 2024—2026 版本的 NANDA-I 分类系统中将废弃该诊断。

领域 4 · 分类 4 · 诊断编码 00318

成人呼吸机戒断反应性功能障碍

诊断核心：呼吸机戒断反应

通过 2020 · 证据水平 3.2

定义：年龄 >18 岁，至少需要 24 小时机械通气的个体，无法成功过渡到自然通气。

定义性特征

早期反应（ < 30 分钟）

- 不规则呼吸音
- 耳道气道分泌物
- 血压下降（< 90 mmHg 或低于基线 > 20%）
- 心率下降（低于基线 > 20%）
- 氧饱和度下降（吸氧比 > 40% 时 < 90%）
- 表达忧虑
- 表达困扰
- 表达害怕机器功能障碍
- 表达温暖感
- 过度关注活动
- 血压上升（收缩压 > 180 mmHg 或高于基线 > 20%）
- 心率上升（> 140 次 / 分或高于基线 > 20%）
- 呼吸频率上升（> 35 次 / 分或高于基线 > 50%）
- 鼻翼煽动
- 气喘
- 矛盾的腹式呼吸
- 感知氧需求增加
- 精神运动性焦虑不安
- 浅快呼吸
- 使用重要的辅助肌呼吸
- 吃惊的表情

中期反应（30~90 分钟）

- pH 值下降（< 7.32 或低于基线 > 0.07）
- 出汗
- 配合指导困难
- 高碳酸血症（二氧化碳分压 > 50 mmHg 或高于基线 > 8 mmHg）
- 低氧血症 (氧分压 50% 或氧流量 > 6 L/min)

晚期反应（ > 90 分钟）

- 心跳呼吸骤停
- 发绀
- 疲乏
- 近期发作的心律失常

相关因素

- 睡眠 – 觉醒周期改变
- 过多的气道分泌物
- 咳嗽无效
- 营养不良

危险人群

- 有尝试戒断失败史的个体
- 有肺病史的个体
- 有长期依赖呼吸机史的个体
- 有意外拔管史的个体
- 拔管前指标不佳的个体
- 老年人

相关条件

- 酸碱失衡
- 贫血
- 心源性休克
- 意识水平下降
- 重症监护病房获得性膈肌功能障碍
- 内分泌系统疾病
- 心脏病
- 高敏感性疾病
- 体温过高
- 低氧血症
- 感染
- 神经肌肉疾病
- 药物制剂
- 电解质失衡

领域 4 · 分类 5 · 诊断编码 00108

沐浴自理缺陷

诊断核心：沐浴自理

通过 1980 · 修订 1998、2008、2017 · 证据水平 2.1

定义： 无法独立完成清洁活动。

定义性特征

- 进入浴室困难
- 取水困难
- 擦干身体困难
- 收集沐浴用物困难
- 调节沐浴的水温困难
- 沐浴困难

相关因素

- 焦虑
- 认知功能障碍
- 动机减弱
- 环境约束
- 躯体移动障碍
- 神经行为表现
- 疼痛
- 虚弱

危险人群

- 老年人

相关条件

- 感知身体部位的能力受损
- 感知空间关系的能力受损
- 肌肉骨骼疾病
- 神经肌肉疾病

领域 4 · 分类 5 · 诊断编码 00109

更衣自理缺陷

诊断核心：穿衣自理

通过 1980 · 修订 1998、2008、2017 · 证据水平 2.1

定义：无法独立穿上或脱下衣服。

定义性特征

- 选择衣服困难
- 扣紧衣服困难
- 收集衣服困难
- 维持外表困难
- 拿衣服困难
- 下半身穿衣困难
- 上半身穿衣困难
- 穿各种衣服困难
- 脱衣困难
- 使用辅助性器械困难
- 使用拉链困难

相关因素

- 焦虑
- 认知功能障碍
- 动机减弱
- 不适
- 环境约束
- 疲乏
- 神经行为表现
- 疼痛
- 虚弱

相关条件

- 骨骼肌受损
- 神经肌肉疾病

领域 4 · 分类 5 · 诊断编码 00102

进食自理缺陷

诊断核心：进食自理

通过 1980 · 修订 1998、2008、2017 · 证据水平 2.1

定义：无法独立进食。

定义性特征

- 将食物送入口中困难
- 咀嚼食物困难
- 把食物放到餐具上困难
- 握持餐具困难
- 控制口中食物困难
- 打开容器困难
- 拿杯子困难
- 准备食物困难
- 自行完整进食困难
- 以可接受的方式自行进食困难
- 吞咽食物困难
- 吞咽足量食物困难
- 使用辅助性器械困难

相关因素

- 焦虑
- 认知功能障碍
- 动机减弱
- 不适
- 环境约束
- 疲乏
- 神经行为表现
- 疼痛
- 虚弱

相关条件

- 骨骼肌受损
- 神经肌肉疾病

领域 4 · 分类 5 · 诊断编码 00110

如厕自理缺陷

诊断核心：如厕自理

通过 1980 · 修订 1998、2008、2017 · 证据水平 2.1

定义：无法独立执行与排尿和排便相关的任务。

定义性特征

- 完成如厕卫生困难
- 冲马桶困难
- 如厕时整理衣服困难
- 如厕困难
- 如厕后起身困难
- 如厕坐位困难

相关因素

- 焦虑
- 认知功能障碍
- 动机减弱
- 环境约束
- 疲乏
- 躯体移动障碍
- 移动能力受损
- 神经行为表现
- 疼痛
- 虚弱

相关条件

- 骨骼肌受损
- 神经肌肉疾病

领域 4・分类 5・诊断编码 00182

愿意加强自理

诊断核心：自理

通过 2006・修订 2013・证据水平 2.1

定义：针对自身从事满足健康相关目标的活动方式，该方式能够被加强。

定义性特征

- 表达加强健康独立性的意愿
- 表达加强生活独立性的意愿
- 表达加强个人发展独立性的意愿
- 表达加强幸福独立性的意愿
- 表达加强自理策略知识的意愿
- 表达加强自理的意愿

领域 4 · 分类 5 · 诊断编码 00193

自我忽视

诊断核心：自我忽视

通过 2008 · 修订 2017 · 证据水平 2.1

定义：一系列文化构成的行为，包括一种或以上的自理活动，在这些活动中，未能维持社会可接受的健康和幸福标准（Gibbons et al, 2006）。

定义性特征

- 环境卫生不良
- 个人卫生不良
- 不依从健康活动

相关因素

- 认知功能障碍
- 害怕机构化
- 执行功能受损
- 无法保持控制
- 生活方式选择
- 神经行为表现
- 压力源
- 物质滥用

相关条件

- 替身综合征
- 前叶功能障碍
- 功能性损伤
- 学习障碍
- 诈病
- 精神障碍
- 精神病性障碍

领域 5. 感知 / 认知

包括注意力、定向力、感觉、感知、认知和沟通的人类信息处理系统。

分类 1. 注意力
注意或观察的心理准备就绪状态

编码	诊断	页码
00123	单侧忽略	286

分类 2. 定向力
对时间、地点和人的意识

编码	诊断	页码
	该分类目前无诊断	287

分类 3. 感觉 / 感知
通过触觉、味觉、嗅觉、视觉、听觉和运动觉感知信息，并且各种感官信息的综合能够进行命名、关联和（或）型态认知

编码	诊断	页码
	该分类目前无诊断	287

分类 4. 认　知
记忆、学习、思维、解决问题、抽象、判断、洞察力、智力、计算和语言的应用

编码	诊断	页码
00128	急性精神错乱	288
00173	有急性精神错乱的危险	289
00129	慢性精神错乱	290
00251	情绪控制不稳	291
00222	冲动控制无效	292
00126	知识缺乏	293
00161	愿意加强知识	294
00131	记忆受损	295
00279	思维过程受损	296

分类 5. 沟　通

发送和接收语言和非语言信息

领域 5 · 分类 1 · 诊断编码 00123

单侧忽略

诊断核心：单侧忽略

通过 1986 · 修订 2006、2017 · 证据水平 2.1

定义：感觉和运动反应、心理表现及对身体和环境的空间注意力受损，特点为忽略一侧，而过度关注相反的一侧。左侧忽略比右侧忽略更严重、更持久。

定义性特征

- 忽略侧的安全行为改变
- 偏音障碍
- 忽略侧无法穿衣
- 无法进食忽略侧盘子中的食物
- 无法梳理忽略侧
- 忽略侧半球无法动眼
- 忽略侧半球无法活动头部
- 忽略侧半球无法活动上肢
- 忽略侧半球无法活动躯干
- 忽略侧无法注意他人接近
- 偏盲
- 在线对分测试的能力受损
- 在线取消测试的能力受损
- 取消目标测试的能力受损
- 脑血管意外引起的左侧偏瘫
- 非忽略侧眼睛对刺激明显偏离
- 非忽略侧躯干对刺激明显偏离
- 忽略被忽略的一侧
- 执拗
- 有代表性的忽略
- 阅读时替换字母以组成其他词汇
- 将疼痛感转移到非忽略侧
- 忽略侧上肢无位置意识
- 单侧视空间忽略
- 仅在写字的时候使用垂直的半页纸

相关因素

- 待定

相关条件

- 脑损伤

如果该诊断无新增相关因素，在 2024—2026 版本的 NANDA-I 分类系统中将废弃该诊断。

领域 5 · 分类 2

该分类目前无诊断

领域 5 · 分类 3

该分类目前无诊断

领域 5 · 分类 4 · 诊断编码 00128

急性精神错乱

诊断核心：精神错乱

通过 1994 · 修订 2006、2017 · 证据水平 2.1

定义：可逆转的意识、注意力、认知和知觉障碍，短期内出现，持续时间 < 3 个月。

定义性特征

- 精神运动表现改变
- 认知功能障碍
- 启动目标指向的行为困难
- 启动有目的的行为困难
- 幻觉
- 缺乏坚持以目标为导向的行为
- 缺乏坚持有目的的行为
- 错误感知
- 神经行为表现
- 精神运动性焦虑不安

相关因素

- 睡眠 – 觉醒周期改变
- 脱水
- 躯体移动障碍
- 躯体限制使用不当
- 营养不良
- 疼痛
- 感觉剥夺
- 物质滥用
- 尿潴留

危险人群

- 个体年龄≥ 60 岁
- 有脑血管意外史的个体
- 男子

相关条件

- 意识水平下降
- 代谢异常
- 感染
- 神经认知障碍
- 药物制剂

领域 5 · 分类 4 · 诊断编码 00173

有急性精神错乱的危险

诊断核心：精神错乱

通过 2006 · 修订 2013、2017 · 证据水平 2.2

定义： 短期内易于出现可逆转的意识、注意力、认知和知觉障碍，可能损害健康。

危险因素

- 睡眠 – 觉醒周期改变
- 脱水
- 躯体移动障碍
- 躯体限制使用不当
- 营养不良
- 疼痛
- 感觉剥夺
- 物质滥用
- 尿潴留

危险人群

- 个体年龄≥ 60 岁
- 有脑血管意外史的个体
- 男子

相关条件

- 意识水平下降
- 代谢异常
- 感染
- 神经认知障碍
- 药物制剂

领域 5 · 分类 4 · 诊断编码 00129

慢性精神错乱

诊断核心：精神错乱

通过 1994 · 修订 2017、2020 · 证据水平 3.1

定义：不可逆转的、进行性的、潜伏的意识、注意力、认知和感知障碍，持续 3 个月以上。

定义性特征

- 人格改变
- 说话时检索信息困难
- 决策困难
- 执行功能的技能受损
- 心理社会功能受损
- 无法从事至少一项日常活动
- 语无伦次
- 远期记忆丧失
- 行为改变明显
- 短期记忆丧失

相关因素

- 慢性悲伤
- 久坐的生活方式
- 物质滥用

危险人群

- 个体年龄≥ 60 岁

相关条件

- 中枢神经系统疾病
- 人类免疫缺陷病毒感染
- 精神障碍
- 神经认知障碍
- 卒中

领域 5 · 分类 4 · 诊断编码 00251

情绪控制不稳

诊断核心：情绪控制

通过 2013 · 修订 2017 · 证据水平 2.1

定义：无法控制的夸张和非自主情绪暴发。

定义性特征

- 无眼神交流
- 哭泣
- 没有悲伤感受的过度哭泣
- 没有愉快感受的过度大笑
- 表达对情绪反应的尴尬
- 表达与促发因素不一致的情绪
- 非语言沟通障碍
- 非自主哭泣
- 非自主大笑
- 社会疏远
- 无法控制的哭泣
- 无法控制的大笑
- 从职业环境中退缩

相关因素

- 情感障碍过度
- 疲乏
- 缺乏症状控制的知识
- 缺乏疾病的知识
- 肌力不足
- 低自尊
- 社交困扰
- 压力源
- 物质滥用

相关条件

- 脑损伤
- 功能性损伤
- 精神障碍
- 心境障碍
- 骨骼肌受损
- 药物制剂
- 躯体残疾

领域 5 · 分类 4 · 诊断编码 00222

冲动控制无效

诊断核心：冲动控制

通过 2010 · 修订 2017 · 证据水平 2.1

定义：在不考虑对冲动个体或对他人的负面后果情况下，对内部或外部刺激的快速、非计划性反应方式。

定义性特征

- 不加思考的行动
- 尽管会引起他人不适但仍然提问私人问题
- 危险行为
- 赌博成瘾
- 调节经济的能力受损
- 个人隐私分享不当
- 易激心境
- 对陌生人过分热情
- 寻找感觉
- 性关系混乱
- 发脾气

相关因素

- 认知功能障碍
- 绝望
- 心境障碍
- 神经行为表现
- 吸烟
- 物质滥用

相关条件

- 发育改变
- 发育障碍
- 神经认知障碍
- 人格障碍

领域 5 · 分类 4 · 诊断编码 00126

知识缺乏

诊断核心：知识

通过 1980 · 修订 2017、2020 · 证据水平 2.3

定义：缺乏特定主体及其获得方式的相关认知信息。

定义性特征

- 指令执行不正确
- 测试表现不正确
- 关于某一主题的不准确陈述
- 行为不当

相关因素

- 焦虑
- 认知功能障碍
- 抑郁症状
- 接触资源的机会不足
- 资源意识不足
- 对学习的承诺不足
- 缺乏信息
- 学习兴趣不足
- 缺乏资源的知识
- 参与照护计划不足
- 对卫生人员的信任不足
- 低自我效能
- 错误信息
- 神经行为表现

危险人群

- 经济窘迫的个体
- 文盲个体
- 文化程度低的个体

相关条件

- 抑郁
- 发育障碍
- 神经认知障碍

领域 5 · 分类 4 · 诊断编码 00161

愿意加强知识

诊断核心：知识

通过 2002 · 证据水平 2.1

定义：与特定主体相关的认知信息或其获得方式，该信息能够被加强。

定义性特征

– 表达加强学习的意愿

领域 5 · 分类 4 · 诊断编码 00131

记忆受损

诊断核心：记忆

通过 1994 · 修订 2017、2020 · 证据水平 3.1

定义：在保持独立进行日常生活活动能力的情况下，持续性无法记住或回忆零星的信息或技能。

定义性特征

- 持续性遗忘在规定的时间从事某种行为
- 获得新技能困难
- 获得新信息困难
- 回忆事件困难
- 回忆事实信息困难
- 回忆家人姓名困难
- 回忆熟悉的物品困难
- 回忆熟悉的词语困难
- 回忆已执行的行为困难
- 保持新技能困难
- 保持新信息困难

相关因素

- 抑郁症状
- 智力刺激不足
- 缺乏动机
- 社会支持不足
- 社交隔离
- 电解质失衡

危险人群

- 经济窘迫的个体
- 个体年龄≥ 60 岁
- 文化程度低的个体

相关条件

- 贫血
- 脑缺氧
- 认知障碍

领域 5・分类 4・诊断编码 00279

思维过程受损

诊断核心：思维过程

通过 2020・证据水平 2.3

定义： 认知功能障碍，影响发展概念、分类、推理和解决问题的心理过程。

定义性特征

- 口头交流困难
- 使用日常生活工具的活动困难
- 思维顺序混乱
- 表达非真实的想法
- 对事件的解释能力受损
- 判断力受损
- 对情境的情绪反应不足
- 为每日的情境寻找应对方法的能力受限
- 做决策的能力受限
- 执行期望的社会角色的能力受限
- 计划活动的能力受限
- 控制冲动的能力受限
- 强迫观念
- 恐惧症
- 猜疑

相关因素

- 急性精神错乱
- 焦虑
- 定向障碍
- 恐惧
- 哀伤
- 非精神病性抑郁症状
- 疼痛
- 压力源
- 物质滥用
- 未解决的创伤

危险人群

- 经济窘迫的个体
- 术后早期的个体
- 老年人
- 孕妇

相关条件

- 脑损伤
- 危重疾病
- 幻觉
- 精神障碍
- 神经退行性疾病
- 药物制剂

领域 5 · 分类 5 · 诊断编码 00157

愿意加强沟通

诊断核心：沟通

通过 2002 · 修订 2013 · 证据水平 2.1

定义：和他人交换信息和观点的方式，这种方式能够被加强。

定义性特征

- 表达加强沟通的意愿

领域 5 · 分类 5 · 诊断编码 00051

语言沟通障碍

诊断核心：语言沟通

通过 1983 · 修订 1996、1998、2017、2020 · 证据水平 3.2

定义：接收、处理、转移和（或）使用一种标志系统的能力下降、迟缓或缺如。

定义性特征

- 无眼神交流
- 失写症
- 替代沟通
- 构音不全
- 失语症
- 增强沟通
- 语量下降
- 语速下降
- 参与社会互动的意愿下降
- 理解沟通困难
- 建立社会互动困难
- 维持沟通困难
- 使用身体表达困难
- 使用面部表达困难
- 选择性注意困难
- 显示负面情绪
- 构音障碍
- 书写障碍
- 言语困难
- 发音困难
- 因谈话而感到疲倦
- 说话能力受损
- 使用身体表达的能力受损
- 使用面部表达的能力受损
- 无法讲照顾者的语言
- 言辞不当
- 固执地拒绝说话
- 说话含糊

相关因素

- 自我概念改变
- 认知功能障碍
- 呼吸困难
- 情绪不稳定
- 环境约束
- 刺激不当
- 低自尊
- 感知易感性
- 心理阻碍
- 价值观与文化规范不一致

危险人群

- 面对躯体障碍的个体
- 术后早期的个体
- 无法言语表达的个体
- 有沟通障碍的个体
- 无重要他人的个体

相关条件

- 感知改变
- 中枢神经系统疾病
- 发育障碍
- 肿瘤
- 神经认知障碍
- 口咽部缺陷
- 外周神经系统疾病
- 精神病性障碍
- 呼吸肌无力
- 流涎
- 松弛性面瘫
- 半侧面肌痉挛
- 运动神经元病
- 言语障碍
- 舌部疾病
- 气管造口术
- 治疗方案
- 腭咽闭合不全
- 声带功能障碍

领域 6. 自我感知

个体对自我的认识。

分类 1. 自我概念 对整体自我的感知		
编码	诊断	页码
00124	绝　望	301
00185	愿意加强希望	302
00174	有人格尊严受损的危险	303
00121	个体认同障碍	304
00225	有个体认同障碍的危险	305
00167	愿意加强自我概念	306

分类 2. 自　尊 对自我价值、能力、重要性和成功的评估		
编码	诊断	页码
00119	长期低自尊	307
00224	有长期低自尊的危险	309
00120	情境性低自尊	310
00153	有情境性低自尊的危险	312

分类 3. 体　像 对自我身体的心理映像		
编码	诊断	页码
00118	体像受损	314

领域 6 · 分类 1 · 诊断编码 00124

绝　望

诊断核心：希望

通过 1986 · 修订 2017、2020 · 证据水平 2.1

定义：感觉自己不会体验到积极的情绪，或不会感到自己的状况有所改善。

定义性特征

- 厌食
- 回避行为
- 情感表达减少
- 主动性下降
- 对刺激的反应减少
- 言语减少
- 抑郁症状
- 表达沮丧
- 表达渺茫的希望
- 表达对未来的不确定感
- 表达对未来的动机不足
- 表达对自我的负性期望
- 表达对未来的负性期望
- 表达对实现目标的无能感
- 参与自理不足
- 高估不幸事件发生的可能性
- 被动
- 报告睡眠 – 觉醒周期改变
- 自杀行为
- 无法想象未来的生活
- 低估积极事件的发生

相关因素

- 慢性压力
- 恐惧
- 社会支持不足
- 对精神力量的信念丧失
- 对卓越的价值观失去信念
- 低自我效能
- 制动时间延长
- 社交隔离
- 未解决的暴力
- 严重疾病的症状失控

危险人群

- 青少年
- 有企图自杀史的个体

- 流离失所的个体
- 经济窘迫的个体
- 经历不孕不育的个体
- 经历重大损失的个体
- 有被遗弃史的个体
- 老年人
- 无业的个体

相关条件

- 危重疾病
- 抑郁
- 躯体状况恶化
- 喂养和进食障碍
- 精神障碍
- 肿瘤
- 绝症

领域 6 · 分类 1 · 诊断编码 00185

愿意加强希望

诊断核心：希望

通过 2006 · 修订 2013、2020 · 证据水平 3.2

定义： 一种动员能量以取得积极结果或避免潜在威胁或消极情况的期望和愿望模式，该模式能够被加强。

定义性特征

- 表达加强设定目标的能力的意愿
- 表达加强对可能性信念的意愿
- 表达加强和目标保持一致的意愿
- 表达增强内心深处力量的意愿
- 表达加强给予和接受照护的意愿
- 表达加强给予和接受关爱的意愿
- 表达加强主动性的意愿
- 表达加强参与自理的意愿
- 表达加强对生活持积极愿景的意愿
- 表达加强解决问题以达到目标的意愿
- 表达加强生活意义感的意愿
- 表达加强精神信仰的意愿

领域 6 · 分类 1 · 诊断编码 00174

有人格尊严受损的危险

诊断核心：人格尊重

通过 2006 · 修订 2013 · 证据水平 2.1

定义：易于出现尊重和荣誉丧失的感受，可能损害健康。

危险因素

- 去人性化
- 保密信息泄露
- 身体暴露
- 羞辱
- 对健康信息的理解不足
- 私密性不足
- 临床医生的侵入性操作
- 对身体功能的控制丧失
- 感知社会耻辱
- 价值观与文化规范不一致

危险人群

- 决策经验有限的个体

领域 6 · 分类 1 · 诊断编码 00121

个体认同障碍

诊断核心：个体认同

通过 1978 · 修订 2008, 2017 · 证据水平 2.1

定义： 无法保持整体和完整的自我感知。

定义性特征

- 体像改变
- 文化价值观混乱
- 目标混乱
- 思想价值观混乱
- 自我妄想性描述
- 表达空虚感
- 表达陌生感
- 自我波动感
- 区别内部和外部刺激的能力受损
- 人际关系无效
- 角色扮演不足
- 行为不一致
- 应对策略无效
- 报告社会歧视

相关因素

- 社会角色改变
- 邪教教化
- 多重家庭作用功能障碍
- 性别冲突
- 低自尊
- 感知社会歧视
- 价值观与文化规范不一致

危险人群

- 经历发展转型的个体
- 经历情境性危机的个体
- 暴露于毒性化学物质的个体

相关条件

- 解离身份障碍
- 精神障碍
- 神经认知障碍
- 药物制剂

领域 6 · 分类 1 · 诊断编码 00225

有个体认同障碍的危险

诊断核心：个体认同

通过 2010 · 修订 2013、2017 · 证据水平 2.1

定义: 易于出现无法保持整体和完整的自我感知，可能损害健康。

危险因素

- 社会角色改变
- 邪教教化
- 多重家庭作用功能障碍
- 性别冲突
- 低自尊
- 感知社会歧视
- 价值观与文化规范不一致

危险人群

- 经历发展转型的个体
- 经历情境性危机的个体
- 暴露于毒性化学物质的个体

相关条件

- 解离身份障碍
- 精神障碍
- 神经认知障碍
- 药物制剂

领域 6 · 分类 1 · 诊断编码 00167

愿意加强自我概念

诊断核心：自我概念

通过 2002 · 修订 2013 · 证据水平 2.1

定义：关于自我的感知或观点，这种感知或观点能够被加强。

定义性特征

- 表达加强接受限制的意愿
- 表达加强接受优势的意愿
- 表达加强对体像满意度的意愿
- 表达增强对能力的信心的意愿
- 表达加强言行一致性的意愿
- 表达加强角色扮演的意愿
- 表达加强对个体认同满意度的意愿
- 表达加强对价值感满意度的意愿
- 表达加强自尊的意愿

领域 6 · 分类 2 · 诊断编码 00119

长期低自尊

诊断核心：自尊

通过 1988 · 修订 1996、2008、2017、2020 · 证据水平 3.2

定义：长期以来对自我价值、自我接纳、自我尊重、能力和对自我态度的负面看法。

定义性特征

- 依赖他人的意见
- 抑郁症状
- 内疚过多
- 过度寻求保证
- 表达孤独
- 绝望
- 失眠
- 孤独
- 非自我肯定行为
- 过于顺从的行为
- 眼神交流减少
- 拒绝积极反馈
- 报告反复失败
- 沉思
- 自我否定的言语
- 羞愧
- 自杀意念
- 低估应对环境的能力

相关因素

- 正念接纳下降
- 管理经济困难
- 体像受损
- 疲乏
- 害怕被拒绝
- 宗教信仰受损
- 获得情感不足
- 缺乏依恋行为
- 家庭凝聚力不足
- 群体成员不足
- 他人尊重不足
- 缺乏归属感
- 社会支持不足
- 沟通技能无效
- 缺乏他人的认可
- 低自我效能
- 适应不良性哀伤
- 消极屈服
- 反复负强化
- 精神性不协调
- 污名化
- 压力源
- 价值观与文化规范不一致

危险人群

- 经济窘迫的个体
- 经历反复失败的个体
- 暴露于创伤性情境的个体
- 发展转型困难的个体
- 有被遗弃史的个体
- 有被虐待史的个体
- 有被忽视史的个体
- 有丧失史的个体

相关条件

- 抑郁
- 功能性损伤
- 精神障碍
- 躯体疾病

领域 6 · 分类 2 · 诊断编码 00224

有长期低自尊的危险

诊断核心：自尊

通过 2010 · 修订 2013、2017、2020 · 证据水平 3.2

定义：容易出现长期对自我价值、自我接纳、自我尊重、能力和对自我态度的负面看法，可能损害健康。

危险因素

- 正念接纳下降
- 管理经济困难
- 体像受损
- 疲乏
- 害怕被拒绝
- 宗教信仰受损
- 获得情感不足
- 缺乏依恋行为
- 家庭凝聚力不足
- 群体成员不足
- 他人尊重不足
- 缺乏归属感
- 社会支持不足
- 沟通技能无效
- 缺乏他人的认可
- 低自我效能
- 适应不良性哀伤
- 消极屈服
- 反复负强化
- 精神性不协调
- 污名化
- 压力源
- 价值观与文化规范不一致

危险人群

- 经济窘迫的个体
- 经历反复失败的个体
- 暴露于创伤性情境的个体
- 发展转型困难的个体
- 有被遗弃史的个体
- 有被虐待史的个体
- 有被忽视史的个体
- 有丧失史的个体

相关条件

- 抑郁
- 功能性损伤
- 精神障碍
- 躯体疾病

领域 6 · 分类 2 · 诊断编码 00120

情境性低自尊

诊断核心：自尊

通过 1988 · 修订 1996、2000、2017、2020 · 证据水平 3.2

定义：对自我价值、自我接纳、自我尊重、能力和对自我的态度从积极转为消极，以应对当前的情况。

定义性特征

- 抑郁症状
- 表达孤独
- 无助
- 优柔寡断的行为
- 失眠
- 孤独
- 非自我肯定行为
- 无目的
- 沉思
- 自我否定的言语
- 低估应对环境的能力

相关因素

- 与价值观不一致的行为
- 环境控制力下降
- 正念接纳下降
- 接受社会角色改变困难
- 管理经济困难
- 体像受损
- 疲乏
- 害怕被拒绝
- 宗教信仰受损
- 缺乏依恋行为
- 家庭凝聚力不足
- 他人尊重不足
- 社会支持不足
- 沟通技能无效
- 低自我效能
- 适应不良的完美主义
- 消极屈服
- 无能为力
- 污名化
- 压力源
- 实际的自我期望
- 价值观与文化规范不一致

危险人群

- 经历生活环境变化的个体
- 经历体像改变的个体
- 经历经济状况改变的个体
- 经历角色功能改变的个体
- 经历重要他人死亡的个体
- 经历离异的个体
- 经历家庭增添新成员的个体
- 经历反复失败的个体
- 经历非计划怀孕的个体
- 发展转型困难的个体
- 有被遗弃史的个体
- 有被虐待史的个体
- 有被忽视史的个体
- 有丧失史的个体
- 有被拒绝史的个体

相关条件

- 抑郁
- 功能性损伤
- 精神障碍
- 躯体疾病

领域 6 · 分类 2 · 诊断编码 00153

有情境性低自尊的危险

诊断核心：自尊

通过 2000 · 修订 2013、2017、2020 · 证据水平 3.2

定义： 在应对当前情况时，容易发生对自我价值、自我接纳、自我尊重、能力和对自我的态度从积极到消极的转变，可能损害健康。

危险因素

- 与价值观不一致的行为
- 环境控制力下降
- 正念接纳下降
- 接受社会角色改变困难
- 管理经济困难
- 体像受损
- 疲乏
- 害怕被拒绝
- 宗教信仰受损
- 缺乏依恋行为
- 家庭凝聚力不足
- 他人尊重不足
- 社会支持不足
- 经历反复失败的个体
- 沟通技能无效
- 低自我效能
- 适应不良的完美主义
- 消极屈服
- 无能为力
- 污名化
- 压力源
- 不实际的自我期望
- 价值观与文化规范不一致

危险人群

- 经历生活环境变化的个体
- 经历体像改变的个体
- 经历经济状况改变的个体
- 经历角色功能改变的个体
- 经历重要他人死亡的个体
- 经历离异的个体
- 经历家庭增添新成员的个体
- 经历非计划怀孕的个体
- 发展转型困难的个体
- 有被遗弃史的个体
- 有被虐待史的个体
- 有被忽视史的个体
- 有丧失史的个体
- 有被拒绝史的个体

相关条件

- 抑郁
- 功能性损伤
- 精神障碍
- 躯体疾病

领域 6 · 分类 3 · 诊断编码 00118

体像受损

诊断核心：体像

通过 1973 · 修订 1998、2017、2020 · 证据水平 3.2

定义：对自身身体的心理映像混乱。

定义性特征

- 本体感觉改变
- 社交参与改变
- 避免看自己的身体
- 避免触摸自己的身体
- 固执地与他人比较
- 抑郁症状
- 表达对性行为的担忧
- 表达害怕和他人互动
- 表达专注于变化
- 表达专注于丧失的身体部位
- 注重过去的仪表
- 注重过去的功能
- 注重过去的优势
- 经常称自己的体重
- 隐藏身体部位
- 监测身体的变化
- 命名身体部位
- 命名缺失的身体部位
- 忽视非功能性身体部位
- 对身体变化的非语言反应
- 对感知身体变化的非语言反应
- 过度暴露身体部位
- 对反映个体身体形象的观点变化的感知
- 拒绝承认变化
- 报告自己在生活中的失败感
- 社交焦虑
- 使用非人称代词描述身体部位
- 使用非人称代词描述身体丧失的部位

相关因素

- 身体意识
- 认知功能障碍
- 精神信仰与治疗方案之间冲突
- 价值观与文化规范之间冲突
- 不相信身体的功能
- 害怕疾病复发
- 低自我效能
- 低自尊
- 肥胖
- 残肢痛
- 对治疗结局的非现实性感知
- 不实际的自我期望

危险人群

- 癌症幸存者
- 经历体重改变的个体
- 经历发展转型的个体
- 经历青春期的个体
- 身体功能改变的个体
- 有瘢痕的个体
- 有造口的个体
- 女子

相关条件

- 暴饮暴食障碍
- 慢性疼痛
- 纤维肌痛
- 人类免疫缺陷病毒感染
- 心理社会功能受损
- 精神障碍
- 外科手术
- 治疗方案
- 伤痕累累

领域 7. 角色关系

个体与群体之间的积极和消极联系或关系，以及这些联系的表现方式。

分类 1. 照顾角色

社会对非健康照护专业者提供照护的期望行为模式

分类 2. 家庭关系

有生物学相关或选择性相关者之间的关系

分类 3. 角色扮演

执行社会期望行为模式的质量

领域 7 · 分类 1 · 诊断编码 00056

抚养障碍

诊断核心：抚养

通过 1978 · 修订 1998、2017、 2020 · 证据水平 3.1

定义：主要照顾者通过一贯和感同身受的行使权威以及应答儿童需求的适当行为，在养育、保护和促进儿童的最佳成长和发展方面容易受到限制。

定义性特征

父母外化症状

- 敌对的抚养行为
- 冲动行为
- 侵入性行为
- 负性沟通

父母内化症状

- 参与亲子关系减少
- 积极气质减退
- 主观注意力质量下降
- 极端情绪波动
- 未能提供安全的家庭环境
- 对婴儿行为线索的反应不足
- 照护孩子的安排不当
- 拒绝儿童
- 社会疏远

婴儿 / 儿童

- 焦虑
- 品行问题
- 认知发展迟滞
- 抑郁症状
- 建立健康的亲密人际关系困难
- 社交功能困难
- 调节情绪困难
- 极端情绪波动
- 学业成绩差
- 肥胖
- 角色转换
- 躯体主诉
- 物质滥用

相关因素

- 父母角色改变
- 社会支持不足

- 情绪识别能力下降
- 抑郁症状
- 复杂治疗方案的管理困难
- 多重家庭作用功能障碍
- 情绪摇摆不定
- 经常使用网络连接设备
- 缺乏儿童发育的知识
- 缺乏儿童健康维持的知识
- 抚养角色的榜样不足
- 缺乏解决问题的技能
- 运输不足
- 未注意儿童的需求
- 焦虑症状增加
- 低自我效能
- 婚姻冲突
- 非恢复性睡眠 – 觉醒周期
- 感知经济压力
- 社交隔离
- 物质滥用
- 未解决的亲密伴侣暴力

危险人群

父　母

- 青少年
- 经济窘迫的个体
- 无家可归的个体
- 经历家庭物质滥用的个体
- 经历情境性危机的个体
- 有创伤后休克家族史的个体
- 有被虐待史的个体
- 有虐待史的个体
- 有被忽视史的个体
- 有暴力暴露史的个体
- 有产前护理不当史的个体
- 有产前压力史的个体
- 文化程度低的个体
- 单亲父母

婴儿 / 儿童

- 长期与父母分离的儿童
- 困难型气质的儿童
- 非父母期望性别的儿童
- 有新生儿重症监护病房住院史的儿童
- 早产的婴儿

相关条件

父　母

- 抑郁
- 精神障碍

婴儿 / 儿童

- 行为障碍
- 复杂的治疗方案
- 情绪障碍
- 神经发育障碍

领域 7 · 分类 1 · 诊断编码 00057

有抚养障碍的危险

诊断核心：抚养

通过 1978 · 修订 1998、2013、2017、2020 · 证据水平 3.1

定义：主要照顾者通过一贯和感同身受的行使权威及应答儿童需求的适当行为，在养育、保护和促进儿童的最佳成长和发展方面容易受到限制。

危险因素

- 父母角色改变
- 情绪识别能力下降
- 抑郁症状
- 复杂治疗方案的管理困难
- 多重家庭作用功能障碍
- 情绪摇摆不定
- 经常使用网络连接设备
- 缺乏儿童发育的知识
- 缺乏儿童健康维持的知识
- 抚养角色的榜样不足
- 缺乏解决问题的技能
- 社会支持不足
- 运输不足
- 未注意儿童的需求
- 焦虑症状增加
- 低自我效能
- 婚姻冲突
- 非恢复性睡眠 – 觉醒周期
- 感知经济压力
- 社交隔离
- 物质滥用
- 未解决的亲密伴侣暴力

危险人群

父 母

- 青少年
- 经济窘迫的个体
- 无家可归的个体
- 经历家庭物质滥用的个体
- 经历情境性危机的个体
- 有创伤后休克家族史的个体
- 有虐待史的个体
- 有被忽视史的个体
- 有暴力暴露史的个体
- 有产前护理不当史的个体
- 有产前压力史的个体
- 文化程度低的个体

- 有被虐待史的个体
- 单亲父母

婴儿 / 儿童

- 长期与父母分离的儿童
- 有新生儿重症监护病房住院史的儿童
- 困难型气质的儿童
- 早产的婴儿
- 非父母期望性别的儿童

相关条件

父　母

- 抑郁
- 精神障碍

婴儿 / 儿童

- 行为障碍
- 情绪障碍
- 复杂的治疗方案
- 神经发育障碍

领域 7 · 分类 1 · 诊断编码 00164

愿意加强抚养

诊断核心：抚养

通过 2002 · 修订 2013、2020 · 证据水平 2.1

定义：主要照顾者通过一贯和感同身受的行使权威以及应答儿童需求来养育、保护和促进儿童的最佳成长和发展的一种模式，该模式能够被加强。

定义性特征

– 表达加强接受孩子的意愿
– 表达加强注意力质量的意愿
– 表达加强维持儿童健康的意愿
– 表达加强托儿安排的意愿
– 表达加强与孩子互动的意愿
– 表达加强家庭环境安全的意愿
– 表达加强心境稳定性的意愿
– 表达加强亲子关系的意愿
– 表达加强耐心的意愿
– 表达加强积极沟通的意愿
– 表达加强积极抚养行为的意愿
– 表达加强积极气质的意愿
– 表达加强对婴儿行为线索做出应答的意愿

领域 7 · 分类 1 · 诊断编码 00061

照顾者角色紧张

诊断核心：角色紧张

通过 1992 · 修订 1998、2000、2017 · 证据水平 2.1

定义：为家庭或重要他人完成照护责任、期望和（或）行为困难。

定义性特征

照顾活动

- 担心未来提供照护的能力
- 担心被照顾者未来的健康
- 担心被照顾者的潜在机构化
- 担心如果无法提供照护时，被照顾者的健康状况
- 难以完成要求的任务
- 执行要求的任务困难
- 提供照护行为的功能障碍性变化
- 专注于照护常规

照顾者的健康状况：生理

- 疲乏
- 胃肠不适
- 头痛
- 高血压
- 皮疹
- 报告睡眠 – 觉醒周期改变
- 体重变化

照顾者的健康状况：情绪

- 抑郁症状
- 情绪不稳定
- 表达愤怒
- 表达挫败
- 无耐心
- 缺乏满足个人需求的时间
- 神经质
- 躯体化

照顾者的健康状况：社会经济

- 休闲活动改变
- 隔离
- 工作效率低
- 拒绝职业晋升

照顾者与被照顾者的关系

- 照看患病的被照顾者困难
- 与被照顾者的人际关系变化有关的悲伤
- 与被照顾者的人际关系变化有关的不确定感

多重家庭作用

- 家庭冲突
- 报告担心家庭成员

相关因素

照顾者因素

- 竞争性角色承诺
- 抑郁症状
- 未充分满足他人的期望
- 未充分满足自我期望
- 缺乏社区资源的知识
- 心理韧性不足
- 娱乐不足
- 应对策略无效
- 缺乏照护经验
- 躯体耐力不足
- 私密性不足
- 不成熟的照顾者角色
- 躯体状况
- 社交隔离
- 压力源
- 物质滥用
- 不实际的自我期望

被照顾者因素

- 强烈要求出院回家
- 照护需求增加
- 独立性丧失
- 有问题的行为
- 物质滥用
- 无法预料的疾病轨迹
- 不稳定的健康状况

照顾者与被照顾者的关系

- 虐待的人际关系
- 相互依赖
- 人际关系无效
- 未解决的虐待
- 不实际的被照顾者期望
- 暴力性人际关系

照顾活动

- 照护活动的特征改变
- 全天照护责任
- 提供照护的设备不足
- 提供照护的物理环境不良

- 照护活动的复杂性
- 照护活动过多
- 照护需求的时间延长
- 帮助不足
- 照顾者休息不足
- 缺乏时间
- 无法预料的照护环境

多重家庭作用

- 家庭隔离
- 家庭适应无效
- 家庭功能障碍类型
- 在实施照护之前的家庭功能障碍类型
- 家庭应对无效类型

社会经济

- 获得帮助困难
- 获得社区资源困难
- 获得支持困难
- 社区资源不足
- 社会支持不足
- 运输不足
- 社会疏远

危险人群

- 有发育障碍的被照顾者
- 有发育障碍的照顾者
- 女性照顾者
- 照顾者为同伴提供照护
- 为早产婴儿提供照护的个体
- 经历经济危机的个体

相关条件

照顾者因素

- 健康状态受损
- 心理障碍

被照顾者因素

- 慢性疾病
- 认知功能障碍
- 先天性疾病
- 疾病严重程度
- 精神障碍

领域 7 · 分类 1 · 诊断编码 00062

有照顾者角色紧张的危险

诊断核心：角色紧张

通过 1992 · 修订 2010、2013、2017 · 证据水平 2.1

定义：易于出现为家庭或重要他人完成照护责任、期望和（或）行为困难，可能损害健康。

危险因素

照顾者因素

- 竞争性角色承诺
- 抑郁症状
- 未充分满足他人的期望
- 未充分满足自我期望
- 缺乏社区资源的知识
- 心理韧性不足
- 娱乐不足
- 应对策略无效
- 缺乏照护经验
- 躯体耐力不足
- 私密性不足
- 不成熟的照顾者角色
- 躯体状况
- 压力源
- 物质滥用
- 不实际的自我期望
- 不稳定的健康状况

被照顾者因素

- 强烈要求出院回家
- 照护需求增加
- 独立性丧失
- 有问题的行为
- 物质滥用
- 无法预期的疾病轨迹
- 不稳定的健康状况

照顾者与被照顾者的关系

- 虐待的人际关系
- 相互依赖
- 人际关系无效
- 未解决的虐待
- 不实际的被照顾者期望
- 暴力性人际关系

照顾活动

- 照护活动的特征改变
- 全天照护责任
- 照护活动的复杂性
- 照护活动过多
- 照护需求的时间延长
- 帮助不足
- 提供照护的设备不足
- 提供照护的物理环境不良
- 照顾者休息不足
- 缺乏时间
- 无法预料的照护环境

多重家庭作用

- 家庭隔离
- 家庭适应无效
- 家庭功能障碍类型
- 在实施照护之前的家庭功能障碍类型
- 家庭应对无效类型

社会经济

- 获得帮助困难
- 获得社区资源困难
- 获得支持困难
- 社区资源不足
- 社会支持不足
- 运输不足
- 社会疏远
- 社交隔离

危险人群

- 有发育障碍的被照顾者
- 被照顾者的情况限制沟通
- 照顾者为同伴提供照护
- 有发育障碍的照顾者
- 女性照顾者
- 为早产的婴儿提供照护的个体
- 经历经济危机的个体

相关条件

照顾者因素

- 健康状态受损
- 心理障碍

被照顾者因素

- 慢性疾病
- 认知功能障碍
- 先天性疾病
- 疾病严重程度
- 精神障碍

领域 7 · 分类 2 · 诊断编码 00058

有依恋受损的危险

诊断核心：依恋

通过 1994 · 修订 2008、2013、2017 · 证据水平 2.1

定义：易于出现父母或重要他人和儿童之间互动过程障碍，这种互动能够培育双向保护和促进培养关系的发展。

危险因素

- 焦虑
- 儿童患病阻止了和父母的有效交流
- 婴儿行为紊乱
- 父母无法满足个人需求
- 私密性不足
- 父母患病阻止了和婴儿开始有效的交流
- 亲子分离
- 父母冲突导致婴儿行为紊乱
- 躯体障碍
- 物质滥用

危险人群

- 早产的婴儿

领域 7 · 分类 2 · 诊断编码 00283

家庭认同障碍综合征

诊断核心：家庭认同障碍综合征

通过 2020 · 证据水平 2.1

定义：无法维持持续的互动和沟通过程，以创造和维持对家庭意义的共同集体意识。

定义性特征

- 决策冲突（00083）
- 家庭应对失能（00073）
- 个体认同障碍（00121）
- 多重家庭作用功能障碍（00063）
- 韧性受损（00210）
- 分娩过程无效（00221）
- 关系无效（00223）
- 性型态无效（00065）
- 多重家庭作用中断（00060）

相关因素

- 家庭关系矛盾
- 家庭成员的不同应对方式
- 被破坏的家庭仪式
- 被破坏的家庭角色
- 压力过多
- 社会支持不足
- 家庭成员对治疗方案的管理不一致
- 应对策略无效
- 家庭沟通无效
- 价值系统的感知危险
- 感知社会歧视
- 性功能障碍
- 未解决的家庭暴力
- 不实际的期望
- 价值观与文化规范不一致

危险人群

- 混合家庭
- 经济窘迫的家庭
- 经历不孕不育的家庭
- 有家庭暴力史的家庭
- 成员经历发展危机的家庭
- 成员经历情境性危机的家庭
- 成员远离亲属生活的家庭
- 成员有收养史的家庭

- 有被监禁成员的家庭
- 成员健康状况发生变化的家庭
- 成员有亲密功能障碍的家庭
- 有无业成员的家庭

相关条件

- 不孕不育的治疗方案

领域 7・分类・诊断编码 00284

有家庭认同障碍综合征的危险

诊断核心：家庭认同障碍综合征

通过 2020・证据水平 2.1

定义： 容易出现无法维持持续的互动和沟通过程，以创造和维持对家庭意义的共同集体意识，可能损害家庭成员的健康。

危险因素

- 家庭关系矛盾
- 家庭成员的不同应对方式
- 被破坏的家庭仪式
- 被破坏的家庭角色
- 压力过多
- 社会支持不足
- 家庭成员对治疗方案的管理不一致
- 应对策略无效
- 家庭沟通无效
- 价值系统的感知危险
- 感知社会歧视
- 性功能障碍
- 未解决的家庭暴力
- 不实际的期望
- 价值观与文化规范不一致

危险人群

- 混合家庭
- 经济窘迫的家庭
- 经历不孕不育的家庭
- 有家庭暴力史的家庭
- 有被监禁成员的家庭
- 成员健康状况发生变化的家庭
- 成员经历发展危机的家庭
- 成员经历情境性危机的家庭
- 成员远离亲属生活的家庭
- 成员有收养史的家庭
- 成员有亲密功能障碍的家庭
- 有无业成员的家庭

相关条件

- 不孕不育的治疗方案

领域 7 · 分类 2 · 诊断编码 00063

多重家庭作用功能障碍

诊断核心：多重家庭作用

通过 1994 · 修订 2008、2017 · 证据水平 2.1

定义：家庭功能未能支持家庭成员的健康。

定义性特征

行为因素

- 学业成绩改变
- 注意力改变
- 避免冲突
- 对立的沟通方式
- 控制性沟通方式
- 批判他人
- 身体接触减少
- 否认问题
- 接纳各种感受困难
- 接受帮助困难
- 适应变化困难
- 建设性处理创伤经历困难
- 表达各种感受困难
- 获得快乐困难
- 满足成员的情感需求困难
- 满足成员的安全需求困难
- 满足成员的精神需求困难
- 获得适当的帮助困难
- 亲密的人际关系困难
- 生命周期转型困难
- 形成物质滥用模式
- 愤怒表达不当
- 独立性丧失
- 说谎
- 适应不良性哀伤
- 操纵
- 尼古丁成瘾
- 定向偏好释放压力而非达到目标
- 矛盾的沟通方式
- 失信模式
- 权力斗争
- 精神运动性焦虑不安
- 合理化
- 拒绝接受个人责任
- 拒绝获得帮助
- 寻求肯定
- 寻求认可
- 自责
- 社交隔离
- 集中物质滥用的特殊场合
- 压力相关躯体疾病
- 物质滥用

- 不断升级的冲突
- 苛刻的自我判断
- 不成熟
- 沟通技能不足
- 缺乏物质滥用的知识
- 不可靠的行为
- 对儿童语言虐待
- 对父母语言虐待
- 对同伴语言虐待

感　受

- 焦虑
- 爱与怜悯交织
- 精神错乱
- 表达愤怒
- 表达困扰
- 表达尴尬
- 表达恐惧
- 表达被遗弃感
- 表达失败感
- 表达不被关爱感
- 表达挫败
- 表达不安全感
- 表达挥之不去的怨恨
- 表达孤独
- 表达羞愧
- 表达紧张
- 绝望
- 敌对
- 抑郁症状
- 不满意
- 被他人控制情绪
- 丧失
- 丧失身份
- 低自尊
- 不信任他人
- 喜怒无常
- 无能为力
- 拒绝
- 报告感觉与他人不同
- 报告感到情感孤立
- 报告内疚感
- 报告感到被误解
- 压抑的情感
- 为物质滥用者的行为承担责任
- 不快乐
- 无价值

角色与关系

- 家庭关系改变
- 角色功能改变
- 长期存在家庭问题
- 封闭式沟通系统
- 同伴之间冲突
- 家庭关系变差
- 家庭凝聚力不足
- 缺乏对家庭成员自主性的尊重
- 缺乏对家庭成员个性化的尊重
- 缺乏人际关系技能
- 抚养不一致
- 与同伴沟通无效

- 家庭成员相互联系以促进彼此成长与成熟的能力下降
- 被破坏的家庭仪式
- 被破坏的家庭角色
- 家庭否认
- 家庭无组织
- 忽视对家庭成员的义务
- 拒绝的方式
- 感知父母支持不足
- 三角家庭关系

相关因素

- 成瘾性人格
- 缺乏解决问题的技能
- 应对策略无效
- 感知易感性

危险人群

- 经济窘迫的家庭
- 对治疗方案有耐药史的家庭
- 有物质滥用史成员的家庭
- 有药物滥用遗传倾向成员的家庭

相关条件

- 抑郁
- 发育障碍
- 亲密功能障碍
- 外科手术

领域 7 · 分类 2 · 诊断编码 00060

多重家庭作用中断

诊断核心：多重家庭作用

通过 1982 · 修订 1998、2017

定义：破坏了家庭功能的连续性，未能支持家庭成员的健康。

定义性特征

- 情感反应改变
- 沟通方式改变
- 家庭冲突的解决方式改变
- 家庭满意度改变
- 人际关系改变
- 亲密度改变
- 决策参与度改变
- 解决问题的参与度改变
- 躯体化改变
- 减压行为改变
- 任务分配变化
- 可用的情感支持减少
- 相互支持减少
- 任务完成无效
- 权力联盟改变
- 报告社区资源冲突
- 报告社区资源隔离
- 仪式改变

相关因素

- 社区互动改变
- 家庭角色改变
- 应对家庭成员之间的权力交接困难

危险人群

- 经济状况发生变化的家庭
- 社会状况发生变化的家庭
- 成员经历发展危机的家庭
- 成员经历发展转型的家庭
- 成员经历情境性危机的家庭
- 成员经历情境性转型的家庭

相关条件

- 健康状态改变

如果该诊断的证据水平未达到 2.1 及以上，在 2024—2026 版本的 NANDA-I 分类系统中将废弃该诊断。

领域 7 · 分类 2 · 诊断编码 00159

愿意加强多重家庭作用

诊断核心：多重家庭作用

通过 2002 · 修订 2013 · 证据水平 2.1

定义：支持家庭成员健康的一种家庭功能模式，该模式能够被加强。

定义性特征

- 表达加强自主性与凝聚力之间平衡的意愿
- 表达加强沟通方式的意愿
- 表达提高家庭能量水平以支持日常生活活动的意愿
- 表达加强家庭适应变化的意愿
- 表达加强家庭动力的意愿
- 表达加强家庭心理韧性的意愿
- 表达加强家庭成员成长的意愿
- 表达加强和社区相互依赖的意愿
- 表达加强与家庭成员保持界限的意愿
- 表达加强对家庭成员尊重的意愿
- 表达加强家庭成员安全性的意愿

领域 7 · 分类 3 · 诊断编码 00223

关系无效

诊断核心：关系

通过 2010 · 修订 2017 · 证据水平 2.1

定义：不足以为彼此的需要提供支持的相互同伴模式。

定义性特征

- 达到适合家庭生命周期阶段的发展性目标延迟
- 表达对伴侣之间互补的人际关系不满意
- 表达对同伴之间情感需要的实现不满意
- 表达对同伴之间分享的观点不满意
- 表达对同伴之间分享的信息不满意
- 表达对同伴之间生理需要的实现不满意
- 同伴之间的自主失衡
- 同伴之间的协作失衡
- 同伴之间缺乏相互尊重
- 同伴之间在日常活动中缺乏相互支持
- 对同伴功能受损的理解不足
- 同伴未被作为支持者
- 报告与同伴的沟通不满意

相关因素

- 沟通技能不足
- 压力源
- 物质滥用
- 不实际的期望

危险人群

- 经历发展危机的个体
- 有家庭暴力史的个体
- 亲密伴侣被监禁的个体

相关条件

- 伴侣认知功能障碍

领域 7 · 分类 3 · 诊断编码 00229

有关系无效的危险

诊断核心：关系

通过 2010 · 修订 2013、2017 · 证据水平 2.1

定义：易于出现一种不足以为彼此的需要提供相互性同伴关系的模式。

危险因素

- 沟通技能不足
- 压力源
- 物质滥用
- 不实际的期望

危险人群

- 经历发展危机的个体
- 有家庭暴力史的个体
- 亲密伴侣被监禁的个体

相关条件

- 伴侣认知功能障碍

领域 7 · 分类 3 · 诊断编码 00207

愿意加强关系

诊断核心：关系

通过 2006 · 修订 2013 · 证据水平 2.1

定义：一种为彼此的需要提供支持的相互性同伴关系模式，该模式能够被加强。

定义性特征

- 表达加强同伴之间自主性的意愿
- 表达加强同伴之间协作的意愿
- 表达加强同伴之间沟通的意愿
- 表达加强满足每一位同伴的情感需求的意愿
- 表达加强同伴之间相互尊重的意愿
- 表达加强同伴之间对互补性人际关系满意度的意愿
- 表达加强每一位成员对情感需求实现满意度的意愿
- 表达加强同伴之间对分享的观点满意度的意愿
- 表达加强同伴之间对分享的信息满意度的意愿
- 表达加强每一位同伴对生理需要实现满意度的意愿
- 表达加强理解同伴功能缺陷的意愿

领域 7 · 分类 3 · 诊断编码 00064

抚养角色冲突

诊断核心：角色冲突

通过 1988 · 修订 2017

定义：在应对危机时，父母对角色混乱和冲突的感受。

定义性特征

- 焦虑
- 被破坏的照顾者日常习惯
- 表达恐惧
- 表达挫败
- 感知为儿童需求提供的支持不足
- 感知对儿童相关决策的失控
- 拒绝参与照顾者的日常活动
- 报告担心父母角色改变
- 报告担心家庭
- 报告内疚感

相关因素

- 居家治疗方案对家庭生活的干扰
- 受到侵入方式的威胁
- 受到限制方式的威胁
- 亲子分离

危险人群

- 在非传统环境中生活的个体
- 婚姻状况发生变化的个体
- 有特殊需求而需要居家照护孩子的父母

领域 7 · 分类 3 · 诊断编码 00055

角色扮演无效

诊断核心：角色扮演

通过 1978 · 修订 1996、1998、2017

定义：一种与环境相关的、规范及期望不匹配的行为和自我表达方式。

定义性特征

- 责任模式改变
- 他人对角色的感知改变
- 角色感知改变
- 角色恢复改变
- 焦虑
- 抑郁症状
- 家庭暴力
- 烦扰
- 信心不足
- 执行角色的外部支持不足
- 缺乏角色要求的知识
- 缺乏动机
- 缺乏角色扮演的机会
- 缺乏自我管理
- 缺乏技能
- 发展性期望不当
- 适应变化无效
- 应对策略无效
- 角色扮演无效
- 感知社会歧视
- 悲观主义
- 无能为力
- 报告社会歧视
- 角色矛盾
- 角色否认
- 角色不满
- 系统冲突
- 不确定感

相关因素

- 体像改变
- 冲突
- 疲乏
- 卫生资源不足
- 缺乏心理社会支持系统
- 奖励不足
- 低自尊
- 疼痛
- 角色冲突
- 角色混乱
- 角色紧张
- 压力源

- 角色榜样不足
- 角色准备不足
- 角色社会化不足
- 与健康照护系统的联系不足
- 物质滥用
- 未解决的家庭暴力
- 不实际的角色期望

危险人群

- 经济窘迫的个体
- 发育水平不适于角色期望的个体
- 对工作角色要求高的个体
- 文化程度低的个体

相关条件

- 抑郁
- 神经性缺陷
- 人格障碍
- 躯体疾病
- 精神病

如果该诊断的证据水平未达到 2.1 及以上，在 2024—2026 版本的 NANDA-I 分类系统中将废弃该诊断。

领域 7 · 分类 3 · 诊断编码 00052

社交障碍

诊断核心：社交互动

通过 1986 · 修订 2017、2020 · 证据水平 2.1

定义：社交的次数不足或过多，以及社交质量无效。

定义性特征

- 社交过程中焦虑
- 与他人互动的功能障碍
- 表达建立满意的互惠人际关系困难
- 表达发挥社交功能困难
- 表达执行社会角色困难
- 表达对社交情境不适
- 表达对社交关系不满意
- 家庭报告互动改变
- 缺乏心理社会支持系统
- 不恰当地利用社会地位对待他人
- 社交活动水平低
- 与他人互动最少化
- 报告社会参与不满意
- 不健康的竞争焦点
- 不愿与他人合作

相关因素

- 自我概念改变
- 认知功能障碍
- 抑郁症状
- 思维过程受损
- 环境约束
- 躯体移动障碍
- 沟通技能不足
- 缺乏如何加强互动的知识
- 个人卫生不良
- 社交技能不足
- 社会支持不足
- 适应不良性哀伤
- 神经行为表现
- 社会文化不一致

危险人群

- 无重要他人的个体

相关条件

- 口臭
- 精神障碍
- 神经发育障碍
- 治疗性隔离

领域 8. 性

性身份、性功能和生殖。

领域 8 · 分类 1

该分类目前无诊断

领域 8 · 分类 2 · 诊断编码 00059

性功能障碍

诊断核心：性功能

通过 1980 · 修订 2006、2017 · 证据水平 2.1

定义：个体在性欲、性唤起和（或）性高潮反应过程中经历的性功能改变状态。该状态被视为不满足、无收获和无能。

定义性特征

- 对他人的兴趣改变
- 自我兴趣改变
- 性活动改变
- 性兴奋改变
- 性角色改变
- 性满意度改变
- 性欲下降
- 感知性限制
- 寻求认可的意愿
- 非期望的性功能改变

相关因素

- 关于性功能的不准确信息
- 缺乏性功能的知识
- 角色榜样不足
- 私密性不足
- 感知易感性
- 未解决的虐待
- 价值观冲突

危险人群

- 无重要他人的个体

相关条件

- 躯体功能改变
- 躯体结构改变

领域 8 · 分类 2 · 诊断编码 00065

性型态无效

诊断核心：性型态

通过 1986 · 修订 2006、2017 · 证据水平 2.1

定义：表达对自己的性的担忧。

定义性特征

- 性活动改变
- 性行为改变
- 性伙伴关系改变
- 性角色改变
- 性活动困难
- 性行为困难
- 价值观冲突

相关因素

- 性取向冲突
- 不同偏好的冲突
- 害怕怀孕
- 害怕性传播性疾病
- 性伙伴关系受损
- 替代性策略不足
- 角色榜样不足
- 私密性不足

危险人群

- 无重要他人的个体

领域 8 · 分类 3 · 诊断编码 00221

分娩过程无效

诊断核心：分娩过程

通过 2010 · 修订 2017 · 证据水平 2.1

定义： 无法准备和（或）保持健康的妊娠、分娩过程和照顾新生儿，以确保健康。

定义性特征

妊娠期

- 未能使用社区支持
- 缺乏依恋行为
- 产前护理不良
- 产前生活方式不良
- 新生儿照护的用物准备不足
- 家庭环境准备不足
- 缺乏对未出生孩子的期望
- 妊娠期不适症状管理无效
- 对分娩的非现实性期待

分娩过程

- 分娩过程的积极主动性下降
- 未能使用社区支持
- 缺乏依恋行为
- 妊娠期的生活方式不良
- 临产反应不当

产　后

- 未能使用社区支持
- 缺乏依恋行为
- 婴儿照护技能不足
- 婴儿衣服不足
- 婴儿喂养技能不当
- 乳房护理不当
- 生活方式不合理
- 婴儿环境不安全

相关因素

- 家庭暴力
- 缺乏分娩过程的知识
- 抚养的心理准备不足
- 母亲信心低
- 母亲营养不良
- 母亲无能为力
- 母亲心理困扰

- 抚养角色的榜样不足
- 产前护理不良
- 社会支持不足
- 产前健康访视不一致
- 物质滥用
- 不实际的分娩计划
- 不安全的环境

危险人群

- 经历非计划怀孕的个体
- 经历意外怀孕的个体

领域 8 · 分类 3 · 诊断编码 00227

有分娩过程无效的危险

诊断核心：分娩过程

通过 2010 · 修订 2013、2017 · 证据水平 2.1

定义：易于出现无法准备和（或）保持健康的妊娠、分娩过程和照顾新生儿，以确保健康。

危险因素

- 缺乏分娩过程的知识
- 抚养的心理准备不足
- 抚养角色的榜样不足
- 产前护理不良
- 社会支持不足
- 产前健康访视不一致
- 母亲信心低
- 母亲营养不良
- 母亲无能为力
- 母亲心理困扰
- 物质滥用
- 未解决的家庭暴力
- 不实际的分娩计划
- 不安全的环境

危险人群

- 经历非计划怀孕的个体
- 经历意外怀孕的个体

领域 8 · 分类 3 · 诊断编码 00208

愿意加强分娩过程

诊断核心：分娩过程

通过 2008 · 修订 2013 · 证据水平 2.1

定义：一种准备和维持健康妊娠、分娩过程和照顾新生儿以确保健康的模式。该模式能够被加强。

定义性特征

妊娠期

- 表达加强分娩过程知识的意愿
- 表达加强管理不适的妊娠症状的意愿
- 表达改善产前生活方式的意愿
- 表达加强新生儿准备的意愿

分娩过程

- 表达加强适合活动阶段的生活方式的意愿
- 表达加强分娩积极主动性的意愿

产　后

- 表达加强依恋行为的意愿
- 表达提高婴儿照护技能的意愿
- 表达提高婴儿喂养技能的意愿
- 表达加强乳房护理的意愿
- 表达为婴儿加强环境安全性的意愿
- 表达改善产后生活方式的意愿
- 表达加强使用支持系统的意愿

领域 8·分类 3·诊断编码 00209

有母婴关系受损的危险

诊断核心：母婴关系

通过 2008·修订 2013、2017·证据水平 2.1

定义：易于出现象征性母婴关系的破坏，原因是疾病或妊娠相关疾病，可能损害健康。

危险因素

- 产前护理不良
- 物质滥用
- 未解决的虐待

相关条件

- 胎儿氧输送受限
- 糖代谢紊乱
- 妊娠并发症
- 治疗方案

领域 9. 应对 / 压力耐受性

与生活事件 / 生命过程的斗争。

续（分类 2）

分类 2. 应对反应 管理与环境相关的压力的过程		
00148	恐　惧	376
00301	适应不良性哀伤	378
00302	有适应不良性哀伤的危险	380
00285	愿意改善哀伤	381
00241	情绪调节受损	382
00125	无能为力	383
00152	有无能为力的危险	385
00187	愿意加强能力	386
00210	韧性受损	387
00211	有韧性受损的危险	388
00212	愿意加强韧性	389
00137	长期悲伤	390
00177	压力过多	391

分类 3. 神经行为压力 行为性反应，反映了神经和脑功能		
编码	**诊断**	**页码**
00258	急性物质戒断综合征	392
00259	有急性物质戒断综合征的危险	393
00009	自主神经反射异常	394
00010	有自主神经反射异常的危险	396
00264	新生儿戒断综合征	398
00116	婴儿行为紊乱	399
00115	有婴儿行为紊乱的危险	401
00117	愿意加强婴儿行为的有序性	402

领域 9 · 分类 1 · 诊断编码 00260

有复杂的移民过渡危险

诊断核心：移民过渡

通过 2016 · 证据水平 2.1

定义：易于出现对个人移民过渡不满意的后果和对文化障碍出现的负性感受（孤独、恐惧、焦虑），可能损害健康。

危险因素

- 苛刻的房东
- 现有工作要求的文化程度低于所具备的文化程度
- 沟通障碍
- 文化障碍
- 缺乏获得资源的知识
- 社会支持不足
- 住所中有许多不相关的人
- 住所过度拥挤
- 公开的社会歧视
- 与文化适应相关的亲子冲突
- 不卫生的住所

危险人群

- 经历被迫移民的个体
- 经历劳动剥削的个体
- 经历经济形势不稳定的个体
- 暴露于危险的工作条件且缺乏培训的个体
- 生活远离重要他人的个体
- 无证移民身份的个体
- 未实现移民期望的个体

领域 9 · 分类 1 · 诊断编码 00141

创伤后综合征

诊断核心：创伤后综合征

通过 1986 · 修订 1998、2010、2017 · 证据水平 2.1

定义：对创伤性和压倒性事件的持续适应不良反应。

定义性特征

- 攻击性行为
- 注意力改变
- 心境改变
- 焦虑（00146）
- 回避行为
- 强迫行为
- 否认
- 抑郁症状
- 解离性遗忘
- 遗尿
- 夸大的吃惊反应
- 表达疏远
- 表达愤怒
- 表达麻木
- 表达羞愧
- 恐惧（00148）
- 黑蒙
- 胃肠道激惹
- 头痛
- 心悸
- 绝望（00124）
- 恐怖
- 高警觉
- 侵入性梦境
- 侵入性思维
- 易激心境
- 神经感觉过敏
- 梦魇
- 惊恐发作
- 暴怒
- 报告内疚感
- 压抑
- 物质滥用

相关因素

- 自我力量减弱
- 不利于需求的环境
- 夸大的责任感
- 社会支持不足
- 将事件感知为创伤
- 自伤行为
- 幸存者角色

危险人群

- 背井离乡的个体
- 长期经历创伤事件的个体
- 暴露于灾难的个体
- 暴露于流行病的个体
- 暴露于多种死亡事件的个体
- 暴露于人们常见经历范围外事件的个体
- 房屋遭到破坏的个体
- 有被俘史的个体
- 有被虐待史的个体
- 暴露于严重事故的个体
- 暴露于战争的个体
- 从事人力服务职业的个体
- 遭受严重威胁的个体
- 目睹残害的个体
- 目睹暴力致死的个体
- 亲人遭受重伤的个体
- 亲人遭受严重威胁的个体
- 有刑事受害史的个体
- 有分离史的个体
- 有被折磨史的个体

相关条件

- 抑郁

如果该诊断未满足综合征的定义，在 2024—2026 版本的 NANDA-I 分类系统中将废弃该诊断。

领域 9 · 分类 1 · 诊断编码 00145

有创伤后综合征的危险

诊断核心：创伤后综合征

通过 1998 · 修订 2013、2017 · 证据水平 2.1

定义：易于出现对创伤性和压倒性事件的持续适应不良反应，可能损害健康。

危险因素

- 自我力量减弱
- 不利于需求的环境
- 夸大的责任感
- 社会支持不足
- 将事件感知为创伤
- 自伤行为
- 幸存者角色

危险人群

- 背井离乡的个体
- 长期经历创伤事件的个体
- 暴露于灾难的个体
- 暴露于流行病的个体
- 暴露于多种死亡事件的个体
- 暴露于人们常见经历范围外事件的个体
- 暴露于严重事故的个体
- 暴露于战争的个体
- 从事人力服务职业的个体
- 遭受严重威胁的个体
- 目睹残害的个体
- 目睹暴力致死的个体
- 亲人遭受重伤的个体
- 亲人遭受严重威胁的个体
- 房屋遭到破坏的个体
- 有被俘史的个体
- 有被虐待史的个体
- 有刑事受害史的个体
- 有分离史的个体
- 有被折磨史的个体

相关条件

- 抑郁

如果关于创伤后综合征（00141）的其他工作未完成，在 2024—2026 版本的 NANDA-I 分类系统中将废弃该诊断。

领域 9 · 分类 1 · 诊断编码 00142

强奸创伤综合征

诊断核心：强奸创伤综合征

通过 1980 · 修订 1998、2017

定义：对违反受害者意愿和同意的强迫性、暴力性、性侵入的持续适应不良反应。

定义性特征

- 攻击性行为
- 人际关系改变
- 愤怒行为
- 焦虑（00146）
- 心源性休克
- 精神错乱
- 否认
- 抑郁症状
- 决策困难
- 思维混乱
- 表达愤怒
- 表达尴尬
- 表达羞愧
- 恐惧（00148）
- 羞辱
- 高警觉性
- 独立性丧失
- 低自尊
- 心境易变性
- 肌肉痉挛
- 肌肉紧张
- 梦魇
- 妄想
- 感知易感性
- 恐惧症
- 躯体创伤
- 无能为力（00125）
- 精神运动性焦虑不安
- 报告睡眠 – 觉醒周期改变
- 报告内疚感
- 自责
- 性功能障碍（00059）
- 物质滥用
- 报复的想法

相关因素

- 待定

危险人群

- 经历强奸的个体
- 有企图自杀史的个体

相关条件

- 抑郁
- 解离身份障碍

如果该诊断的证据水平未达到 2.1 及以上，在 2024—2026 版本的 NANDA-I 分类系统中将废弃该诊断。

领域 9 · 分类 1 · 诊断编码 00114

住址改变应激综合征

诊断核心：环境改变应激综合征

通过 1992 · 修订 2000、2017

定义：从一个环境转移到另一个环境后出现的生理和（或）心理社会障碍。

定义性特征

- 愤怒行为
- 焦虑（00146）
- 自我概念下降
- 抑郁症状
- 表达愤怒
- 表达挫败
- 恐惧（00148）
- 发病率增加
- 躯体症状增加
- 需求的言辞增加
- 丧失身份
- 独立性丧失
- 低自尊
- 悲观主义
- 专注
- 报告睡眠－觉醒周期改变
- 报告担心住址改变
- 报告感到寂寞
- 报告感到不安全
- 报告感到孤独
- 社会疏远
- 不愿意离开

相关因素

- 沟通障碍
- 环境控制不足
- 离开前的咨询不足
- 社会支持不足
- 应对策略无效
- 无能为力
- 对自我价值的情境性挑战
- 社交隔离

危险人群

- 面对无法预见经历的个体
- 从一个环境转移到另一个环境的个体
- 有丧失史的个体

相关条件

- 抑郁
- 智力减退
- 健康状态受损
- 心理社会功能受损

如果该诊断的证据水平未达到 2.1 及以上，在 2024—2026 版本的 NANDA-I 分类系统中将废弃该诊断。

领域 9 · 分类 1 · 诊断编码 00149

有环境改变应激综合征的危险

诊断核心：环境改变应激综合征

通过 2000 · 修订 2013、2017

定义： 易于出现从一个环境转移到另一个环境后的生理和（或）心理社会障碍，可能损害健康。

危险因素

- 沟通障碍
- 环境控制不足
- 离开前的咨询不足
- 社会支持不足
- 应对策略无效
- 无能为力
- 对自我价值的情境性挑战
- 社交隔离

危险人群

- 面对无法预见经历的个体
- 从一个环境转移到另一个环境的个体
- 有丧失史的个体

相关条件

- 智力减退
- 健康状态受损
- 心理社会功能受损

如果该诊断的证据水平未达到 2.1 及以上，在 2024—2026 版本的 NANDA-I 分类系统中将废弃该诊断。

领域 9 · 分类 2 · 诊断编码 00199

活动计划无效

诊断核心：活动计划

通过 2008 · 修订 2017 · 证据水平 2.1

定义：无法在固定的时间和特定的条件下准备一系列活动。

定义性特征

- 缺乏计划
- 表达对任务的焦虑
- 卫生资源不足
- 缺乏组织技能
- 失败的方式
- 报告对执行任务恐惧
- 选择的活动未达到目标

相关因素

- 面对推荐的方法出现逃逸行为
- 享乐主义
- 信息处理的能力不足
- 社会支持不足
- 不切实际的事件感知
- 不切实际的个人能力感知

危险人群

- 有拖延史的个体

领域 9・分类 2・诊断编码 00226

有活动计划无效的危险

诊断核心：活动计划

通过 2010・修订 2013・证据水平 2.1

定义：易于出现无法在固定的时间和特定的条件下准备一系列活动，可能损害健康。

危险因素

- 面对推荐的方法出现逃逸行为
- 享乐主义
- 信息处理的能力不足
- 社会支持不足
- 不切实际的事件感知
- 不切实际的个人能力感知

危险人群

- 有拖延史的个体

领域 9·分类 2·诊断编码 00146

焦 虑

诊断核心：焦虑

通过 1973·修订 1982、1998、2017、2020·证据水平 3.2

定义：对扩散性威胁的一种情绪反应，在这种反应中，个体预见到非特定的即将到来的危险、灾难或不幸。

定义性特征

行为 / 情绪

- 哭泣
- 生产力下降
- 表达痛苦
- 表达对生活事件变化的焦虑
- 表达困扰
- 表达不安全感
- 表达强烈的恐惧
- 无助
- 高警觉性
- 谨慎增强
- 失眠
- 易激心境
- 神经质
- 精神运动性焦虑不安
- 眼神交流减少
- 扫描行为
- 自我关注

生 理

- 呼吸型态改变
- 厌食
- 反应灵敏
- 胸部紧迫感
- 四肢冰冷
- 腹泻
- 口干
- 表达腹部疼痛
- 表达感到头晕
- 心率加快
- 出汗增加
- 恶心
- 瞳孔放大
- 颤抖的声音
- 报告睡眠 – 觉醒周期改变
- 报告心悸
- 报告末梢刺痛感
- 浅表血管收缩

- 表达肌肉无力
- 表达紧张
- 面部潮红
- 血压上升
- 震颤
- 尿频
- 排尿犹豫
- 尿急

认　知

- 注意力改变
- 精神错乱
- 感知领域减少
- 沉思
- 表达健忘
- 表达专注
- 报告思维中断

相关因素

- 生活目标冲突
- 人际传播
- 疼痛
- 压力源
- 物质滥用
- 不熟悉的情况
- 未满足的需求
- 价值观冲突

危险人群

- 经历发展危机的个体
- 经历情境性危机的个体
- 暴露于毒素的个体
- 处于围手术期的个体
- 有焦虑家族史的个体
- 有遗传倾向的个体

相关条件

- 精神障碍

领域 9 · 分类 2 · 诊断编码 00071

防御性应对

诊断核心：应对

通过 1988 · 修订 2008 · 证据水平 2.1

定义：针对潜在感知的对积极自尊的威胁，基于自我保护的方式反复投射错误的积极自我价值。

定义性特征

- 现实测试改变
- 否认问题
- 否认弱点
- 建立人际关系困难
- 维持人际关系困难
- 夸张
- 带有敌意的笑
- 对无礼过度敏感
- 对批评过度敏感
- 缺乏坚持治疗方案
- 缺乏参与治疗方案
- 投射责备
- 投射责任
- 将失败合理化
- 现实扭曲
- 嘲笑他人
- 对他人的傲慢态度

相关因素

- 自我感知与价值观系统冲突
- 害怕失败
- 害怕羞辱
- 害怕后果
- 对他人的信心不足
- 心理韧性不足
- 自信不足
- 社会支持不足
- 不确定感
- 不切实际的自我期望

领域 9 · 分类 2 · 诊断编码 00069

应对无效

诊断核心：应对

通过 1978 · 修订 1998

定义：一种无效评估压力源的方式，伴有认知和（或）行为努力，未能管理与健康相关的需求。

定义性特征

- 情感反应改变
- 注意力改变
- 沟通方式改变
- 对他人的破坏行为
- 对自己的破坏行为
- 组织信息困难
- 疲乏
- 频繁患病
- 寻求帮助的能力受损
- 关注信息的能力受损
- 应对环境的能力受损
- 满足基本需求的能力受损
- 满足角色期望的能力受损
- 缺乏坚持以目标为导向的行为
- 缺乏解决问题的方法
- 缺乏解决问题的技能
- 报告睡眠 – 觉醒周期改变
- 报告缺乏控制感
- 从事危险的行为
- 物质滥用

相关因素

- 高度威胁
- 无法保存适应性能量
- 不准确的威胁评估
- 对应对环境能力的信心不足
- 卫生资源不足
- 对压力源的准备不足
- 缺乏控制感
- 社会支持不足
- 紧张缓解策略无效

危险人群

- 经历成熟期危机的个体
- 经历情境性危机的个体

如果该诊断的证据水平未达到 2.1 及以上，在 2024—2026 版本的 NANDA-I 分类系统中将废弃该诊断。

领域 9 · 分类 2 · 诊断编码 00158

愿意加强应对

诊断核心：应对

通过 2002 · 修订 2013 · 证据水平 2.1

定义：一种有效评估压力源的方式，伴有认知和（或）行为的努力，以管理和健康相关的需求，该方式能够被加强。

定义性特征

- 表达加强压力管理策略知识的意愿
- 表达加强管理压力源的意愿
- 表达加强社会支持的意愿
- 表达加强使用情感导向策略的意愿
- 表达加强使用问题导向策略的意愿
- 表达加强使用精神资源的意愿

领域 9 · 分类 2 · 诊断编码 00077

社区应对无效

诊断核心：应对

通过 1994 · 修订 1998、2017

定义：一种针对适应和解决问题的社区活动模式，该模式未能满足社区的需求需要。

定义性特征

– 社区未能满足其成员的期望
– 缺乏社区参与
– 社区患病率增加
– 社区冲突过多
– 社区压力过多
– 社区问题高发
– 感知社区无能为力
– 感知社区易感性

相关因素

– 社区缺乏解决问题的资源
– 社区资源不足
– 社区系统不存在

危险人群

– 经历了灾害的社区

如果该诊断的证据水平未达到 2.1 及以上，在 2024—2026 版本的 NANDA-I 分类系统中将废弃该诊断。

领域 9 · 分类 2 · 诊断编码 00076

愿意加强社区应对

诊断核心：应对

通过 1994 · 修订 2013

定义：一种针对适应和解决问题的社区活动模式，以满足社区的需求或需要，该模式能够被加强。

定义性特征

- 表达加强社区娱乐活动可及性的意愿
- 表达加强社区放松活动可及性的意愿
- 表达加强社区成员之间沟通的意愿
- 表达加强群体和大型社区之间沟通的意愿
- 表达加强社区预计可预期压力源的意愿
- 表达加强社区资源以管理压力源的意愿
- 表达加强社区责任以管理压力的意愿
- 表达加强解决已明确问题的意愿

如果该诊断的证据水平未达到 2.1 及以上，在 2024—2026 版本的 NANDA-I 分类系统中将废弃该诊断。

领域 9 · 分类 2 · 诊断编码 00074

家庭应对受损

诊断核心：应对

通过 1980 · 修订 1996、2017

定义： 通常作为支持的主要人（家庭成员、重要他人或亲密朋友）为服务对象提供了其可能需要的不充分、无效或有害的支持、安慰、帮助或鼓励，以管理或掌握与服务对象健康问题相关的适应性任务。

定义性特征

- 服务对象抱怨支持者对健康问题的反应
- 服务对象报告担心支持者对健康问题的反应
- 支持者与服务对象之间的沟通受限
- 支持者的保护行为与服务对象的能力不一致
- 支持者的保护行为与服务对象的自主需求不一致
- 支持者报告缺乏知识
- 支持者报告理解不足
- 支持者报告专注于自身对服务对象需求的反应
- 支持者离开服务对象
- 对支持者的辅助行为不满意

相关因素

- 影响支持者的共存情境
- 支持者能力耗尽
- 家庭无组织
- 他人提供的信息不准确
- 支持者缺乏可用的信息
- 相互支持不足
- 服务对象对支持者的支持不足
- 支持者缺乏对信息的理解
- 支持者对信息的理解错误
- 支持者专注于家庭外的问题

危险人群

- 成员家庭角色改变的家庭
- 长期疾病导致支持者能力耗尽的家庭
- 支持者经历发展危机的家庭
- 支持者经历情境性危机的家庭

如果该诊断的证据水平未修订至 2.1 及以上，在 2024—2026 版本的 NANDA-I 分类系统中将废弃该诊断。

领域 9・分类 2・诊断编码 00073

家庭应对失能

诊断核心：应对

通过 1980・修订 1996、2008・证据水平 2.1

定义：主要人（家庭成员、重要他人或亲密朋友）的行为使其自身和服务对象有效解决每一个人适应健康问题的任务的能力失能。

定义性特征

- 遗弃服务对象
- 采用服务对象的疾病症状
- 攻击性行为
- 抑郁症状
- 构建有意义的生活困难
- 忽视服务对象的基本需求
- 无视家庭关系
- 扭曲关于服务对象健康问题的现实
- 表达被遗弃感
- 对健康有害的家庭行为
- 敌对
- 个人主义受损
- 缺乏忍耐服务对象的能力
- 服务对象的独立性丧失
- 忽视治疗方案
- 从事日常行为不考虑服务对象的需求
- 高度关注服务对象的时间延长
- 精神运动性焦虑不安
- 心身症状

相关因素

- 家庭关系矛盾
- 支持者长期未表达的感受
- 支持者与服务对象之间的应对方式差异
- 支持者之间的应对方式差异

领域 9 · 分类 2 · 诊断编码 00075

愿意加强家庭应对

诊断核心：应对

通过 1980 · 修订 2013

定义： 主要人（家庭成员、重要他人或亲密朋友）参与服务对象健康问题适应性任务的管理方式，该方式能够被加强。

定义性特征

- 表达承认危机影响成长的意愿
- 表达选择最优健康体验的意愿
- 表达和经历相似情境的他人加强联系的意愿
- 表达加强生活方式丰富性的意愿
- 表达加强健康促进的意愿

如果该诊断的证据水平未达到 2.1 及以上，在 2024—2026 版本的 NANDA-I 分类系统中将废弃该诊断。

领域 9 · 分类 2 · 诊断编码 00147

死亡焦虑

诊断核心：死亡焦虑

通过 1998 · 修订 2006、2017、2020 · 证据水平 2.1

定义： 情绪痛苦和不安全感，产生于对死亡的预期和自身或重要他人的死亡过程，这对一个人的生活质量产生了负面影响。

定义性特征

- 烦躁不安
- 表达担忧照顾者的压力
- 表达担忧自身死亡对重要他人的影响
- 表达深深的悲伤
- 表达害怕发展为终末期疾病
- 表达害怕孤独
- 表达濒死的时候害怕丧失心智能力
- 表达害怕和死亡相关的疼痛
- 表达害怕早死
- 表达害怕漫长的濒死过程
- 表达害怕与爱人分离
- 表达害怕和濒死相关的痛苦
- 表达害怕濒死过程
- 表达害怕未知
- 表达无能为力
- 报告和死亡及濒死相关的负性想法

相关因素

- 预感到麻醉的不良后果
- 预感到死亡对他人的影响
- 预感到疼痛
- 预感到痛苦
- 意识到即将死亡
- 抑郁症状
- 谈论死亡的话题
- 宗教信仰受损
- 孤独
- 低自尊
- 拒绝接受自己的死亡
- 精神困扰
- 对遇到的更大力量不确定
- 对死亡后的生活不确定
- 对更大力量的存在不确定
- 对预后不确定
- 令人不适的躯体症状

危险人群

- 经历重要他人临终关怀的个体
- 接受临终关怀的个体
- 有重要他人死亡的负性体验史的个体
- 有濒死经历的个体
- 老年人
- 女子
- 年轻人

相关条件

- 抑郁
- 绝症
- 伴有极度恐惧死亡的病耻感

领域 9 · 分类 2 · 诊断编码 00072

否认无效

诊断核心：否认

通过 1988 · 修订 2006 · 证据水平 2.1

定义：有意识或无意识地否定某事件的知识或意义，以减少焦虑和（或）恐惧，可导致健康损害。

定义性特征

- 寻求健康照护延迟
- 否认害怕死亡
- 否认害怕失能
- 取代症状的来源
- 不承认疾病对生活的影响
- 未感知到危险的相关性
- 未感知到症状的相关性
- 害怕对疾病影响的转移
- 不合理的情感
- 症状最小化
- 拒绝健康照护
- 谈论痛苦的事件时使用鄙视的观点
- 谈论痛苦的事件时使用鄙视的姿势
- 使用卫生人员不建议的治疗

相关因素

- 焦虑
- 压力过多
- 害怕死亡
- 害怕丧失个人自主性
- 害怕分离
- 情感支持不足
- 缺乏控制感
- 应对策略无效
- 感知应对强烈情感不足
- 不愉快现实的威胁

领域 9 · 分类 2 · 诊断编码 00148

恐 惧

诊断核心：恐惧

通过 1980 · 修订 1996、2000、2017、2020 · 证据水平 3.2

定义： 由探测到迫在眉睫的威胁而引起的基本的、强烈的情绪反应，包括立即出现的惊恐反应（摘自美国心理学会）。

定义性特征

生理因素

- 厌食
- 出汗
- 腹泻
- 呼吸困难
- 血压上升
- 心率加快
- 呼吸频率加快
- 出汗增加
- 肌肉紧张
- 恶心
- 皮肤苍白
- 瞳孔放大
- 尿频
- 呕吐
- 口腔干燥

行为 / 情绪

- 忧虑
- 专注于恐惧的根源
- 自信减弱
- 表达惊恐
- 表达恐惧
- 表达强烈的恐惧
- 表达紧张
- 冲动行为
- 警惕性增强
- 冲动控制无效
- 神经质
- 精神运动性焦虑不安

相关因素

- 沟通障碍
- 对威胁的习得性反应
- 对恐怖刺激的反应
- 不熟悉的情况

危险人群

- 儿童
- 暴露于创伤性情境的个体
- 在暴力增加的地区生活的个体
- 接受临终关怀的个体
- 脱离社会支持的个体
- 接受外科手术的个体
- 有创伤后休克家族史的个体
- 有跌倒史的个体
- 老年人
- 孕妇
- 女子
- 经历分娩的女子

相关条件

- 感觉障碍

领域 9・分类 2・诊断编码 00301

适应不良性哀伤

诊断核心：哀伤

通过 2020・证据水平 3.4

定义：一种出现于重要他人死亡后的障碍，在这种障碍中，伴有丧亲之痛的痛苦经历不符合社会文化的期望。

定义性特征

- 焦虑
- 生活角色扮演减少
- 抑郁症状
- 亲密程度降低
- 怀疑
- 压力过多
- 出现了逝者经历过的症状
- 表达愤怒
- 表达不知所措
- 表达对逝者的悲痛
- 表达与世隔绝感
- 表达空虚感
- 表达吃惊感
- 表达震惊
- 疲乏
- 胃肠道症状
- 避免哀伤
- 发病率增加
- 怀念逝者
- 不信任他人
- 不接受死亡
- 持续痛苦的回忆
- 专注于对逝者的思念
- 对逝者的沉思
- 探究逝者
- 自责

相关因素

- 应对同时发生的危机困难
- 情感障碍过度
- 高依恋焦虑
- 社会支持不足
- 低依恋回避

危险人群

- 经济窘迫的个体
- 经历社会不可接受的损失的个体
- 对逝者生前高度依赖的个体
- 与逝者情感密切的个体

- 经历重要他人意外猝死的个体
- 经历重要他人暴力死亡的个体
- 对死亡通知不满意的个体
- 目睹逝者症状失控的个体
- 有童年虐待史的个体
- 有未解决哀伤史的个体
- 与逝者有未解决冲突的个体
- 无薪就业的个体
- 女子

相关条件

- 焦虑障碍
- 抑郁

领域 9 · 分类 2 · 诊断编码 00302

有适应不良性哀伤的危险

诊断核心：哀伤

通过 2020 · 证据水平 3.4

定义：易于出现一种重要他人死亡后的障碍，在这种障碍中，伴有丧亲之痛的痛苦经历不符合社会文化的期望，可能损害健康。

危险因素

– 应对同时发生的危机困难
– 情感障碍过度
– 高依恋焦虑
– 社会支持不足
– 低依恋回避

危险人群

– 经济窘迫的个体
– 经历社会不可接受的损失的个体
– 经历重要他人意外猝死的个体
– 经历重要他人暴力死亡的个体
– 对死亡通知不满意的个体
– 目睹逝者症状失控的个体
– 有童年虐待史的个体
– 有未解决哀伤史的个体
– 对逝者生前高度依赖的个体
– 与逝者情感密切的个体
– 与逝者有未解决冲突的个体
– 无薪就业的个体
– 女子

相关条件

– 焦虑障碍
– 抑郁

领域 9・分类 2・诊断编码 00285

愿意改善哀伤

诊断核心：哀伤

通过 2020・证据水平 2.1

定义：在实际的、预期的或感知的重大损失之后出现的一种新的功能性现实整合模式，该模式能够被加强。

定义性特征

- 表达继承逝者遗产的意愿
- 表达参与前期活动的意愿
- 表达加强应对疼痛的意愿
- 表达加强原谅的意愿
- 表达加强希望的意愿
- 表达加强个人成长的意愿
- 表达加强睡眠 – 觉醒周期的意愿
- 表达整合愤怒感的意愿
- 表达整合失望感的意愿
- 表达整合内疚感的意愿
- 表达整合悔恨感的意愿
- 表达整合积极感受的意愿
- 表达整合对逝者积极怀念的意愿
- 表达为了快乐生活而整合各种可能性的意愿
- 表达为了有意义的生活而整合各种可能性的意愿
- 表达为了有目的的生活而整合各种可能性的意愿
- 表达为了满意的生活而整合各种可能性的意愿
- 表达整合丧失的意愿
- 表达在新的人际关系中投入精力的意愿

领域 9 · 分类 2 · 诊断编码 00241

情绪调节受损

诊断核心：情绪调节

通过 2013 · 修订 2017 · 证据水平 2.1

定义：一种以情绪或情感波动为特征的心理状态，包括一系列情感、认知、躯体和（或）心理由轻到重的表现。

定义性特征

- 语言行为改变
- 食欲改变
- 抑制
- 烦躁不安
- 内疚过多
- 过度自我意识
- 思维奔逸
- 绝望
- 注意力受损
- 易激心境
- 精神运动性焦虑不安
- 精神运动迟滞
- 悲伤的情感
- 自责
- 社会疏远

相关因素

- 睡眠 – 觉醒周期改变
- 焦虑
- 社交功能困难
- 影响自我概念的外部因素
- 高警觉
- 孤独
- 疼痛
- 反复出现死亡的想法
- 反复出现自杀的想法
- 社交隔离
- 物质滥用
- 体重变化

相关条件

- 慢性疾病
- 功能性损伤
- 精神病

领域 9 · 分类 2 · 诊断编码 00125

无能为力

诊断核心：能力

通过 1982 · 修订 2010、2017、2020 · 证据水平 2.2

定义： 对影响个体的幸福、个人生活或社会的因素或事件实际或感知失控或影响的状态（摘自美国心理学会）。

定义性特征

- 恢复延迟
- 抑郁症状
- 表达对角色扮演的怀疑
- 表达对无法从事以前的活动感到沮丧
- 表达缺乏生活目标
- 表达羞愧
- 疲乏
- 独立性丧失
- 报告缺乏控制感
- 社会疏远

相关因素

- 焦虑
- 照顾者角色紧张
- 机构环境功能障碍
- 躯体移动障碍
- 对改善个人情境的兴趣不足
- 人际关系无效
- 缺乏管理情境的知识
- 对改善个人情境的动机不足
- 缺乏参与治疗方案
- 社会支持不足
- 应对策略无效
- 低自尊
- 疼痛
- 感知治疗方案的复杂性
- 感知社会耻辱
- 社会边缘化

危险人群

- 经济窘迫的个体
- 暴露于创伤性事件的个体

相关条件

- 脑血管疾病
- 认知障碍
- 危重疾病
- 病程进展
- 无法预期的疾病轨迹

领域 9 · 分类 2 · 诊断编码 00152

有无能为力的危险

诊断核心：能力

通过 2000 · 修订 2010、2013、2017、2020 · 证据水平 2.2

定义：对影响个体的幸福、个人生活或社会的因素或事件实际或感知失控或影响的状态易感，可能损害健康（摘自美国心理学会）。

危险因素

- 焦虑
- 照顾者角色紧张
- 机构环境功能障碍
- 躯体移动障碍
- 对改善个人情境的兴趣不足
- 人际关系无效
- 缺乏管理情境的知识
- 对改善个人情境的动机不足
- 缺乏参与治疗方案
- 社会支持不足
- 应对策略无效
- 低自尊
- 疼痛
- 感知治疗方案的复杂性
- 感知社会耻辱
- 社会边缘化

危险人群

- 经济窘迫的个体
- 暴露于创伤性事件的个体

相关条件

- 脑血管疾病
- 认知障碍
- 危重疾病
- 病程进展
- 无法预期的疾病轨迹

领域 9 · 分类 2 · 诊断编码 00187

愿意加强能力

诊断核心：能力

通过 2006 · 修订 2013 · 证据水平 2.1

定义：一种为了健康专门参与改变的方式，该方式能够被加强。

定义性特征

- 表达加强对潜在变化认识的意愿
- 表达加强可能导致改变的决策的意愿
- 表达为改变而采取行动以加强独立性的意愿
- 表达加强参与改变的意愿
- 表达为参与改变而加强知识的意愿
- 表达加强参与选择日常生活的意愿
- 表达加强参与选择健康的意愿
- 表达加强能力的意愿

领域 9 · 分类 2 · 诊断编码 00210

韧性受损

诊断核心：韧性

通过 2008 · 修订 2017 · 证据水平 2.1

定义： 通过动态适应过程从感知有害或改变的环境中恢复的能力下降。

定义性特征

- 对学业活动的兴趣下降
- 对职业活动的兴趣下降
- 抑郁症状
- 表达羞愧
- 健康状态受损
- 缺乏控制感
- 应对策略无效
- 整合无效
- 低自尊
- 困扰再次增加
- 报告内疚感
- 社交隔离

相关因素

- 家庭关系改变
- 社区暴力
- 被破坏的家庭仪式
- 被破坏的家庭角色
- 多重家庭作用功能障碍
- 卫生资源不足
- 社会支持不足
- 抚养不一致
- 家庭适应无效
- 冲动控制无效
- 多种共存的不良环境
- 感知易感性
- 物质滥用

危险人群

- 经济窘迫的个体
- 经历新危机的个体
- 经历慢性危机的个体
- 经历暴力的个体
- 属于少数民族成员的个体
- 父母患有精神障碍的个体
- 有暴力暴露史的个体
- 大家庭的个体
- 文化程度低的母亲
- 女子

相关条件

- 智力障碍
- 心理障碍

领域 9 · 分类 2 · 诊断编码 00211

有韧性受损的危险

诊断核心：韧性

通过 2008 · 修订 2013、2017 · 证据水平 2.1

定义：易于出现通过动态适应过程从感知有害或改变的环境中恢复的能力下降，可能损害健康。

危险因素

- 家庭关系改变
- 社区暴力
- 被破坏的家庭仪式
- 被破坏的家庭角色
- 多重家庭作用功能障碍
- 卫生资源不足
- 社会支持不足
- 抚养不一致
- 家庭适应无效
- 冲动控制无效
- 多种共存的不良环境
- 感知易感性
- 物质滥用

危险人群

- 经济窘迫的个体
- 经历新危机的个体
- 经历慢性危机的个体
- 经历暴力的个体
- 属于少数民族成员的个体
- 父母患有精神障碍的个体
- 有暴力暴露史的个体
- 大家庭的个体
- 文化程度低的母亲
- 女子

相关条件

- 智力障碍
- 心理障碍

领域 9 · 分类 2 · 诊断编码 00212

愿意加强韧性

诊断核心：韧性

通过 2008 · 修订 2013 · 证据水平 2.1

定义：一种通过动态适应过程从感知有害或改变的环境中恢复的能力，该能力可被加强。

定义性特征

- 表达增加可用资源的意愿
- 表达加强沟通技能的意愿
- 表达加强环境安全性的意愿
- 表达加强设定目标的意愿
- 表达加强人际关系的意愿
- 表达加强参与活动的意愿
- 表达加强自身行为责任的意愿
- 表达加强积极愿景的意愿
- 表达加强目标进展的意愿
- 表达加强心理韧性的意愿
- 表达加强自尊的意愿
- 表达加强控制感的意愿
- 表达加强支持系统的意愿
- 表达加强使用冲突管理策略的意愿
- 表达加强使用应对技能的意愿
- 表达加强使用资源的意愿

领域 9 · 分类 2 · 诊断编码 00137

长期悲伤

诊断核心：悲伤

通过 1998 · 修订 2017

定义：（父母、照顾者、患有慢性病或失能的个体）应对持续丧失所经历的循环性、反复性和潜在进展性的普遍悲伤，贯穿整个疾病或失能过程。

定义性特征

- 表达幸福被干扰感
- 压倒性负性感受
- 悲伤

相关因素

- 管理失能危机
- 疾病管理危机
- 错过的重要阶段
- 错过的机会

危险人群

- 经历发展危机的个体
- 经历丧失重要他人的个体
- 长期担任照顾者的个体

相关条件

- 慢性残疾
- 慢性疾病

如果该诊断的证据水平未达到 2.1 及以上，在 2024—2026 版本的 NANDA-I 分类系统中将废弃该诊断。

领域 9 · 分类 2 · 诊断编码 00177

压力过多

诊断核心：压力

通过 2006 · 证据水平 3.2

定义： 需要满足的过多数量和过多种类的需求。

定义性特征

- 决策困难
- 表达压力感
- 表达增加的愤怒
- 表达紧张
- 功能性损伤
- 不耐烦增加
- 来自压力的负面影响

相关因素

- 缺乏资源
- 反复性压力源
- 压力源

领域 9 · 分类 3 · 诊断编码 00258

急性物质戒断综合征

诊断核心：急性物质戒断综合征

通过 2016 · 证据水平 2.1

定义：突然中断成瘾性复合物后出现的严重多因素结局。

定义性特征

- 急性精神错乱（00128）
- 焦虑（00146）
- 睡眠型态紊乱（00198）
- 恶心（00134）
- 有电解质失衡的危险（00195）
- 有受伤的危险（00035）

相关因素

- 对成瘾性物质产生依赖
- 长期过量使用成瘾性物质
- 营养不良
- 突然中断成瘾性物质

危险人群

- 有戒断症状史的个体
- 老年人

相关条件

- 严重的并发症

领域 9 · 分类 3 · 诊断编码 00259

有急性物质戒断综合征的危险

诊断核心：急性物质戒断综合征

通过 2016 · 证据水平 2.1

定义： 突然中断成瘾性复合物后，易于出现严重的多因性结局，可能损害健康。

危险因素

- 对成瘾性物质产生依赖
- 长期过量使用成瘾性物质
- 营养不良
- 突然中断成瘾性物质

危险人群

- 有戒断症状史的个体
- 老年人

相关条件

- 严重的并发症

领域 9 · 分类 3 · 诊断编码 00009

自主神经反射异常

诊断核心：自主神经反射异常

通过 1988 · 修订 2017

定义： 神经系统在脊髓第 7 胸椎（T7）或以上部位损伤后，对威胁生命的有害刺激的无法抑制的交感神经反应。

定义性特征

- 视力模糊
- 心动过缓
- 胸痛
- 寒冷
- 结膜充血
- 受伤部位以上出汗
- 头部不同部位的弥漫性痛
- 霍纳综合征
- 口腔金属味
- 鼻塞
- 受伤部位以下皮肤苍白
- 感觉异常
- 阵发性高血压
- 竖毛反射
- 受伤部位以上皮肤红斑
- 心动过速

相关因素

胃肠道刺激

- 肠管扩张
- 便秘
- 排便困难
- 手动刺激
- 灌肠
- 粪便嵌塞
- 栓剂

外皮刺激

- 皮肤刺激
- 皮肤过敏
- 晒伤
- 伤口

肌肉骨骼 – 神经刺激

- 受伤水平以下的激惹性刺激
- 骨隆突处受压

– 肌肉痉挛
– 受伤水平以下的疼痛性刺激
– 生殖器处的压力
– 运动范围练习

调节性 – 情境性刺激

– 衣服过紧
– 环境温度波动
– 体位

生殖性 – 泌尿性刺激

– 膀胱扩张
– 膀胱痉挛
– 仪器
– 性交

其他因素

– 照顾者缺乏病程的知识
– 缺乏病程的知识

危险人群

– 暴露于极端环境温度的个体
– 患有脊髓损伤或病变的男子射精
– 患有脊髓损伤或病变的女子分娩
– 患有脊髓损伤或病变的月经期女子
– 患有脊髓损伤或病变的孕妇

相关条件

– 骨折
– 逼尿肌 – 括约肌协同失调
– 消化系统疾病
– 附睾炎
– 异位骨
– 卵巢囊肿
– 药物制剂
– 肾结石
– 物质戒断
– 外科手术
– 导尿术
– 尿道感染
– 静脉血栓栓塞

如果该诊断的证据水平未达到 2.1 及以上，在 2024—2026 版本的 NANDA-I 分类系统中将废弃该诊断。

领域 9 · 分类 3 · 诊断编码 00010

有自主神经反射异常的危险

诊断核心：自主神经反射异常

通过 1998 · 修订 2000、2013、2017

定义： 脊髓休克后，交感神经系统易于出现威胁生命的无法抑制的反应，见于脊髓损伤或第 6 胸椎（T6）及以上损伤的个体（也曾见于第 7 胸椎和第 8 胸椎损伤的患者），可能损害健康。

危险因素

胃肠道刺激

- 肠管扩张
- 便秘
- 排便困难
- 手动刺激
- 灌肠
- 粪便嵌塞
- 栓剂

外皮刺激

- 皮肤刺激
- 皮肤过敏
- 晒伤
- 伤口

肌肉骨骼 – 神经刺激

- 受伤水平以下的激惹性刺激
- 肌肉痉挛
- 受伤水平以下的疼痛性刺激
- 骨隆突处受压
- 生殖器处的压力
- 运动范围练习

调节性 – 情境性刺激

- 衣服过紧
- 环境温度波动
- 体位

生殖性 – 泌尿性刺激

- 膀胱扩张
- 膀胱痉挛
- 仪器
- 性交

其他因素

- 照顾者缺乏病程的知识
- 缺乏病程的知识

危险人群

- 暴露于极端环境温度的脊髓损伤或病变的个体
- 患有脊髓损伤或病变的男子射精
- 患有脊髓损伤或病变的女子分娩
- 患有脊髓损伤或病变的月经期女子
- 患有脊髓损伤或病变的孕妇

相关条件

- 骨折
- 逼尿肌括约肌协同失调
- 消化系统疾病
- 附睾炎
- 异位骨
- 卵巢囊肿
- 药物制剂
- 肾结石
- 物质戒断
- 外科手术
- 导尿术
- 尿道感染
- 静脉血栓栓塞

如果该诊断的证据水平未达到 2.1 及以上，在 2024—2026 版本的 NANDA-I 分类系统中将废弃该诊断。

领域 9 · 分类 3 · 诊断编码 00264

新生儿戒断综合征

诊断核心：新生儿戒断综合征

通过 2016 · 证据水平 2.1

定义：见于新生儿的一系列戒断症状，因宫内暴露于成瘾性物质引起，或因产后使用药物管理疼痛所致。

定义性特征

- 腹泻（00013）
- 婴儿行为紊乱（00116）
- 睡眠型态紊乱（00198）
- 舒适受损（00214）
- 神经行为压力
- 有吸入的危险（00039）
- 有依恋受损的危险（00058）
- 有皮肤完整性受损的危险(00047)
- 有体温调节无效的危险(00274)
- 有受伤的危险(00035)

相关因素

- 待定

危险人群

- 新生儿在宫内时暴露于母亲物质滥用
- 医源性暴露于止痛物质的新生儿
- 早产的新生儿

建议使用 Finnegan 新生儿戒断评分工具（FNAST）评估戒断症状，并做出与护理计划相关的决定。FNAST 评分为 8 分或更高，结合宫内物质暴露史，通常用于诊断新生儿戒断综合征。这一工具主要是在美国和其他西方国家开发和使用的，因此可能不适合向国际社会推荐。如果该诊断的证据水平未达到 2.1 及以上，在 2024—2026 版本的 NANDA-I 分类系统中将废弃该诊断。

领域 9 · 分类 3 · 诊断编码 00116

婴儿行为紊乱

诊断核心：有序的行为

通过 1994 · 修订 1998、2017

定义： 生理和神经行为系统功能不协调。

定义性特征

注意 – 互动系统

- 对感觉刺激的反应受损

运动系统

- 原始反射改变
- 夸大的吃惊反应
- 烦躁
- 手指张开
- 握拳
- 双手捂脸行为
- 四肢过度伸展
- 发音运动受损
- 保持双手捂脸的姿势
- 战栗
- 颤搐
- 活动不协调

生　理

- 皮肤颜色异常
- 心动过缓
- 心律失常
- 无法耐受喂食速度
- 无法耐受喂食量
- 氧饱和度下降
- 心动过速
- 超时信号

调节性问题

- 抑制惊吓反射的能力受损
- 易激心境

状态 – 组织系统

- 活动 – 唤醒状态
- 烦躁的哭闹

– 闭眼时脑电图（EEG）活动出现广泛性 α 波
– 安静 – 唤醒状态
– 震荡状态

相关因素

– 照顾者误读婴儿的线索
– 与环境相关的过度刺激
– 喂养不耐受
– 缺乏与环境相关的感觉刺激
– 营养不良
– 疼痛
– 照顾者缺乏行为线索的知识
– 环境中的控制不足
– 物理环境不良
– 感觉剥夺
– 感觉过度刺激

危险人群

– 在宫内时暴露于致畸物的婴儿
– 低孕龄生产的婴儿
– 早产的婴儿

相关条件

– 先天性疾病
– 神经功能不成熟
– 婴儿运动功能受损
– 先天遗传病
– 侵入性过程
– 口腔受损

如果该诊断的证据水平未达到 2.1 及以上，在 2024—2026 版本的 NANDA-I 分类系统中将废弃该诊断。

领域 9 · 分类 3 · 诊断编码 00115

有婴儿行为紊乱的危险

诊断核心：有序的行为

通过 1994 · 修订 2013、2017

定义：在调节生理和神经行为系统功能时，易于出现不协调的形式，可能损害健康。

危险因素

- 照顾者误读婴儿的线索
- 与环境相关的过度刺激
- 喂养不耐受
- 照顾者缺乏行为线索的知识
- 环境中的控制不足
- 物理环境不良
- 缺乏与环境相关的感觉刺激
- 营养不良
- 疼痛
- 感觉剥夺
- 感觉过度刺激

危险人群

- 在宫内时暴露于致畸物的婴儿
- 低孕龄生产的婴儿
- 早产的婴儿

相关条件

- 先天性疾病
- 神经功能不成熟
- 婴儿运动功能受损
- 先天遗传病
- 侵入性过程
- 口腔受损

如果该诊断的证据水平未达到 2.1 及以上，在 2024—2026 版本的 NANDA-I 分类系统中将废弃该诊断。

领域 9 · 分类 3 · 诊断编码 00117

愿意加强婴儿行为的有序性

诊断核心：有序的行为

通过 1994 · 修订 2013

定义： 调节生理和神经行为系统功能的整合模式，该模式能够被加强。

定义性特征

- 主要照顾者表达加强识别线索的意愿
- 主要照顾者表达改善环境条件的意愿
- 主要照顾者表达加强识别婴儿自我调节行为的意愿

如果该诊断的证据水平未达到 2.1 及以上，在 2024—2026 版本的 NANDA-I 分类系统中将废弃该诊断。

领域 10. 生活原则

被认为真实或具有内在价值的活动、风俗习惯或机构相关的管理方式、思想和行为的根本原则。

分类 1. 价　值

对所偏好的组织模式或终末状态的认同和排序

编码	诊断	页码
	该分类目前无诊断	403

分类 2. 信　仰

对被认为真实或具有内在价值的活动、风俗习惯或机构的看法、期望或判断

编码	诊断	页码
00068	愿意加强精神健康	404

分类 3. 价值 / 信仰 / 行为一致性

价值、信仰和行为之间达到的一致性或平衡

编码	诊断	页码
00184	愿意加强决策	405
00083	决策冲突	406
00242	自主决策受损	407
00244	有自主决策受损的危险	408
00243	愿意加强自主决策	409
00175	道德困扰	410
00169	宗教信仰受损	411
00170	有宗教信仰受损的危险	412
00171	愿意加强宗教信仰	413
00066	精神困扰	414
00067	有精神困扰的危险	416

领域 10 · 分类 2 · 诊断编码 00068

愿意加强精神健康

诊断核心：精神健康

通过 1994 · 修订 2002、2013、2020 · 证据水平 2.1

定义： 通过联系自我、他人、世界和（或）一种比自己更强大的力量来整合生活的意义及目的的方式，这种方式能够被加强。

定义性特征

- 表达加强接受的意愿
- 表达加强自我舒适能力的意愿
- 表达在信仰中加强舒适的意愿
- 表达加强和自然联系的意愿
- 表达加强和超越自身的力量联系的意愿
- 表达加强应对的意愿
- 表达加强鼓励的意愿
- 表达加强创造力的意愿
- 表达加强来自他人原谅的意愿
- 表达加强环境宜人性的意愿
- 表达加强希望的意愿
- 表达加强内心平和的意愿
- 表达加强和重要他人互动的意愿
- 表达加强愉悦感的意愿
- 表达加强关爱的意愿
- 表达加强关爱他人的意愿
- 表达加强冥想练习的意愿
- 表达加强神秘体验的意愿
- 表达加强与自然合一的意愿
- 表达加强与超越自身的力量合一的意愿
- 表达加强参与宗教行为的意愿
- 表达加强与超越自身的力量和平的意愿
- 表达加强祈祷生活化的意愿
- 表达加强敬畏的意愿
- 表达加强对生活满意度的意愿
- 表达加强自我意识的意愿
- 表达加强自我原谅的意愿
- 表达加强敬畏感的意愿
- 表达加强自我和谐感的意愿
- 表达加强认同感的意愿
- 表达加强环境魔力感的意愿
- 表达加强安宁的意愿
- 表达加强服务他人的意愿
- 表达在信仰中加强力量的意愿
- 表达加强屈服的意愿

领域 10·分类 3·诊断编码 00184

愿意加强决策

诊断核心：决策

通过 2006·修订 2013·证据水平 2.1

定义：选择一系列活动，以满足短期和长期健康相关目标的方式，该方式能够被加强。

定义性特征

- 表达加强和社会文化目标一致的决策的意愿
- 表达加强和社会文化价值观一致的决策的意愿
- 表达加强和目标一致的决策的意愿
- 表达加强和价值观一致的决策的意愿
- 表达加强决策的意愿
- 表达加强对决策风险效益分析的意愿
- 表达加强理解选择的意愿
- 表达加强理解选择意义的意愿
- 表达加强使用可靠证据做决策的意愿

领域 10 · 分类 3 · 诊断编码 00083

决策冲突

诊断核心：决策冲突

通过 1988 · 修订 2006 · 证据水平 2.1

定义：当涉及对价值和信仰的风险、丧失或挑战的竞争行为时，对将要采取的一系列措施的不确定感。

定义性特征

- 决策延迟
- 表达在决策过程中的困扰
- 困扰的生理体征
- 紧张的生理体征
- 在尝试决策时质疑道德原则
- 在尝试决策时质疑道德规范
- 在尝试决策时质疑道德价值
- 在尝试决策时质疑个人信仰
- 在尝试决策时质疑个人价值
- 明确潜在行为的非预期后果
- 报告对选择不确定
- 自我关注
- 在选择之间摇摆不定

相关因素

- 与道德义务冲突
- 信息来源冲突
- 缺乏信息
- 社会支持不足
- 缺乏决策经验
- 决策干扰
- 道德原则支持互不一致的行为
- 道德规范支持互不一致的行为
- 道德价值观支持互不一致的行为
- 价值系统的感知危险
- 个人信仰不清楚
- 个人价值不清楚

领域 10 · 分类 3 · 诊断编码 00242

自主决策受损

诊断核心：自主决策

通过 2013 · 修订 2017 · 证据水平 2.1

定义：选择健康照护决策的过程未包括个人知识和（或）对社会规范的考虑，或未发生在弹性环境中，导致决策不满意。

定义性特征

- 制定健康照护方案延迟
- 选择和当前生活方式最佳匹配的健康照护方案困难
- 表达在陈述自我意见的时候感到紧张
- 表达对他人意见的困扰
- 表达对他人意见的过度关注
- 表达过度害怕他人对决策的看法
- 描述照护方式如何匹配当前生活方式的能力受损
- 他人在场时，对健康照护方案的语言表达受限

相关因素

- 对所有可用的健康照护方案的理解下降
- 充分描述对健康照护方案的感知困难
- 公开讨论健康照护方案的信心不足
- 健康照护方案的相关信息不足
- 公开讨论健康照护方案的私密性不足
- 做决策时自信不足
- 讨论健康照护方案的时间不足

危险人群

- 决策经验有限的个体
- 从父权等级制度中获得健康照护的女子
- 生活在父权制家庭中的女子

领域 10 · 分类 3 · 诊断编码 00244

有自主决策受损的危险

诊断核心：自主决策

通过 2013 · 修订 2017 · 证据水平 2.1

定义： 易于出现选择健康照护决策的过程未包括个人知识和(或)对社会规范的考虑，或未发生在弹性环境中，导致决策不满意。

危险因素

- 对所有可用的健康照护方案的理解下降
- 充分描述对健康照护方案的感知困难
- 公开讨论健康照护方案的信心不足
- 健康照护方案的相关信息不足
- 公开讨论健康照护方案的私密性不足
- 做决策时自信不足
- 讨论健康照护方案的时间不足

危险人群

- 决策经验有限的个体
- 从父权等级制度中获得健康照护的女子
- 生活在父权制家庭中的女子

领域 10 · 分类 3 · 诊断编码 00243

愿意加强自主决策

诊断核心：自主决策

通过 2013 · 证据水平 2.1

定义： 选择包括个人知识和（或）对社会规范考虑的健康照护决策的过程，该过程能够被加强。

定义性特征

- 表达加强选择和当前生活方式匹配最佳的健康照护方案的能力的意愿
- 表达加强主动选择健康照护方案的能力的意愿
- 表达加强理解所有可用健康照护方案的能力的意愿
- 表达加强没有紧张的表达自我观点的能力的意愿
- 表达他人在场的情况下说出健康照护方案以提高舒适度的意愿
- 表达加强做决策的信心的意愿
- 表达加强公开讨论健康照护方案的信心的意愿
- 表达加强决策的意愿
- 表达加强讨论健康照护方案的私密性的意愿

领域 10 · 分类 3 · 诊断编码 00175

道德困扰

诊断核心：道德困扰

通过 2006 · 证据水平 2.1

定义：对无法实施个人选择的伦理或道德决策及行为的反应。

定义性特征

- 报告对遵行个人道德选择感到痛苦

相关因素

- 决策者之间冲突
- 达成生命终止的决策困难
- 做出治疗决策困难
- 用于决策的信息冲突
- 决策时间受限
- 价值观与文化规范不一致

危险人群

- 经历丧失个人自主性的个体
- 与决策者保持距离的个体

领域 10 · 分类 3 · 诊断编码 00169

宗教信仰受损

诊断核心：宗教信仰

通过 2004 · 修订 2017 · 证据水平 2.1

定义：依赖信仰和（或）参与特定信念传统仪式的能力受损。

定义性特征

- 希望重新连接信仰模式
- 希望重新连接习俗
- 难以依从规定的宗教信仰
- 难以依从规定的宗教仪式
- 表达对从宗教组织中分离感到痛苦
- 质疑宗教信仰
- 质疑宗教习俗

相关因素

- 焦虑
- 参加宗教的文化障碍
- 抑郁症状
- 环境约束
- 害怕死亡
- 社会支持不足
- 社会文化互动不足
- 运输不足
- 照护无效
- 应对策略无效
- 不安全
- 疼痛
- 精神困扰

危险人群

- 入院的个体
- 经历生命终止危机的个体
- 经历生活转型的个体
- 经历个人危机的个体
- 经历精神危机的个体
- 有宗教操纵史的个体
- 老年人

相关条件

- 抑郁
- 健康状态受损

领域 10 · 分类 3 · 诊断编码 00170

有宗教信仰受损的危险

诊断核心：宗教信仰

通过 2004 · 修订 2013、2017 · 证据水平 2.1

定义：易于出现依赖信仰和（或）参与特定信念传统仪式的能力受损，可能损害健康。

危险因素

- 焦虑
- 参加宗教的文化障碍
- 抑郁症状
- 环境约束
- 害怕死亡
- 社会支持不足
- 社会文化互动不足
- 运输不足
- 照护无效
- 应对策略无效
- 不安全
- 疼痛
- 精神困扰

危险人群

- 入院的个体
- 经历生命终止危机的个体
- 经历生活转型的个体
- 经历个人危机的个体
- 经历精神危机的个体
- 有宗教操纵史的个体
- 老年人

相关条件

- 抑郁
- 健康状态受损

领域 10 · 分类 3 · 诊断编码 00171

愿意加强宗教信仰

诊断核心：宗教信仰

通过 2004 · 修订 2013 · 证据水平 2.1

定义：依赖宗教信仰和（或）参与特定宗教传统仪式的方式，该方式能够被加强。

定义性特征

- 表达加强和宗教领袖联系的意愿
- 表达加强原谅的意愿
- 表达加强参与宗教经历的意愿
- 表达加强参与宗教行为的意愿
- 表达加强宗教选择的意愿
- 表达加强使用宗教资料的意愿
- 表达重新建立信仰模式的意愿
- 表达重新建立宗教习俗的意愿

领域 10 · 分类 3 · 诊断编码 00066

精神困扰

诊断核心：精神痛苦

通过 1978 · 修订 2002、2013、2017、2020 · 证据水平 3.2

定义：一种与通过联系自我、他人、世界或更高生物体的方式来体验生活意义的能力受损相关的痛苦状态。

定义性特征

- 愤怒行为
- 哭泣
- 创造性表达能力下降
- 对自然无兴趣
- 失眠症
- 内疚过多
- 表达疏远
- 表达愤怒
- 表达对比自己更强大的力量愤怒
- 表达对信仰的担忧
- 表达对未来的担忧
- 表达对价值观系统的担忧
- 表达对家庭的担忧
- 表达困扰
- 表达被超越自身的力量抛弃的感觉
- 表达空虚感
- 表达不被关爱感
- 表达无价值感
- 表达缺乏勇气
- 表达失去信心
- 表达失去控制
- 表达失去希望
- 表达失去平静
- 表达需要原谅
- 表达遗憾
- 疲乏
- 恐惧
- 自我反省能力受损
- 无法体验卓越
- 适应不良性哀伤
- 感知生命意义丧失
- 质疑身份
- 质疑生活的意义
- 质疑痛苦的意义
- 质疑自己的尊严
- 拒绝和他人互动

相关因素

- 宗教仪式改变
- 精神行为改变
- 焦虑
- 感受关爱障碍
- 文化冲突
- 抑郁症状
- 接受老化的过程困难
- 环境控制不足
- 人际关系无效
- 孤独
- 独立性丧失
- 低自尊
- 疼痛
- 感知有未完成的事业
- 自我疏远
- 与支持系统分离
- 社会疏远
- 社会文化剥夺
- 压力源
- 物质滥用

危险人群

- 经历孩子出生的个体
- 经历重要他人死亡的个体
- 经历不孕不育的个体
- 经历生活转型的个体
- 经历种族冲突的个体
- 经历非预期生活事件的个体
- 暴露于死亡的个体
- 暴露于自然灾害的个体
- 暴露于创伤性事件的个体
- 收到坏消息的个体
- 接受临终关怀的个体
- 文化程度低的个体

相关条件

- 慢性疾病
- 抑郁
- 部分躯体丧失
- 部分躯体功能丧失
- 治疗方案

领域 10 · 分类 3 · 诊断编码 00067

有精神困扰的危险

诊断核心：精神痛苦

通过 1998 · 修订 2004、2013、2017、2020 · 证据水平 3.2

定义： 易于出现一种与通过联系自我、他人、世界或更高生物体的方式来体验生活意义的能力受损相关的痛苦状态，可能损害健康。

危险因素

- 宗教仪式改变
- 精神行为改变
- 焦虑
- 感受关爱障碍
- 文化冲突
- 抑郁症状
- 接受老化的过程困难
- 环境控制不足
- 人际关系无效
- 孤独
- 独立性丧失
- 低自尊
- 疼痛
- 感知有未完成的事业
- 自我疏远
- 与支持系统分离
- 社会疏远
- 社会文化剥夺
- 压力源
- 物质滥用

危险人群

- 经历孩子出生的个体
- 经历重要他人死亡的个体
- 经历不孕不育的个体
- 经历生活转型的个体
- 经历种族冲突的个体
- 经历非预期生活事件的个体
- 暴露于死亡的个体
- 暴露于自然灾害的个体
- 暴露于创伤性事件的个体
- 收到坏消息的个体
- 接受临终关怀的个体
- 文化程度低的个体

相关条件

- 慢性疾病
- 抑郁
- 部分躯体功能丧失
- 部分躯体丧失
- 治疗方案

领域 11. 安全 / 保护

避免危险、躯体伤害或免疫系统损伤，保护免受损失，保护安全。

分类 1. 感　染
病原侵入后的宿主反应

编码	诊断	页码
00004	有感染的危险	420
00266	有术区感染的危险	421

分类 2. 躯体伤害
躯体伤害或受伤

编码	诊断	页码
00031	气道清除无效	422
00039	有吸入的危险	424
00206	有出血的危险	425
00048	牙齿受损	426
00219	有眼干的危险	427
00277	干眼症自我管理无效	429
00261	有口干的危险	431
00303	有成人跌倒的危险	432
00306	有儿童跌倒的危险	434
00035	有受伤的危险	436
00245	有角膜损伤的危险	437
00320	乳头 – 乳晕复合体损伤	438
00321	有乳头 – 乳晕复合体损伤的危险	440
00250	有尿道损伤的危险	441
00087	有围手术期体位性损伤的危险	442
00220	有烫伤的危险	443
00045	口腔黏膜完整性受损	444
00247	有口腔黏膜完整性受损的危险	446
00086	有周围神经血管功能障碍的危险	447

分类 2. 躯体伤害 躯体伤害或受伤		
00038	有躯体创伤的危险	448
00213	有血管创伤的危险	449
00312	成人压力性损伤	450
00304	有成人压力性损伤的危险	452
00313	儿童压力性损伤	454
00286	有儿童压力性损伤的危险	456
00287	新生儿压力性损伤	458
00288	有新生儿压力性损伤的危险	460
00205	有休克的危险	462
00046	皮肤完整性受损	464
00047	有皮肤完整性受损的危险	466
00156	有婴儿猝死的危险	468
00036	有窒息的危险	469
00100	手术恢复延迟	470
00246	有手术恢复延迟的危险	471
00044	组织完整性受损	472
00248	有组织完整性受损的危险	474

分类 3. 暴　力 使用过多的力量造成伤害或虐待		
编码	**诊断**	**页码**
00272	有女性割礼的危险	476
00138	有他人指向性暴力的危险	477
00140	有自我指向性暴力的危险	478
00151	自　残	479
00139	有自残的危险	481
00289	有自杀行为的危险	483

分类 4. 与环境相关的灾害
环境中的危险来源

编码	诊断	页码
00181	污　染	485
00180	有污染的危险	487
00265	有职业性损伤的危险	488
00037	有中毒的危险	489

分类 5. 防御过程
个体保护自我免受他人伤害的过程

编码	诊断	页码
00218	有碘化造影剂不良反应的危险	490
00217	有过敏反应的危险	491
00042	有乳胶过敏反应的危险	492

分类 6. 体温调节
以保护有机体为目的的体内热量与能量的生理过程

编码	诊断	页码
00007	体温过高	493
00006	体温过低	494
00253	有体温过低的危险	495
00280	新生儿体温过低	496
00282	有新生儿体温过低的危险	498
00254	有围手术期体温过低的危险	499
00008	体温调节无效	500
00274	有体温调节无效的危险	501

领域 11 · 分类 1 · 诊断编码 00004

有感染的危险

诊断核心：感染

通过 1986 · 修订 2010、2013、2017、2020 · 证据水平 3.1

定义：对病原生物体的入侵和繁殖易感，可能损害健康。

危险因素

- 管理长期侵入性设备困难
- 管理伤口护理困难
- 胃肠运动功能障碍
- 纯配方喂养
- 皮肤完整性受损
- 个人防护设备获取不足
- 公共卫生建议依从性不良
- 环境卫生不良
- 健康素养不良
- 卫生不良
- 缺乏避免暴露于病原体的知识
- 口腔卫生习惯不良
- 接种不当
- 营养不良
- 混合母乳喂养
- 肥胖
- 吸烟
- 体液淤滞

危险人群

- 经济窘迫的个体
- 暴露于疾病暴发的个体
- 暴露于环境病原体增加的个体
- 文化程度低的个体
- 非母乳喂养的婴儿

相关条件

- 分泌物的 pH 值改变
- 贫血
- 慢性疾病
- 纤毛作用下降
- 免疫抑制
- 侵入性过程
- 白细胞减少症
- 羊膜早破
- 羊膜陈旧性破裂
- 被抑制的炎症反应

领域 11 · 分类 1 · 诊断编码 00266

有术区感染的危险

诊断核心：术区感染

通过 2016 · 证据水平 2.1

定义：术区易出现病原生物体入侵，可能损害健康。

危险因素

- 酗酒
- 肥胖
- 吸烟

危险人群

- 暴露于手术室低温的个体
- 外科手术中暴露于过多人员的个体
- 暴露于环境病原体增加的个体
- 美国麻醉医师协会（ASA）躯体状态分类评分≥ 2 分的个体

相关条件

- 糖尿病
- 广泛的外科手术
- 全身麻醉
- 高血压
- 免疫抑制
- 抗生素预防不足
- 抗生素预防无效
- 其他术区感染
- 侵入性过程
- 创伤后骨关节炎
- 外科手术持续时间延长
- 假体
- 类风湿关节炎
- 严重的并发症
- 外科植入物
- 手术伤口污染

领域 11 · 分类 2 · 诊断编码 00031

气道清除无效

诊断核心：气道清除

通过 1980 · 修订 1996、1998、2017、2020 · 证据水平 3.3

定义： 清除呼吸道分泌物或异物以保持气道清洁能力下降。

定义性特征

- 无咳嗽
- 不规则呼吸音
- 呼吸节律改变
- 胸部叩诊改变
- 胸 – 声带震颤改变
- 呼吸过缓
- 发绀
- 语言表达困难
- 呼吸音消失
- 痰过多
- 低氧血症
- 咳嗽无效
- 排痰无效
- 鼻翼煽动
- 端坐呼吸
- 精神运动性焦虑不安
- 肋下回缩
- 呼吸急促
- 使用辅助肌呼吸

相关因素

- 脱水
- 黏液过多
- 暴露于有害物质
- 害怕疼痛
- 气道异物
- 未注意二手烟
- 黏液栓
- 分泌物滞留
- 吸烟

危险人群

- 儿童
- 婴儿

相关条件

- 气道痉挛
- 肺泡渗出物

- 气道过敏
- 哮喘
- 慢性阻塞性肺病
- 先天性心脏病
- 危重疾病
- 全身麻醉
- 支气管壁增生
- 神经肌肉疾病
- 呼吸道感染

领域 11 · 分类 2 · 诊断编码 00039

有吸入的危险

诊断核心：吸入

通过 1988 · 修订 2013、2017、2020 · 证据水平 3.2

定义： 易于出现胃肠道分泌物、口咽部分泌物、固体或液体进入气管支气管，可能损害健康。

危险因素

- 上身举起障碍
- 胃肠道运动减少
- 吞咽困难
- 肠内营养管移位
- 缺乏可调节因素的知识
- 胃残留增加
- 气道清除无效

危险人群

- 老年人
- 早产的婴儿

相关条件

- 慢性阻塞性肺病
- 危重疾病
- 意识水平下降
- 胃排空延迟
- 呕吐反射抑制
- 肠内营养
- 面部手术
- 面部创伤
- 头颈部肿瘤
- 食管括约肌下端功能不全
- 胃内压增高
- 下颌固定技术
- 医疗器械
- 颈部手术
- 颈部创伤
- 神经性疾病
- 口腔外科手术
- 口腔创伤
- 药物制剂
- 肺炎
- 卒中
- 治疗方案

领域 11 · 分类 2 · 诊断编码 00206

有出血的危险

诊断核心：出血

通过 2008 · 修订 2013、2017 · 证据水平 2.1

定义：易于出现血容量减少，可能损害健康。

危险因素

– 缺乏出血预防措施的知识

危险人群

– 有跌倒史的个体

相关条件

– 动脉瘤
– 包皮环切
– 弥漫性血管内凝血
– 胃肠道疾病
– 肝功能受损
– 先天性凝血功能障碍
– 产后并发症
– 妊娠并发症
– 创伤
– 治疗方案

新增危险因素待定。

领域 11 · 分类 2 · 诊断编码 00048

牙齿受损

诊断核心：牙齿

通过 1998 · 修订 2017

定义： 个体牙齿发展 / 萌出方式或结构完整性受损。

定义性特征

- 牙齿磨损
- 牙齿缺如
- 龋齿
- 牙釉质变色
- 牙釉质侵蚀
- 口腔牙石过多
- 牙菌斑过多
- 面部不对称
- 口臭
- 适龄牙齿萌出不全
- 牙齿松动
- 咬合不正
- 过早丧失乳牙
- 根龋
- 断齿
- 牙齿错位
- 牙痛

相关因素

- 获得牙齿护理困难
- 实施口腔自理困难
- 氟化物摄入过多
- 习惯滥用染色剂
- 膳食习惯不良
- 缺乏牙齿卫生的知识
- 口腔卫生习惯不良
- 营养不良
- 过多使用有磨蚀作用的口腔清洁剂

危险人群

- 经济窘迫的个体
- 有牙病遗传易感性的个体

相关条件

- 夜间磨牙症
- 慢性呕吐
- 口温敏感性
- 药物制剂

如果该诊断的证据水平未达到 2.1 及以上，在 2024—2026 版本的 NANDA-I 分类系统中将废弃该诊断。

领域 11 · 分类 2 · 诊断编码 00219

有眼干的危险

诊断核心：眼干

通过 2010 · 修订 2013、2017、2020 · 证据水平 3.2

定义：容易受到泪膜不足的影响，导致眼睛不适和（或）损害眼球表面，可能会危及健康。

危险因素

- 空气条件
- 空气污染
- 使用咖啡因
- 眨眼频率减少
- 风力过大
- 缺乏可调节因素的知识
- 隐形眼镜使用不当
- 风扇使用不当
- 吹风机使用不当
- 未注意二手烟
- 液体摄入不足
- 空气湿度低
- Ω–3 脂肪酸缺乏症
- 吸烟
- 日光暴露
- 使用含有苯扎氯铵防腐剂的产品
- 维生素 A 缺乏

危险人群

- 隐形眼镜佩戴者
- 经历长期重症监护病房住院的个体
- 有过敏史的个体
- 老年人
- 女子

相关条件

- 人工呼吸
- 自身免疫性疾病
- 化学疗法
- 意识水平下降
- 激素改变
- 伴有感觉或运动反射丧失的神经损伤
- 神经肌肉阻滞
- 氧疗
- 药物制剂
- 眼球凸出

- 眼睑闭合不全
- 白细胞增多症
- 代谢性疾病
- 放射疗法
- 泪液量减少
- 外科手术

领域 11 · 分类 2 · 诊断编码 00277

干眼症自我管理无效

诊断核心：干眼症自我管理

通过 2020 · 证据水平 2.1

定义：与泪膜不足有关的症状、治疗方案、身体、心理社会和精神后果以及生活方式改变的管理都不能令人满意。

定义性特征

干眼体征

- 球结膜水肿
- 结膜充血
- 泪溢
- 丝状角膜炎
- 荧光素角膜结膜染色
- 根据 Schirmer Ⅰ测试产生的低含水泪液
- 黏液斑块

干眼症状

- 表达对生活质量不满意
- 报告视力模糊
- 报告眼睛疲劳
- 报告眼睛灼热感
- 报告眼睛干涩感
- 报告眼睛异物感
- 报告眼痒感
- 报告眼睛沙粒感

行　为

- 实施眼睑护理困难
- 减少使用咖啡因困难
- 空气湿度维持不足
- 眼睑闭合用具使用不当
- 处方药物使用不当
- 隐形眼镜使用不当
- 风扇使用不当
- 吹风机使用不当
- 湿气室的护目镜使用不当
- 未注意眼干体征
- 未注意眼干症状
- 未注意二手烟
- 膳食中的 Ω-3 脂肪酸摄入量不足
- 膳食中的维生素 A 摄入量不足
- 液体摄入不足
- 对推荐的眨眼练习不依从
- 对推荐的眼睛休息不依从
- 使用含有苯扎氯铵防腐剂的产品

相关因素

- 认知功能障碍
- 竞争性需求
- 竞争性生活方式偏好
- 健康行为与社会规范之间冲突
- 感知生活质量下降
- 健康素养不良
- 缺乏治疗方案的知识
- 采取措施的依据不足
- 角色榜样不足
- 社会支持不足
- 执行治疗方案各方面的能力有限
- 低自我效能
- 获得社区资源困难
- 复杂治疗方案的管理困难
- 熟悉复杂的医疗体系困难
- 决策困难
- 对行动计划的承诺不足
- 对治疗方案的负性感受
- 不接受疾病
- 对治疗方案的感知障碍
- 疾病相关的社会耻辱感知
- 对情况严重性的非现实性感知
- 对后遗症易感性的非现实性感知
- 对治疗益处的非现实性感知

危险人群

- 儿童
- 经济窘迫的个体
- 经历长期住院的个体
- 有健康自我管理无效史的个体
- 决策经验有限的个体
- 文化程度低的个体
- 老年人
- 经历更年期的女子

相关条件

- 过敏
- 自身免疫性疾病
- 化学疗法
- 发育障碍
- 移植物抗宿主病
- 眼睑闭合不全
- 白细胞增多症
- 代谢性疾病
- 伴有运动反射丧失的神经性损伤
- 伴有感觉反射丧失的神经性损伤
- 氧疗
- 药物制剂
- 眼球凸出
- 放射疗法
- 泪液量减少
- 外科手术

领域 11・分类 2・诊断编码 00261

有口干的危险

诊断核心：口干

通过 2016・证据水平 2.1

定义：由于唾液数量或质量下降无法湿润口腔黏膜，容易出现不适或口腔黏膜损伤，可能损害健康。

危险因素

- 脱水
- 抑郁症状
- 压力过多
- 激动
- 吸烟

危险人群

- 孕妇

相关条件

- 化学疗法
- 抑郁
- 限制液体量
- 无法经口喂养
- 氧疗
- 药物制剂
- 头颈部放疗
- 系统性疾病

领域11·分类2·诊断编码00303

有成人跌倒的危险

诊断核心：跌倒

通过2020·证据水平3.4

定义： 成人容易经历导致无意中在地面、地板或其他较低水平上倚靠的事件，可能会损害健康。

危险因素

生理因素

- 慢性肌肉骨骼疼痛
- 下肢力量减弱
- 脱水
- 腹泻
- 伸颈时眩晕
- 旋转颈部时眩晕
- 低血糖症
- 躯体移动障碍
- 姿势平衡受损
- 失禁
- 肥胖
- 睡眠障碍
- 维生素D缺乏

精神神经因素

- 焦虑不安的困惑
- 焦虑
- 认知功能障碍
- 抑郁症状
- 害怕跌倒
- 持续徘徊
- 物质滥用

未调整的环境因素

- 杂乱的环境
- 抬高的床面
- 暴露于不安全的天气相关情况
- 浴室的防滑材料不足
- 地面防滑材料不足
- 光照不足
- 缺少安全栏杆
- 遥不可及的物体
- 无扶手的座椅
- 无靠背的座椅
- 不平坦的地面
- 不熟悉的环境

- 马桶座圈高度不当
- 未注意宠物
- 使用小毯子

其他因素

- 执行日常生活活动困难
- 使用日常生活工具的活动困难
- 通过标准有效的筛查工具明确的因素
- 在无帮助的情况下夜间起床
- 缺乏可调节因素的知识
- 步行着装不合适
- 鞋子不合适

危险人群

- 经济窘迫的个体
- 个体年龄≥ 60 岁
- 经历长期住院的个体
- 在老年照护环境中的个体
- 在姑息照护环境中的个体
- 在康复环境中的个体
- 术后早期的个体
- 独居的个体
- 接受居家照护的个体
- 有跌倒史的个体
- 文化程度低的个体
- 被约束的个体

相关条件

- 贫血
- 步行辅助用具
- 抑郁
- 内分泌系统疾病
- 下肢修复术
- 严重伤害
- 精神障碍
- 肌肉骨骼疾病
- 神经认知障碍
- 直立性低血压
- 药物制剂
- 感觉障碍
- 血管疾病

领域 11 · 分类 2 · 诊断编码 00306

有儿童跌倒的危险

诊断核心：跌倒

通过 2020 · 证据水平 2.1

定义：儿童容易经历导致无意中在地面、地板或其他较低水平上倚靠的事件，可能会损害健康。

危险因素

照顾者因素

- 在凸起的表面更换尿布
- 疲惫
- 儿童设备的车轮未锁定
- 缺乏发展阶段变化的知识
- 对儿童的监管不足
- 未注意环境安全
- 体育活动过程中未注意设备安全
- 将儿童放在表面凸起的弹跳座椅上
- 将儿童放在婴儿学步车中
- 将儿童放在表面凸起的活动座椅中
- 将儿童放在没有安全带的座椅上
- 将儿童放在购物车篮中
- 将儿童放在不适合其年龄段的游戏设备上
- 产后抑郁症状
- 在无保护措施的情况下将儿童置于手臂中睡觉
- 在无保护措施的情况下将儿童置于膝上睡觉

生理因素

- 认知功能障碍
- 下肢力量减弱
- 脱水
- 低血糖症
- 低血压
- 躯体移动障碍
- 姿势平衡受损
- 失禁
- 营养不良
- 神经行为表现
- 肥胖
- 睡眠障碍

未调整的环境因素

- 缺少楼梯门
- 机动车约束不足

- 无楼梯扶手
- 儿童设备无车轮锁
- 缺少铁窗栅
- 杂乱的环境
- 家具布置便于接近阳台
- 家具布置便于接近窗户
- 靠近桌子或柜台的高脚椅
- 地面防滑材料不足
- 不熟悉的环境
- 使用不带防倾倒装置的家具
- 光照不足
- 游乐设备维护不足
- 高架表面的约束不足
- 未注意宠物
- 遥不可及的物体
- 无扶手的座椅
- 无靠背的座椅
- 不平坦的地面
- 使用非适龄家具
- 使用小毯子

其他因素

- 通过标准有效的筛查工具明确的因素
- 步行着装不合适
- 鞋子不合适

危险人群

- 男孩
- 12 岁以下的儿童
- 在经济困难的家庭中出生的儿童
- 规定禁食期延长的儿童
- 暴露于过度拥挤环境的儿童
- 充当劳动力的儿童
- 照顾者文化程度低的儿童
- 照顾者有心理健康问题的儿童
- 有跌倒史的儿童
- 照顾者压力大的儿童
- 照顾者年轻的儿童
- 住院第一周内的儿童

相关条件

- 步行辅助用具
- 喂养和进食障碍
- 肌肉骨骼疾病
- 神经认知障碍
- 药物制剂
- 感觉障碍

领域 11 · 分类 2 · 诊断编码 00035

有受伤的危险

诊断核心：损伤

通过 1978 · 修订 2013、2017

定义：由于与环境相关的情况与个体适应性和防御性资源的相互作用，容易出现躯体损伤，可能损害健康。

危险因素

- 认知功能障碍
- 暴露于毒性化学制品
- 社区内的免疫水平
- 缺乏可调节因素的知识
- 营养不良
- 神经行为表现
- 医院代理人
- 病原体暴露
- 躯体障碍
- 营养来源污染
- 不安全的交通模式

相关条件

- 血型异常
- 精神运动行为改变
- 自身免疫性疾病
- 生化功能障碍
- 感受器功能障碍
- 缺氧
- 免疫系统疾病
- 主要防御机制受损
- 感觉障碍
- 感觉整合功能障碍

如果该诊断的证据水平未达到 2.1 及以上，在 2024—2026 版本的 NANDA-I 分类系统中将废弃该诊断。

领域 11 · 分类 2 · 诊断编码 00245

有角膜损伤的危险

诊断核心：损伤

通过 2013 · 修订 2017 · 证据水平 2.1

定义： 角膜组织易出现感染或炎性病变，可影响角膜表层或深层，可能损害健康。

危险因素

- 眼球暴露
- 缺乏可调节因素的知识

危险人群

- 经历长期住院的个体

相关条件

- 人工呼吸
- 每分钟眨眼 < 5 次
- 格拉斯哥昏迷量表评分 < 6 分
- 氧疗
- 眶周水肿
- 药物制剂
- 气管造口术

领域 11 · 分类 2 · 诊断编码 00320

乳头－乳晕复合体损伤

诊断核心：损伤

通过 2020 · 证据水平 2.1

定义：由于哺乳过程而造成的乳头－乳晕复合体局部损伤。

定义性特征

- 磨损的皮肤
- 皮肤颜色改变
- 乳头－乳晕复合体的厚度改变
- 起水疱的皮肤
- 变色的皮肤贴片
- 皮肤表面破损
- 瘀斑
- 腐蚀的皮肤
- 红斑
- 表达疼痛
- 血肿
- 受到浸渍的皮肤
- 结痂的皮肤
- 皮肤皲裂
- 皮肤溃疡
- 皮肤水疱
- 肿胀
- 皮下组织暴露

相关因素

- 乳房充盈
- 乳晕硬化
- 奶泵使用不当
- 锁定不当
- 母亲手托乳房不当
- 哺乳时婴儿体位不当
- 哺乳时母亲体位不当
- 婴儿吸吮反射无效
- 非营养性吮吸无效
- 乳腺炎
- 母亲哺乳焦虑
- 母亲对哺乳过程无耐心
- 母亲未等待婴儿自动松开乳头
- 母亲在未中断婴儿吸吮的情况下将婴儿抱离乳房
- 因使用人工乳头导致的乳头困扰
- 术后疼痛
- 长期暴露于潮湿
- 补充喂养
- 使用去除乳头天然保护作用的产品

危险人群

- 初产妇
- 单身母亲
- < 19 岁的女子
- 初次母乳喂养的女子
- 乳头 – 乳晕复合体脱色的女子
- 产前护理期间乳头 – 乳晕准备不足的女子
- 母乳喂养时有乳头损伤史的女子
- 乳头内陷的女子
- 粉色乳头 – 乳晕复合体的女子

相关条件

- 舌系带短缩
- 颌面畸形

领域 11 · 分类 2 · 诊断编码 00321

有乳头 – 乳晕复合体损伤的危险

诊断核心：损伤

通过 2020 · 证据水平 2.1

定义：由于哺乳过程的影响，容易出现乳头 – 乳晕复合体局部损伤。

危险因素

- 乳房充盈
- 乳晕硬化
- 奶泵使用不当
- 锁定不当
- 产前护理期间乳头 – 乳晕准备不足
- 母亲手托乳房不当
- 哺乳时婴儿体位不当
- 哺乳时母亲体位不当
- 婴儿吸吮反射无效
- 非营养性吮吸无效
- 乳腺炎
- 母亲哺乳焦虑
- 母亲对哺乳过程无耐心
- 母亲未等待婴儿自动松开乳头
- 母亲在未中断婴儿吸吮的情况下将婴儿抱离乳房
- 因使用人工乳头导致的乳头困扰
- 术后疼痛
- 长期暴露于潮湿
- 补充喂养
- 使用去除乳头天然保护作用的产品

危险人群

- 初产妇
- 单身母亲
- < 19 岁的女子
- 初次母乳喂养的女子
- 乳头 – 乳晕复合体脱色的女子
- 母乳喂养时有乳头损伤史的女子
- 乳头内陷的女子
- 粉色乳头 – 乳晕复合体的女子

相关条件

- 舌系带短缩
- 颌面畸形

领域 11・分类 2・诊断编码 00250

有尿道损伤的危险

诊断核心：损伤

通过 2013・修订 2017、2020・证据水平 2.1

定义：由于使用导尿管，容易出现尿道结构的损伤，可能损害健康。

危险因素

- 认知功能障碍
- 精神错乱
- 照顾者缺乏导尿管护理的知识
- 缺乏导尿管护理的知识
- 神经行为表现
- 肥胖

危险人群

- 极端年龄的个体

相关条件

- 盆腔器官的解剖学差异
- 限制安全导尿能力的疾病
- 逼尿肌括约肌协同失调
- 乳胶过敏
- 长期使用导尿管
- 髓质损伤
- 前列腺增生
- 重复插管
- 留置导尿管的气囊充气≥ 30 mL
- 使用大口径的导尿管

领域 11 · 分类 2 · 诊断编码 00087

有围手术期体位性损伤的危险

诊断核心：围手术期体位性损伤

通过 1994 · 修订 2006、2013、2017、2020 · 证据水平 2.1

定义：在侵入性 / 手术操作中使用姿势或体位性设备，容易引起疏忽性解剖和生理改变，可能损害健康。

危险因素

- 肌力下降
- 脱水
- 通过标准有效的筛查工具明确的因素
- 获得适当设备的机会不足
- 有效支持表面的获取不足
- 肥胖者的可用设备不足
- 营养不良
- 肥胖
- 肢体长时间置于非解剖学体位
- 刚性支撑面

危险人群

- 极端年龄的个体
- 处于侧卧位的个体
- 处于截石位的个体
- 处于俯卧位的个体
- 处于头低足高位的个体
- 接受外科手术 >1 小时的个体

相关条件

- 糖尿病
- 水肿
- 消瘦
- 全身麻醉
- 制动
- 神经病变
- 因麻醉引起的感知觉障碍
- 血管疾病

领域 11 · 分类 2 · 诊断编码 00220

有烫伤的危险

诊断核心：烫伤

通过 2010 · 修订 2013、2017 · 证据水平 2.1

定义：容易出现极端温度对皮肤和黏膜的损伤，可能损害健康。

危险因素

- 认知功能障碍
- 疲乏
- 照顾者缺乏安全预防措施的知识
- 缺乏安全预防措施的知识
- 防护服不足
- 监管不足
- 分心
- 吸烟
- 不安全的环境

危险人群

- 暴露于极端环境温度的个体

相关条件

- 酒精中毒
- 药物中毒
- 神经肌肉疾病
- 神经病变
- 治疗方案

领域 11 · 分类 2 · 诊断编码 00045

口腔黏膜完整性受损

诊断核心：黏膜完整性

通过 1982 · 修订 1998、2013、2017 · 证据水平 2.1

定义： 唇、软组织、口腔和（或）咽部受损。

定义性特征

- 口腔异味
- 出血
- 唇炎
- 舌苔
- 味觉感知力下降
- 脱屑
- 进食困难
- 吞咽困难
- 发音困难
- 扁桃体肿大
- 地图舌
- 牙龈增生
- 牙龈苍白
- 牙周袋深度 > 4 mm
- 牙龈萎缩
- 口臭
- 充血
- 过度发育
- 黏膜剥脱
- 口腔不适
- 口腔水肿
- 口裂
- 口腔病变
- 口腔黏膜苍白
- 口腔结节
- 口腔疼痛
- 口腔丘疹
- 口腔溃疡
- 口腔水疱
- 病原体暴露
- 出现包块
- 口鼻脓性分泌物引流
- 口鼻脓性分泌物
- 光滑萎缩舌
- 口海绵状斑
- 口腔炎
- 口腔白斑
- 口腔白融菌斑
- 白色凝乳样口腔分泌物
- 口腔干燥

相关因素

- 饮酒
- 缺乏口腔卫生的知识

- 认知功能障碍
- 唾液分泌减少
- 脱水
- 抑郁症状
- 实施口腔自理困难
- 获得牙齿护理的机会不足
- 口腔卫生习惯不良
- 化学物质使用不当
- 营养不良
- 张口呼吸
- 吸烟
- 压力源

危险人群

- 经济窘迫的个体

相关条件

- 过敏
- 常染色体病
- 行为障碍
- 化学疗法
- 女性激素水平下降
- 血小板减少
- 抑郁
- 免疫系统疾病
- 免疫抑制
- 感染
- 口腔支持结构丧失
- 机械性因素
- 口腔畸形
- 禁食（NPO）> 24 小时
- 口腔创伤
- 放射疗法
- 干燥综合征
- 外科手术
- 创伤
- 治疗方案

领域 11 · 分类 2 · 诊断编码 00247

有口腔黏膜完整性受损的危险

诊断核心：黏膜完整性

通过 2013 · 修订 2017 · 证据水平 2.1

定义：易于出现唇、软组织、口腔和（或）咽部受损，可能损害健康。

危险因素

- 饮酒
- 认知功能障碍
- 唾液分泌减少
- 脱水
- 抑郁症状
- 实施口腔自理困难
- 获得牙齿护理的机会不足
- 缺乏口腔卫生的知识
- 口腔卫生习惯不良
- 化学物质使用不当
- 营养不良
- 张口呼吸
- 吸烟
- 压力源

危险人群

- 经济窘迫的个体

相关条件

- 过敏
- 常染色体病
- 行为障碍
- 化学疗法
- 女性激素水平下降
- 血小板减少
- 抑郁
- 免疫系统疾病
- 免疫抑制
- 感染
- 口腔支持结构丧失
- 机械性因素
- 口腔畸形
- 禁食（NPO）> 24 小时
- 口腔创伤
- 放射疗法
- 干燥综合征
- 外科手术
- 创伤
- 治疗方案

领域 11 · 分类 2 · 诊断编码 00086

有周围神经血管功能障碍的危险

诊断核心：神经血管功能

通过 1992 · 修订 2013、2017

定义： 易于出现四肢末梢循环、感觉和运动障碍，可能损害健康。

危险因素

- 待定

相关条件

- 骨折
- 烧伤
- 制动
- 机械性压迫
- 矫形手术
- 创伤
- 血管阻塞

如果该诊断的证据水平未达到 2.1 及以上，在 2024—2026 版本的 NANDA-I 分类系统中将废弃该诊断。

领域 11 · 分类 2 · 诊断编码 00038

有躯体创伤的危险

诊断核心：躯体创伤

通过 1980 · 修订 2013、2017

定义：易于出现突然发生和严重的躯体创伤，需要立即处理。

危险因素

外部因素

- 缺乏呼救设备
- 缺少楼梯门
- 缺少铁窗栅
- 洗澡水过热
- 床位过高
- 儿童坐在副驾驶座位上
- 设备故障
- 燃具打火延迟
- 呼救设备故障
- 轻易接触武器
- 电气危害
- 暴露于腐蚀性物品
- 暴露于危险仪器
- 暴露于放射疗法
- 暴露于毒性化学制品
- 易燃物品
- 气体泄漏
- 炉子上的油污
- 屋檐上的冰柱
- 地面防滑材料不足
- 光照不足
- 热源防护不足
- 楼梯扶手不足
- 易燃品存放不当
- 腐蚀性物品存放不当
- 滥用头盔
- 滥用座椅约束
- 不用座椅约束
- 通道受阻
- 玩耍危险物品
- 玩耍易爆物品
- 面对炉前抓取锅柄
- 靠近行车道
- 地面滑
- 在床上吸烟
- 在氧气附近吸烟
- 未固定的电线
- 不安全的操作重型设备
- 不安全的道路
- 不安全的人行道
- 使用破碎的餐具
- 使用约束
- 使用小毯子
- 使用不稳定的椅子
- 使用不稳定的楼梯
- 在明火周围穿宽松的衣服

内部因素

- 认知功能障碍
- 情感障碍过度
- 姿势平衡受损
- 缺乏安全预防措施的知识
- 神经行为表现
- 未解决的视力不足
- 虚弱

危险人群

- 经济窘迫的个体
- 暴露于高犯罪率社区的个体
- 有躯体创伤史的个体

相关条件

- 眼手协调能力下降
- 肌肉协调能力下降
- 感觉障碍

如果该诊断的证据水平未达到 2.1 及以上，在 2024—2026 版本的 NANDA-I 分类系统中将废弃该诊断。

领域 11 · 分类 2 · 诊断编码 00213

有血管创伤的危险

诊断核心：创伤

通过 2008 · 修订 2013、2017 · 证据水平 2.1

定义：易于出现和导管或输液有关的静脉及其周围组织损伤，可能损害健康。

危险因素

- 可用的置管部位不足
- 导管放置时间延长

相关条件

- 刺激性溶液
- 快速的输液速度

领域 11 · 分类 2 · 诊断编码 00312

成人压力性损伤

诊断核心：压力性损伤

通过 2020 · 证据水平 3.4

定义：由于压力或压力与剪力的结合所造成的成人皮肤和（或）下层组织的局部损伤（European Pressure Ulcer Advisory Panel, 2019）。

定义性特征

- 充血性水疱
- 红斑
- 全层组织丧失
- 伴有骨暴露的全层组织丧失
- 伴有肌肉暴露的全层组织丧失
- 伴有肌腱暴露的全层组织丧失
- 局部发热与周围组织的关系
- 压力点疼痛
- 真皮部分的厚度丧失
- 完整皮肤变色的紫色局部区域
- 被焦痂覆盖的溃疡
- 被腐烂覆盖的溃疡

相关因素

外部因素

- 皮肤和支撑面之间的小气候改变
- 水分过多
- 获得适当设备的机会不足
- 获得适当卫生服务的机会不足
- 肥胖者的可用设备不足
- 照顾者缺乏压力性损伤预防策略的知识
- 机械负荷的幅度增加
- 骨隆突处受压
- 剪力
- 表面摩擦
- 持续性机械负荷
- 使用的织品吸水性不足

内部因素

- 躯体活动减少
- 躯体移动减少
- 脱水
- 皮肤干燥
- 压力性损伤预防计划的依从性不良
- 缺乏压力性损伤预防策略的知识
- 蛋白质 – 能量营养不良

- 体温过高
- 失禁治疗方案的依从性不良
- 吸烟
- 物质滥用

其他因素

- 通过标准有效的筛查工具明确的因素

危险人群

- 在老年照护环境中的个体
- 重症监护病房的个体
- 在姑息照护环境中的个体
- 在康复环境中的个体
- 前往或往返于临床护理机构之间的个体
- 接受居家照护的个体
- 美国麻醉医师协会（ASA）躯体状态分类评分≥ 3 分的个体
- 体重指数高于同年龄同性别正常范围的个体
- 体重指数低于同年龄同性别正常范围的个体
- 有压力性损伤史的个体
- 有躯体残疾的个体
- 老年人

相关条件

- 贫血
- 心血管疾病
- 中枢神经系统疾病
- 慢性神经系统疾病
- 危重疾病
- 血清白蛋白水平下降
- 组织氧含量下降
- 组织灌注下降
- 糖尿病
- 水肿
- C 反应蛋白升高
- 血流动力学不稳定
- 髋部骨折
- 制动
- 循环受损
- 智力障碍
- 医疗器械
- 周围神经病变
- 药物制剂
- 躯体创伤
- 外科手术持续时间延长
- 感觉障碍
- 脊髓损伤

领域 11 · 分类 2 · 诊断编码 00304

有成人压力性损伤的危险

诊断核心：压力性损伤

通过 2020 · 证据水平 3.4

定义：由于压力或压力与剪力的结合的影响，成人容易出现皮肤和（或）下层组织的局部损伤，可能损害健康（European Pressure Ulcer Advisory Panel, 2019）。

危险因素

外部因素

- 皮肤和支撑面之间的小气候改变
- 水分过多
- 获得适当设备的机会不足
- 获得适当卫生服务的机会不足
- 肥胖者的可用设备不足
- 照顾者缺乏压力性损伤预防策略的知识
- 机械负荷的幅度增加
- 骨隆突处受压
- 剪力
- 表面摩擦
- 持续性机械负荷
- 使用的织品吸水性不足

内部因素

- 躯体活动减少
- 躯体移动减少
- 脱水
- 皮肤干燥
- 体温过高
- 失禁治疗方案的依从性不良
- 压力性损伤预防计划的依从性不良
- 缺乏压力性损伤预防策略的知识
- 蛋白质 – 能量营养不良
- 吸烟
- 物质滥用

其他因素

- 通过标准有效的筛查工具明确的因素

危险人群

- 在老年照护环境中的个体
- 重症监护病房的个体
- 在姑息照护环境中的个体
- 在康复环境中的个体
- 前往或往返于临床护理机构之间的个体
- 接受居家照护的个体
- 有躯体残疾的个体
- 美国麻醉医师协会（ASA）躯体状态分类评分≥ 3 分的个体
- 体重指数高于同年龄同性别正常范围的个体
- 体重指数低于同年龄同性别正常范围的个体
- 有压力性损伤史的个体
- 老年人

相关条件

- 贫血
- 心血管疾病
- 中枢神经系统疾病
- 慢性神经系统疾病
- 危重疾病
- 血清白蛋白水平下降
- 组织氧含量下降
- 组织灌注下降
- 糖尿病
- 水肿
- C 反应蛋白升高
- 血流动力学不稳定
- 髋部骨折
- 制动
- 循环受损
- 智力障碍
- 医疗器械
- 周围神经病变
- 药物制剂
- 躯体创伤
- 外科手术持续时间延长
- 感觉障碍
- 脊髓损伤

领域 11 · 分类 2 · 诊断编码 00313

儿童压力性损伤

诊断核心：压力性损伤

通过 2020 · 证据水平 3.4

定义： 由于压力或压力与剪力的结合所造成的儿童皮肤和（或）下层组织的局部损伤（European Pressure Ulcer Advisory Panel, 2019）。

定义性特征

- 充血性水疱
- 红斑
- 全层组织丧失
- 伴有骨暴露的全层组织丧失
- 伴有肌肉暴露的全层组织丧失
- 伴有肌腱暴露的全层组织丧失
- 局部发热与周围组织的关系
- 压力点疼痛
- 真皮部分的厚度丧失
- 完整皮肤变色的紫色局部区域
- 被焦痂覆盖的溃疡
- 被腐烂覆盖的溃疡

相关因素

外部因素

- 皮肤和支撑面之间的小气候改变
- 照顾者将患者从床上完全抬起困难
- 水分过多
- 获得适当设备的机会不足
- 获得适当卫生服务的机会不足
- 获得适当用品的机会不足
- 肥胖儿童获得设备不足
- 照顾者缺乏去除黏性材料的有效方法的知识
- 照顾者缺乏固定装置的有效方法的知识
- 照顾者缺乏可调节因素的知识
- 照顾者缺乏压力性损伤预防策略的知识
- 机械负荷的幅度增加
- 骨隆突处受压
- 剪力
- 表面摩擦
- 持续性机械负荷
- 使用的织品吸水性不足

内部因素

- 躯体活动减少
- 失禁治疗方案的依从性不良

- 躯体移动减少
- 脱水
- 帮助照顾者移动自己困难
- 维持卧位困难
- 维持坐位困难
- 皮肤干燥
- 体温过高
- 压力性损伤预防计划的依从性不良
- 缺乏去除黏性材料的有效方法的知识
- 缺乏固定装置的有效方法的知识
- 蛋白质 – 能量营养不良
- 电解质失衡

其他因素

- 通过标准有效的筛查工具明确的因素

危险人群

- 重症监护病房的儿童
- 长期护理机构中的儿童
- 姑息照护环境中的儿童
- 康复环境中的儿童
- 前往或往返于临床护理机构之间的儿童
- 接受居家照护的儿童
- 体重指数高于同年龄同性别正常范围的儿童
- 体重指数低于同年龄同性别正常范围的儿童
- 有发育问题的儿童
- 有成长问题的儿童
- 头围大的儿童
- 皮肤表面积大的儿童

相关条件

- 碱性皮肤的 pH 值
- 皮肤结构改变
- 贫血
- 心血管疾病
- 意识水平下降
- 血清白蛋白水平下降
- 组织氧含量下降
- 组织灌注下降
- 糖尿病
- 水肿
- C 反应蛋白升高
- 频繁的侵入性手术
- 血流动力学不稳定
- 制动
- 循环受损
- 智力障碍
- 医疗器械
- 药物制剂
- 躯体创伤
- 外科手术持续时间延长
- 感觉障碍
- 脊髓损伤

领域 11 · 分类 2 · 诊断编码 00286

有儿童压力性损伤的危险

诊断核心：压力性损伤

通过 2020 · 证据水平 3.4

定义：儿童或青少年，由于压力或压力与剪力的结合，容易对皮肤和/或下层组织造成局部损害，可能损害健康（European Pressure Ulcer Advisory Panel, 2019）。

危险因素

外部因素

- 皮肤和支撑面之间的小气候改变
- 照顾者将患者从床上完全抬起困难
- 水分过多
- 获得适当设备的机会不足
- 获得适当卫生服务的机会不足
- 获得适当用品的机会不足
- 肥胖儿童获得设备不足
- 照顾者缺乏去除黏性材料的有效方法的知识
- 照顾者缺乏固定装置的有效方法的知识
- 照顾者缺乏可调节因素的知识
- 照顾者缺乏压力性损伤预防策略的知识
- 机械负荷的幅度增加
- 骨隆突处受压
- 剪力
- 表面摩擦
- 持续性机械负荷
- 使用的织品吸水性不足

内部因素

- 躯体活动减少
- 躯体移动减少
- 脱水
- 帮助照顾者移动自己困难
- 维持卧位困难
- 维持坐位困难
- 皮肤干燥
- 体温过高
- 失禁治疗方案的依从性不良
- 压力性损伤预防计划的依从性不良
- 缺乏去除黏性材料的有效方法的知识
- 缺乏固定装置的有效方法的知识
- 蛋白质 – 能量营养不良
- 电解质失衡

其他因素

- 通过标准有效的筛查工具明确的因素

危险人群

- 重症监护病房的儿童
- 姑息照护环境中的儿童
- 康复环境中的儿童
- 前往或往返于临床护理机构之间的儿童
- 接受居家照护的儿童
- 体重指数高于同年龄同性别正常范围的儿童
- 长期护理机构中的儿童
- 体重指数低于同年龄同性别正常范围的儿童
- 有发育问题的儿童
- 有成长问题的儿童
- 头围大的儿童
- 皮肤表面积大的儿童

相关条件

- 碱性皮肤的 pH 值
- 皮肤结构改变
- 贫血
- 心血管疾病
- 意识水平下降
- 血清白蛋白水平下降
- 组织氧含量下降
- 组织灌注下降
- 糖尿病
- 水肿
- C 反应蛋白升高
- 频繁的侵入性手术
- 血流动力学不稳定
- 制动
- 循环受损
- 智力障碍
- 医疗器械
- 药物制剂
- 躯体创伤
- 外科手术持续时间延长
- 感觉障碍
- 脊髓损伤

建议使用有效、可靠、标准化的压力损伤风险筛查工具。

领域 11 · 分类 2 · 诊断编码 00287

新生儿压力性损伤

诊断核心：压力性损伤

通过 2020 · 证据水平 3.4

定义：由于压力或压力与剪力的结合所造成的新生儿皮肤和（或）下层组织的局部损伤（European Pressure Ulcer Advisory Panel, 2019）。

定义性特征

- 充血性水疱
- 红斑
- 全层组织丧失
- 伴有骨暴露的全层组织丧失
- 伴有肌肉暴露的全层组织丧失
- 伴有肌腱暴露的全层组织丧失
- 局部发热与周围组织的关系
- 完整皮肤变色的栗色局部区域
- 真皮部分的厚度丧失
- 完整皮肤变色的紫色局部区域
- 皮肤溃疡
- 被焦痂覆盖的溃疡
- 被腐烂覆盖的溃疡

相关因素

外部因素

- 皮肤和支撑面之间的小气候改变
- 水分过多
- 获得适当设备的机会不足
- 获得适当卫生服务的机会不足
- 获得适当用品的机会不足
- 照顾者缺乏去除黏性材料的有效方法的知识
- 照顾者缺乏固定装置的有效方法的知识
- 照顾者缺乏可调节因素的知识
- 照顾者缺乏压力性损伤预防策略的知识
- 机械负荷的幅度增加
- 骨隆突处受压
- 剪力
- 表面摩擦
- 持续性机械负荷
- 使用的织品吸水性不足

内部因素

- 躯体移动减少
- 脱水
- 皮肤干燥
- 体温过高
- 电解质失衡

其他因素

- 通过标准有效的筛查工具明确的因素

危险人群

- 低出生体重的婴儿
- 胎龄 < 32 周的新生儿
- 经历长期重症监护病房住院的新生儿
- 重症监护病房的新生儿

相关条件

- 贫血
- 血清白蛋白水平下降
- 组织氧含量下降
- 组织灌注下降
- 水肿
- 未成熟的皮肤完整性
- 未成熟的皮肤纹理
- 角质层不成熟
- 制动
- 医疗器械
- 与早产有关的营养不良
- 药物制剂
- 外科手术持续时间延长
- 严重的并发症

建议使用有效、可靠、标准化的压力损伤风险筛查工具。

领域 11 · 分类 2 · 诊断编码 00288

有新生儿压力性损伤的危险

诊断核心：压力性损伤

通过 2020 · 证据水平 3.4

定义：由于压力或压力与剪力的结合的影响，新生儿容易出现皮肤和（或）下层组织的局部损伤，可能损害健康（European Pressure Ulcer Advisory Panel, 2019）。

危险因素

外部因素

- 皮肤和支撑面之间的小气候改变
- 水分过多
- 获得适当设备的机会不足
- 获得适当卫生服务的机会不足
- 获得适当用品的机会不足
- 照顾者缺乏去除黏性材料的有效方法的知识
- 照顾者缺乏固定装置的有效方法的知识
- 照顾者缺乏可调节因素的知识
- 照顾者缺乏压力性损伤预防策略的知识
- 机械负荷的幅度增加
- 骨隆突处受压
- 剪力
- 表面摩擦
- 持续性机械负荷
- 使用的织品吸水性不足

内部因素

- 躯体移动减少
- 脱水
- 皮肤干燥
- 体温过高
- 电解质失衡

其他因素

- 通过标准有效的筛查工具明确的因素

危险人群

- 低出生体重的婴儿
- 胎龄 < 32 周的新生儿
- 经历长期重症监护病房住院的新生儿
- 重症监护病房的新生儿

相关条件

- 贫血
- 血清白蛋白水平下降
- 水肿
- 未成熟的皮肤完整性
- 未成熟的皮肤纹理
- 角质层不成熟
- 制动
- 组织氧含量下降
- 组织灌注下降
- 医疗器械
- 与早产有关的营养不良
- 药物制剂
- 外科手术持续时间延长
- 严重的并发症

建议使用有效、可靠、标准化的压力损伤风险筛查工具。

领域 11 · 分类 2 · 诊断编码 00205

有休克的危险

诊断核心：休克

通过 2008 · 修订 2013、2017、2020 · 证据水平 3.2

定义： 易于出现身体组织血容量不足，导致威胁生命的细胞功能障碍，可能损害健康。

危险因素

- 出血
- 通过标准有效的筛查工具的明确因素
- 体温过高
- 体温过低
- 低氧血症
- 缺氧
- 缺乏出血管理策略的知识
- 缺乏感染管理策略的知识
- 缺乏可调节因素的知识
- 用药自我管理无效
- 体液容量不足
- 非出血性体液流失
- 吸烟
- 血压不稳定

危险人群

- 收入急诊护理病房的个体
- 极端年龄的个体
- 有心肌梗死史的个体

相关条件

- 人工呼吸
- 烧伤
- 化学疗法
- 糖尿病
- 栓塞
- 心脏病
- 超敏反应
- 免疫抑制
- 神经系统疾病
- 胰腺炎
- 放射疗法
- 脓毒症
- 序贯性器官衰竭评估（SOFA）评分≥ 3 分
- 简式急性生理学评分（SAPS）Ⅲ > 70 分

- 感染
- 乳酸水平≥ 2 mmol/L
- 肝病
- 医疗器械
- 肿瘤
- 脊髓损伤
- 外科手术
- 系统性炎症反应综合征（SIRS）
- 创伤

领域 11 · 分类 2 · 诊断编码 00046

皮肤完整性受损

诊断核心：皮肤完整性

通过 1975 · 修订 1998、2017、2020 · 证据水平 3.2

定义：表皮和（或）真皮改变。

定义性特征

- 磨损的皮肤
- 脓肿
- 急性疼痛
- 皮肤颜色改变
- 肿胀改变
- 出血
- 水疱
- 脱屑
- 皮肤表面破损
- 皮肤干燥
- 表皮脱落
- 异物刺入皮肤
- 血肿
- 局部触诊发热
- 受到浸渍的皮肤
- 瘙痒

相关因素

外部因素

- 水分过多
- 排泄物
- 湿度
- 体温过高
- 体温过低
- 照顾者缺乏维持组织完整性的知识
- 照顾者缺乏保护组织完整性的知识
- 化学物质使用不当
- 骨隆突处受压
- 精神运动性焦虑不安
- 分泌物
- 剪力
- 表面摩擦
- 使用的织品吸水性不足

内部因素

- 体重指数高于同年龄同性别的正常范围
- 体重指数低于同年龄同性别的正常范围
- 缺乏保护组织完整性的知识
- 营养不良
- 心理因素
- 自残

- 躯体活动减少
- 躯体移动减少
- 水肿
- 失禁治疗方案的依从性不良
- 缺乏维持组织完整性的知识
- 吸烟
- 物质滥用
- 电解质失衡

危险人群

- 极端年龄的个体
- 重症监护病房的个体
- 长期护理机构中的个体
- 在姑息照护环境中的个体
- 接受居家照护的个体

相关条件

- 色素沉着改变
- 贫血
- 心血管疾病
- 意识水平下降
- 组织氧含量下降
- 组织灌注下降
- 糖尿病
- 激素改变
- 制动
- 免疫缺陷
- 代谢异常
- 感染
- 医疗器械
- 肿瘤
- 周围神经病变
- 药物制剂
- 穿孔
- 感觉障碍

领域 11 · 分类 2 · 诊断编码 00047

有皮肤完整性受损的危险

诊断核心：皮肤完整性

通过 1975 · 修订 1998、2010、2013、2017、2020 · 证据水平 3.2

定义：易于出现表皮和（或）真皮改变，可能损害健康。

危险因素

外部因素

- 水分过多
- 排泄物
- 湿度
- 体温过高
- 体温过低
- 照顾者缺乏维持组织完整性的知识
- 照顾者缺乏保护组织完整性的知识
- 化学物质使用不当
- 骨隆突处受压
- 精神运动性焦虑不安
- 分泌物
- 剪力
- 表面摩擦
- 使用的织品吸水性不足

内部因素

- 体重指数高于同年龄同性别的正常范围
- 体重指数低于同年龄同性别的正常范围
- 躯体活动减少
- 躯体移动减少
- 水肿
- 失禁治疗方案的依从性不良
- 缺乏维持皮肤完整性的知识
- 缺乏保护皮肤完整性的知识
- 营养不良
- 心理因素
- 自残
- 吸烟
- 物质滥用
- 电解质失衡

危险人群

- 极端年龄的个体
- 重症监护病房的个体
- 长期护理机构中的个体
- 在姑息照护环境中的个体
- 接受居家照护的个体

相关条件

- 色素沉着改变
- 贫血
- 心血管疾病
- 糖尿病
- 激素改变
- 制动
- 免疫缺陷
- 代谢异常
- 感染
- 意识水平下降
- 组织氧含量下降
- 组织灌注下降
- 医疗器械
- 肿瘤
- 周围神经病变
- 药物制剂
- 穿孔
- 感觉障碍

领域 11 · 分类 2 · 诊断编码 00156

有婴儿猝死的危险

诊断核心：猝死

通过 2002 · 修订 2013、2017 · 证据水平 3.2

定义：易于出现非预期的婴儿死亡。

危险因素

- 产前护理延迟
- 产前护理不良
- 未注意二手烟
- 小于 4 个月的婴儿被置于坐位设备中睡眠
- 婴儿过热
- 婴儿过度包裹
- 婴儿被置于俯卧位睡眠
- 婴儿被置于侧卧位睡眠
- 软性睡眠平面
- 婴儿身边有软性疏松的物品

危险人群

- 男孩
- 2~4 个月的婴儿
- 在宫内时暴露于酒精的婴儿
- 暴露于寒冷气候的婴儿
- 在宫内时暴露于违禁药物的婴儿
- 用挤出的母乳喂养的婴儿
- 非纯母乳喂养的婴儿
- 非洲裔婴儿
- 母亲在妊娠期间吸烟的婴儿
- 出生后暴露于酒精的婴儿
- 出生后暴露于违禁药物的婴儿
- 低出生体重的婴儿
- 美洲土著婴儿
- 早产的婴儿

领域 11 · 分类 2 · 诊断编码 00036

有窒息的危险

诊断核心：窒息

通过 1980 · 修订 2013、2017

定义： 易于出现吸气时空气不足，可能损害健康。

危险因素

- 接触空冰箱 / 冷冻室
- 认知功能障碍
- 进食大块食物
- 情感障碍过度
- 气体泄漏
- 缺乏安全预防措施的知识
- 低弦晾衣绳
- 奶嘴缠绕在婴儿的脖子上
- 玩耍塑料袋
- 婴儿床上的奶瓶
- 气道内的小物体
- 在床上吸烟
- 软性睡眠平面
- 无人看管的水
- 无排气的燃油加热器
- 汽车在封闭式车库中行驶

相关条件

- 嗅觉功能改变
- 面 / 颈部疾病
- 面 / 颈部损伤
- 运动功能受损

如果该诊断的证据水平未达到 2.1 及以上，在 2024—2026 版本的 NANDA-I 分类系统中将废弃该诊断。

领域 11・分类 2・诊断编码 00100

手术恢复延迟

诊断核心：手术恢复

通过 1998・修订 2006、2013、2017、2020・证据水平 3.3

定义： 术后住院时间延长，需要开始和从事维持生命、健康和幸福的活动。

定义性特征

- 厌食
- 移动困难
- 恢复就业困难
- 需要更多的时间恢复
- 表达不适
- 疲乏
- 术区愈合中断
- 感知需要更多的时间恢复
- 延迟恢复工作
- 需要帮助自理

相关因素

- 谵妄
- 躯体移动障碍
- 血糖水平升高
- 营养不良
- 对手术结局的负性情绪反应
- 肥胖
- 顽固性恶心
- 顽固性疼痛
- 顽固性呕吐
- 吸烟

危险人群

- 年龄≥ 80 岁的个体
- 术中体温过低的个体
- 需要紧急手术的个体
- 需要术前输血的个体
- 美国麻醉医师协会（ASA）躯体状态分类评分≥ 3 分的个体
- 有心肌梗死史的个体
- 功能能力低下的个体
- 术前体重下降 >5% 的个体

相关条件

- 贫血
- 糖尿病
- 广泛的外科手术
- 药物制剂
- 围手术期伤口感染的时间延长
- 术后心理障碍
- 手术伤口感染

领域 11 · 分类 2 · 诊断编码 00246

有手术恢复延迟的危险

诊断核心：手术恢复

通过 2013 · 修订 2017、2020 · 证据水平 3.3

定义：易于出现术后住院时间延长，以便开始和从事维持生命、健康和幸福的活动，可能损害健康。

危险因素

- 谵妄
- 躯体移动障碍
- 血糖水平升高
- 营养不良
- 对手术结局的负性情绪反应
- 肥胖
- 顽固性恶心
- 顽固性疼痛
- 顽固性呕吐
- 吸烟

危险人群

- 年龄 ≥ 80 岁的个体
- 术中体温过低的个体
- 需要紧急手术的个体
- 需要术前输血的个体
- 美国麻醉医师协会（ASA）躯体状态分类评分 ≥ 3 分的个体
- 有心肌梗死史的个体
- 功能能力低下的个体
- 术前体重下降 > 5% 的个体

相关条件

- 贫血
- 糖尿病
- 广泛的外科手术
- 药物制剂
- 围手术期伤口感染的时间延长
- 术后心理障碍
- 手术伤口感染

领域 11 · 分类 2 · 诊断编码 00044

组织完整性受损

诊断核心：组织完整性

通过 1986 · 修订 1998、2013、2017、2020 · 证据水平 3.2

定义： 黏膜、角膜、皮肤系统、肌筋膜、肌肉、肌腱、骨骼、软骨、关节囊和（或）韧带受损。

定义性特征

- 脓肿
- 急性疼痛
- 出血
- 肌力下降
- 活动范围减少
- 承重困难
- 眼干
- 血肿
- 皮肤完整性受损
- 局部触诊发热
- 局部畸形
- 局部脱发
- 局部麻木
- 局部肿胀
- 肌肉痉挛
- 报告缺乏平衡
- 报告刺痛感
- 僵硬
- 皮下组织暴露

相关因素

外部因素

- 排泄物
- 湿度
- 体温过高
- 体温过低
- 照顾者缺乏维持组织完整性的知识
- 照顾者缺乏保护组织完整性的知识
- 化学物质使用不当
- 骨隆突处受压
- 精神运动性焦虑不安
- 分泌物
- 剪力
- 表面摩擦
- 使用的织品吸水性不足

内部因素

- 体重指数高于同年龄同性别的正常范围
- 体重指数低于同年龄同性别的正常范围
- 眨眼频率减少
- 躯体活动减少
- 体液失衡
- 躯体移动障碍
- 心理因素
- 自残
- 姿势平衡受损
- 失禁治疗方案的依从性不良
- 血糖水平管理不当
- 缺乏维持组织完整性的知识
- 缺乏恢复组织完整性的知识
- 造口护理不当
- 营养不良
- 吸烟
- 物质滥用

危险人群

- 无家可归的个体
- 极端年龄的个体
- 暴露于极端环境温度的个体
- 暴露于高压电源的个体
- 参加接触式运动的个体
- 参加冬季运动的个体
- 有骨折家族史的个体
- 有骨折史的个体

相关条件

- 贫血
- 自闭症谱系障碍
- 心血管疾病
- 慢性神经系统疾病
- 危重疾病
- 意识水平下降
- 血清白蛋白水平下降
- 组织氧含量下降
- 组织灌注下降
- 血流动力学不稳定
- 制动
- 智力障碍
- 医疗器械
- 代谢性疾病
- 周围神经病变
- 药物制剂
- 感觉障碍
- 外科手术

领域 11 · 分类 2 · 诊断编码 00248

有组织完整性受损的危险

诊断核心：组织完整性

通过 2013 · 修订 2017、2020 · 证据水平 3.2

定义：易出现黏膜、角膜、皮肤系统、肌筋膜、肌肉、肌腱、骨骼、软骨、关节囊和（或）韧带受损，可能损害健康。

危险因素

外部因素

- 排泄物
- 湿度
- 体温过高
- 体温过低
- 照顾者缺乏维持组织完整性的知识
- 照顾者缺乏保护组织完整性的知识
- 化学物质使用不当
- 骨隆突处受压
- 精神运动性焦虑不安
- 分泌物
- 剪力
- 表面摩擦
- 使用的织品吸水性不足

内部因素

- 体重指数高于同年龄同性别的正常范围
- 体重指数低于同年龄同性别的正常范围
- 眨眼频率减少
- 躯体活动减少
- 体液失衡
- 躯体移动障碍
- 姿势平衡受损
- 失禁治疗方案的依从性不良
- 血糖水平管理不当
- 缺乏维持组织完整性的知识
- 缺乏恢复组织完整性的知识
- 造口护理不当
- 营养不良
- 心理因素
- 自残
- 吸烟
- 物质滥用

危险人群

- 无家可归的个体
- 极端年龄的个体
- 暴露于极端环境温度的个体
- 暴露于高压电源的个体
- 参加接触式运动的个体
- 参加冬季运动的个体
- 有骨折家族史的个体
- 有骨折史的个体

相关条件

- 贫血
- 自闭症谱系障碍
- 心血管疾病
- 慢性神经系统疾病
- 危重疾病
- 意识水平下降
- 血清白蛋白水平下降
- 组织氧含量下降
- 组织灌注下降
- 血流动力学不稳定
- 制动
- 智力障碍
- 医疗器械
- 代谢性疾病
- 周围神经病变
- 药物制剂
- 感觉障碍
- 外科手术

领域 11 · 分类 3 · 诊断编码 00272

有女性割礼的危险

诊断核心：女性割礼

通过 2016 · 证据水平 2.1

定义：易于出现女性外生殖器及外生殖器其他病变的全部或部分切除，无论是否因为文化、宗教或其他非治疗性因素，可能损害健康。

危险因素

- 家庭缺乏关于割礼行为对躯体健康影响的知识
- 家庭缺乏关于割礼行为对心理社会健康影响的知识
- 家庭缺乏关于割礼行为对生殖健康影响的知识

危险人群

- 属于接受割礼行为种族群体的女子
- 属于任何女性成员均会面临割礼行为家庭的女子
- 对修行持积极态度的家庭的女子
- 计划访问接纳习俗的原籍国家庭的女子
- 居住在接受割礼行为的国家的女子
- 家庭领导者属于接受割礼行为种族群体的女子

领域 11 · 分类 3 · 诊断编码 00138

有他人指向性暴力的危险

诊断核心：他人指向性暴力

通过 1980 · 修订 1996、2013、2017

定义：个体易于出现对他人躯体、情感和（或）性伤害的行为。

危险因素

- 认知功能障碍
- 轻易接触武器
- 冲动控制无效
- 负性肢体语言
- 攻击性反社会行为类型
- 间接暴力类型
- 他人指向性暴力类型
- 威胁性暴力类型
- 自杀行为

危险人群

- 有童年虐待史的个体
- 有虐待动物史的个体
- 有纵火史的个体
- 有机动车违法史的个体
- 有物质滥用史的个体
- 有目击家庭暴力史的个体

相关条件

- 神经性损伤
- 病理性中毒
- 围产期并发症
- 产前并发症
- 精神病性障碍

如果该诊断的证据水平未达到 2.1 及以上，在 2024—2026 版本的 NANDA-I 分类系统中将废弃该诊断。

领域 11 · 分类 3 · 诊断编码 00140

有自我指向性暴力的危险

诊断核心：自我指向性暴力

通过 1994 · 修订 2013、2017

定义：个体易于出现对自身躯体、情感和（或）性伤害的行为。

危险因素

- 自杀企图的行为线索
- 性取向冲突
- 人际关系冲突
- 就业问题
- 从事手淫性行为
- 个人资源不足
- 社交隔离
- 自杀意念
- 自杀计划
- 自杀企图的语言线索

危险人群

- 个体年龄 15~19 岁
- 个体年龄≥ 45 岁
- 从事高自杀风险职业的个体
- 有多次试图自杀史的个体
- 有家庭背景困难类型的个体

相关条件

- 心理健康问题
- 生理健康问题
- 心理障碍

如果该诊断的证据水平未达到 2.1 及以上，在 2024—2026 版本的 NANDA-I 分类系统中将废弃该诊断。

领域 11 · 分类 3 · 诊断编码 00151

自　残

诊断核心：自残

通过 2000 · 修订 2017

定义：故意自我伤害的行为，引起组织损伤，目的是造成非致命性伤害，以缓解紧张。

定义性特征

- 刮擦皮肤
- 咬
- 压缩身体某个部位
- 切割身体
- 打击
- 摄入有害物质
- 吸入有害物质
- 在身体的孔洞处插入物体
- 打开伤口
- 刮擦身体
- 自我造成的烧伤
- 切断身体部位

相关因素

- 缺乏亲信
- 体像改变
- 解离
- 人际关系混乱
- 进食障碍
- 情感障碍过度
- 感到丧失重要人际关系的威胁
- 无法用语言表达紧张
- 父母与青春期子女之间的沟通无效
- 应对策略无效
- 冲动控制无效
- 无法抵抗的自我指向性暴力冲动
- 无法抵抗切割自己的冲动
- 不稳定的行为
- 对解决问题的环境控制丧失
- 低自尊
- 无法忍受的极度紧张
- 负性感受
- 无法计划解决方案的类型
- 无法看到长期后果的类型
- 完美主义
- 要求快速减少压力
- 社交隔离
- 物质滥用
- 使用操纵来获得与他人的培养性人际关系

危险人群

– 青少年
– 受虐的儿童
– 被监禁的个体
– 经历家庭离异的个体
– 经历家庭物质滥用的个体
– 经历重要人际关系丧失的个体
– 经历性身份危机的个体
– 目睹父母之间暴力的个体
– 在非传统环境中生活的个体
– 有朋友自残的个体
– 有自我破坏行为家族史的个体
– 有童年虐待史的个体
– 有童年患病史的个体
– 有童年手术史的个体
– 有自我指向性暴力史的个体

相关条件

– 孤独症
– 边缘型人格障碍
– 性格障碍
– 人格解体
– 发育障碍
– 精神病性障碍

如果该诊断的证据水平未达到 2.1 及以上，在 2024—2026 版本的 NANDA-I 分类系统中将废弃该诊断。

领域 11 · 分类 3 · 诊断编码 00139

有自残的危险

诊断核心：自残

通过 1992 · 修订 2000、2013、2017

定义：易于出现故意自我伤害的行为，引起组织损伤，目的是造成非致命性伤害，以缓解紧张。

危险因素

- 缺乏亲信
- 体像改变
- 解离
- 人际关系混乱
- 进食障碍
- 情感障碍过度
- 感到丧失重要人际关系的威胁
- 无法用语言表达紧张
- 父母与青春期子女之间的沟通无效
- 应对策略无效
- 冲动控制无效
- 无法抵抗的自我指向性暴力冲动
- 无法抵抗切割自己的冲动
- 不稳定的行为
- 对解决问题的环境控制丧失
- 低自尊
- 无法忍受的极度紧张
- 负性感受
- 无法计划解决方案的类型
- 无法看到长期后果的类型
- 完美主义
- 要求快速减少压力
- 社交隔离
- 物质滥用
- 使用操纵来获得与他人的培养性人际关系

危险人群

- 青少年
- 受虐的儿童
- 被监禁的个体
- 经历家庭离异的个体
- 经历家庭物质滥用的个体
- 经历重要人际关系丧失的个体
- 经历性身份危机的个体
- 在非传统环境中生活的个体
- 有朋友自残的个体
- 有自我破坏行为家族史的个体
- 有童年虐待史的个体
- 有童年患病史的个体
- 有童年手术史的个体
- 有自我指向性暴力史的个体
- 目睹父母之间暴力的个体

相关条件

- 孤独症
- 边缘型人格障碍
- 性格障碍
- 人格解体
- 发育障碍
- 精神病性障碍

如果该诊断的证据水平未达到 2.1 及以上，在 2024—2026 版本的 NANDA-I 分类系统中将废弃该诊断。

领域 11 · 分类 3 · 诊断编码 00289

有自杀行为的危险

诊断核心：自杀行为

通过 2020 · 证据水平 3.2

定义：容易出现与某些死亡意图有关的自我伤害行为。

危险因素

行为因素

- 冷漠
- 寻求帮助困难
- 应对不满意的表现困难
- 表达感受困难
- 慢性疼痛自我管理无效
- 冲动控制无效
- 自伤行为
- 自我疏忽
- 贮存药物
- 物质滥用

心　理

- 焦虑
- 抑郁症状
- 表达深深的悲伤
- 表达挫败
- 表达孤独
- 敌对
- 低自尊
- 适应不良性哀伤
- 感知耻辱
- 感知失败
- 报告过度内疚
- 报告无助
- 报告绝望
- 报告不快乐
- 自杀意念

情　境

- 轻易接触武器
- 独立性丧失
- 个人自主性丧失

社会因素

- 多重家庭作用功能障碍
- 社会支持不足
- 社会剥夺
- 社会贬值

- 不适当的同伴压力
- 法律困难
- 社交隔离
- 他人未解决的暴力

危险人群

- 青少年
- 寄养家庭的青少年
- 经历情境性危机的个体
- 面对歧视的个体
- 放弃财产的个体
- 独居的个体
- 获取潜在致命材料的个体
- 准备遗嘱的个体
- 经常为含糊的症状寻求治疗的个体
- 有纪律问题的个体
- 经济窘迫的个体
- 更改遗嘱的个体
- 有自杀家族史的个体
- 有企图自杀史的个体
- 有暴力史的个体
- 从重度抑郁中突然出现精神愉快反应的个体
- 被机构化的个体
- 男子
- 美洲原住民
- 老年人

相关条件

- 抑郁
- 精神障碍
- 躯体疾病
- 绝症

领域 11 · 分类 4 · 诊断编码 00181

污　染

诊断核心：污染

通过 2006 · 修订 2017 · 证据水平 2.1

定义：暴露于与环境相关的污染物，其剂量足以对健康产生不良影响。

定义性特征

杀虫剂

- 杀虫剂暴露对皮肤的影响
- 杀虫剂暴露对肺的影响
- 杀虫剂暴露对胃肠道的影响
- 杀虫剂暴露对肾的影响
- 杀虫剂暴露对神经系统的影响

化学物质

- 化学制品暴露对皮肤的影响
- 化学制品暴露对神经系统的影响
- 化学制品暴露对胃肠道的影响
- 化学制品暴露对肺的影响
- 化学制品暴露对免疫系统的影响
- 化学制品暴露对肾的影响

生物性因素

- 生物暴露对皮肤的影响
- 生物暴露对肺的影响
- 生物暴露对胃肠道的影响
- 生物暴露对肾的影响
- 生物暴露对神经系统的影响

污　染

- 污染暴露对神经系统的影响
- 污染暴露对肺的影响

废　物

- 废品暴露对皮肤的影响
- 废品暴露对肝脏的影响
- 废品暴露对胃肠道的影响
- 废品暴露对肺的影响

放　疗

- 放射疗法暴露对遗传的影响
- 放射疗法暴露对神经系统的影响
- 放射疗法暴露对免疫系统的影响
- 放射疗法暴露对肿瘤的影响

相关因素

外部因素

- 铺有地毯的地板
- 水受到化学污染
- 年幼儿童出现剥落性脱皮
- 污染控制不足
- 家庭卫生行为不良
- 市政服务不足
- 个人卫生行为不良
- 防护服不足
- 防护服使用不当
- 摄入被污染物质的个体
- 食物受到化学污染
- 在使用环境污染物的地方玩耍
- 非保护性暴露于化学物质
- 非保护性暴露于重金属
- 非保护性暴露于辐射物
- 在家中使用与环境相关的污染物
- 在通风不良的地方使用毒性物质
- 在缺乏有效保护的情况下使用毒性物质

内部因素

- 伴随暴露
- 营养不良
- 吸烟

危险人群

- < 5 岁的儿童
- 经济窘迫的个体
- 暴露于围产期的个体
- 暴露于高污染地区的个体
- 暴露于大气污染的个体
- 暴露于生物恐怖主义的个体
- 暴露于灾难的个体
- 有污染暴露史的个体
- 老年人
- 孕妇
- 女子

相关条件

- 宿疾
- 放射疗法

领域 11 · 分类 4 · 诊断编码 00180

有污染的危险

诊断核心：污染

通过 2006 · 修订 2013、2017 · 证据水平 2.1

定义：容易出现与环境相关的污染物暴露，可能损害健康。

危险因素

外部因素

- 铺有地毯的地板
- 食物受到化学污染
- 水受到化学污染
- 年幼儿童出现剥落性脱皮
- 污染控制不足
- 家庭卫生行为不良
- 市政服务不足
- 个人卫生行为不良
- 防护服不足
- 防护服使用不当
- 摄入被污染物质的个体
- 在使用环境污染物的地方玩耍
- 非保护性暴露于化学物质
- 非保护性暴露于重金属
- 非保护性暴露于辐射物
- 在家中使用与环境相关的污染物
- 在通风不良的地方使用毒性物质
- 在缺乏有效保护的情况下使用毒性物质

内部因素

- 伴随暴露
- 营养不良
- 吸烟

危险人群

- < 5 岁的儿童
- 经济窘迫的个体
- 暴露于围产期的个体
- 暴露于高污染地区的个体
- 暴露于大气污染的个体
- 暴露于生物恐怖主义的个体
- 暴露于灾难的个体
- 有污染暴露史的个体
- 老年人
- 孕妇
- 女子

相关条件

- 宿疾
- 放射疗法

领域 11 · 分类 4 · 诊断编码 00265

有职业性损伤的危险

诊断核心：职业性损伤

通过 2016 · 证据水平 2.1

定义：容易遭受工作相关的意外或疾病，可能损害健康。

危险因素

个　体

- 从人际关系中分心
- 压力过多
- 不合理的使用个人防护设备
- 缺乏知识
- 时间管理技能不足
- 应对策略无效
- 误解信息
- 过度自信的行为
- 心理困扰
- 不健康的习惯
- 不安全的工作行为

未调整的环境因素

- 环境约束
- 暴露于生物制剂
- 暴露于化学制剂
- 暴露于噪声
- 暴露于放射疗法
- 暴露于致畸剂
- 暴露于震动
- 个人防护设备获取不足
- 物理环境不良
- 劳动关系
- 夜班倒白班
- 职业倦怠
- 躯体工作负担
- 倒班

危险人群

- 暴露于极端环境温度的个体

领域 11 · 分类 4 · 诊断编码 00037

有中毒的危险

诊断核：中毒

通过 1980 · 修订 2006、2013、2017 · 证据水平 2.1

定义： 容易意外暴露或摄入过多剂量的药物及危险物品，可能损害健康。

危险因素

外部因素

- 接触危险产品
- 接触被毒性成瘾性物质污染的非法药物
- 接触药物制剂
- 无充分安全保护的职业环境

内部因素

- 认知功能障碍
- 情感障碍过度
- 缺乏药物制剂的知识
- 缺乏毒物预防措施的知识
- 对毒物的预防措施不足
- 神经行为表现
- 未解决的视力不足

领域 11 · 分类 5 · 诊断编码 00218

有碘化造影剂不良反应的危险

诊断核心：碘化造影剂副作用

通过 2010 · 修订 2013、2017 · 证据水平 2.1

定义：在碘化造影剂注射后 7 天内，可发生相关的毒性或副反应，可能损害健康。

危险因素

- 脱水
- 全身无力

危险人群

- 极端年龄的个体
- 有既往使用碘化造影剂副作用史的个体
- 有过敏史的个体

相关条件

- 慢性疾病
- 同时使用药物制剂
- 意识水平下降
- 血管脆弱的个体

领域 11 · 分类 5 · 诊断编码 00217

有过敏反应的危险

诊断核心：过敏反应

通过 2010 · 修订 2013、2017 · 证据水平 2.1

定义：对物质容易出现夸大的免疫应答或反应，可能损害健康。

危险因素

- 暴露于过敏源
- 暴露于环境过敏源
- 暴露于毒性化学制品
- 缺乏避免相关过敏源的知识
- 未注意潜在的过敏源暴露

危险人群

- 有食物过敏史的个体
- 有昆虫叮咬过敏史的个体
- 反复暴露于致敏环境物质的个体

领域 11 · 分类 5 · 诊断编码 00042

有乳胶过敏反应的危险

诊断核心：乳胶过敏反应

通过 1998 · 修订 2006、2013、2017、2020 · 证据水平 2.1

定义：对天然乳胶橡胶产品容易出现高度过敏反应，可能损害健康。

危险因素

- 缺乏避免相关过敏源的知识
- 未注意潜在环境的乳胶暴露
- 未注意潜在的乳胶反应性食品暴露

危险人群

- 经常接触乳胶产品的个体
- 从橡胶瓶盖反复注射的个体
- 有特应性皮炎家族史的个体
- 有乳胶反应史的个体
- 出生后不久即开始接受多次手术的婴儿

相关条件

- 哮喘
- 特应性
- 食物过敏
- 对天然乳胶橡胶蛋白高度敏感
- 多次外科手术
- 一品红植物过敏
- 膀胱疾病

领域 11 · 分类 6 · 诊断编码 00007

体温过高

诊断核心：体温过高

通过 1986 · 修订 2013、2017 · 证据水平 2.2

定义：由于体温调节障碍，体核温度高于正常昼夜体温范围。

定义性特征

- 异常体位
- 呼吸暂停
- 昏迷
- 皮肤潮红
- 低血压
- 婴儿无持续吸吮
- 易激心境
- 昏睡
- 癫痫
- 触摸皮肤温暖
- 目光呆滞
- 心动过速
- 呼吸急促
- 血管舒张

相关因素

- 脱水
- 着装不合适
- 剧烈活动

危险人群

- 暴露于高温环境的个体

相关条件

- 发汗反应减少
- 健康状态受损
- 代谢率增加
- 缺血
- 药物制剂
- 脓毒症
- 创伤

参见分期标准。

领域 11 · 分类 6 · 诊断编码 00006

体温过低

诊断核心：体温过低

通过 1986 · 修订 1988、2013、2017、2020 · 证据水平 2.2

定义：> 28 天的个体的体核温度低于正常昼夜体温范围。

定义性特征

- 手足发绀
- 心动过缓
- 甲床发绀
- 血糖水平下降
- 通气减少
- 高血压
- 低血糖症
- 缺氧
- 代谢率增加
- 耗氧量增加
- 外周血管收缩
- 竖毛
- 寒战
- 触摸皮肤冰冷
- 毛细血管再充盈缓慢
- 心动过速

相关因素

- 饮酒
- 传导散热过多
- 对流散热过多
- 蒸发散热过多
- 辐射散热过多
- 无活动
- 照顾者缺乏预防体温过低的知识
- 衣物不足
- 环境温度低
- 营养不良

危险人群

- 经济窘迫的个体
- 极端年龄的个体
- 体重过重的个体

相关条件

- 下丘脑受损
- 代谢率下降
- 药物制剂
- 放射疗法
- 创伤

参见合理有效的分期标准。

领域 11 · 分类 6 · 诊断编码 00253

有体温过低的危险

诊断核心：体温过低

通过 2013 · 修订 2017、2020 · 证据水平 2.2

定义： 容易出现体温调节障碍，可导致体核温度低于正常昼夜体温范围，可能损害健康。

危险因素

- 饮酒
- 传导散热过多
- 对流散热过多
- 蒸发散热过多
- 辐射散热过多
- 无活动
- 照顾者缺乏预防体温过低的知识
- 衣物不足
- 环境温度低
- 营养不良

危险人群

- 经济窘迫的个体
- 极端年龄的个体
- 体重过重的个体

相关条件

- 下丘脑受损
- 代谢率下降
- 药物制剂
- 放射疗法
- 创伤

参见合理有效的分期标准。

领域 11 · 分类 6 · 诊断编码 00280

新生儿体温过低

诊断核心：体温过低

通过 2020 · 证据水平 3.1

定义：婴儿的体核温度低于正常昼夜体温范围。

定义性特征

- 手足发绀
- 心动过缓
- 血糖水平下降
- 代谢率下降
- 外周血流灌注量减少
- 通气减少
- 高血压
- 低血糖症
- 缺氧
- 需氧量增加
- 维持吸吮的能力不足
- 易怒
- 代谢性酸中毒
- 皮肤苍白
- 外周血管收缩
- 呼吸窘迫
- 触摸皮肤冰冷
- 毛细血管再充盈缓慢
- 心动过速
- 体重增加 < 30 g/d

相关因素

- 母乳喂养延迟
- 新生儿过早沐浴
- 传导散热过多
- 对流散热过多
- 蒸发散热过多
- 辐射散热过多
- 照顾者缺乏预防体温过低的知识
- 衣物不足
- 营养不良

危险人群

- 低出生体重的婴儿
- 0~28 天的新生儿
- 经剖宫产的新生儿
- 青春期母亲所生的新生儿
- 在经济困难的家庭中出生的新生儿
- 暴露于低温环境的新生儿
- 高危院外分娩的新生儿
- 皮下脂肪不足的新生儿
- 体表面积与体重比增加的新生儿
- 非计划院外分娩的新生儿
- 早产的新生儿

相关条件

- 下丘脑受损
- 角质层不成熟
- 肺血管阻力增加
- 药物制剂
- 血管控制无效
- 非战栗产热无效
- 肤色、脉搏、皱眉动作、肌张力和呼吸（APGAR）评分低

参见合理有效的分期标准。

领域 11 · 分类 6 · 诊断编码 00282

有新生儿体温过低的危险

诊断核心：体温过低

通过 2020 · 证据水平 3.1

定义： 容易出现婴儿体核温度低于正常昼夜体温范围，可能损害健康。

危险因素

- 母乳喂养延迟
- 新生儿过早沐浴
- 传导散热过多
- 对流散热过多
- 蒸发散热过多
- 辐射散热过多
- 照顾者缺乏预防体温过低的知识
- 衣物不足
- 营养不良

危险人群

- 低出生体重的婴儿
- 0~28 天的新生儿
- 经剖宫产的新生儿
- 青春期母亲所生的新生儿
- 在经济困难的家庭中出生的新生儿
- 暴露于低温环境的新生儿
- 高危院外分娩的新生儿
- 皮下脂肪不足的新生儿
- 体表面积与体重比增加的新生儿
- 非计划院外分娩的新生儿
- 早产的新生儿

相关条件

- 下丘脑受损
- 角质层不成熟
- 肺血管阻力增加
- 血管控制无效
- 非战栗产热无效
- 肤色、脉搏、皱眉动作、肌张力和呼吸（APGAR）评分低
- 药物制剂

参见合理有效的体温过低分期标准。

领域 11 · 分类 6 · 诊断编码 00254

有围手术期体温过低的危险

诊断核心：围手术期体温过低

通过 2013 · 修订 2017、2020 · 证据水平 2.2

定义：容易出现疏忽性体核温度下降，低于 36 ℃，见于术前 1 小时至术后 24 小时，可能损害健康。

危险因素

- 焦虑
- 体重指数低于同年龄同性别的正常范围
- 环境温度 < 21℃
- 缺乏可用的有效取暖设备
- 未覆盖的伤口区域

危险人群

- 个体年龄 ≥ 60 岁
- 处于层流空气环境中的个体
- 接受麻醉 > 2 小时的个体
- 接受长时间诱导的个体
- 接受开放式手术的个体
- 接受外科手术 > 2 小时的个体
- 美国麻醉医师协会（ASA）躯体状态分类评分 > 1 分的个体
- 终末期肝病模型（MELD）评分高的个体
- 术中失血量增加的个体
- 术中舒张动脉压 < 60 mmHg 的个体
- 术中收缩压 < 140 mmHg 的个体
- 体表面积小的个体
- < 37 周胎龄的新生儿
- 女子

相关条件

- 急性肝衰竭
- 贫血
- 烧伤
- 心血管并发症
- 慢性肾功能不全
- 综合使用局部和全身麻醉
- 神经性障碍
- 药物制剂
- 创伤

领域 11 · 分类 6 · 诊断编码 00008

体温调节无效

诊断核心：体温调节

通过 1986 · 修订 2017 · 证据水平 2.1

定义：体温在过低和过高之间波动。

定义性特征

- 甲床发绀
- 皮肤潮红
- 高血压
- 体温升高超过正常范围
- 呼吸频率加快
- 轻度寒战
- 中度苍白
- 竖毛
- 体温下降低于正常范围
- 癫痫
- 触摸皮肤冰冷
- 触摸皮肤温暖
- 毛细血管再充盈缓慢
- 心动过速

相关因素

- 脱水
- 环境温度波动
- 无活动
- 针对环境相关温度的衣着不当
- 需氧量增加
- 剧烈活动

危险人群

- 体重过重的个体
- 暴露于极端环境温度的个体
- 皮下脂肪供应不足的个体
- 体表面积与体重比增加的个体

相关条件

- 代谢率改变
- 脑损伤
- 影响体温调节的疾病
- 发汗反应减少
- 健康状态受损
- 非战栗产热无效
- 药物制剂
- 镇静状态
- 脓毒症
- 创伤

领域 11 · 分类 6 · 诊断编码 00274

有体温调节无效的危险

诊断核心：体温调节

通过 2016 · 证据水平 2.1

定义：容易出现体温在过低和过高之间波动，可能损害健康。

危险因素

- 脱水
- 环境温度波动
- 无活动
- 针对环境相关温度的衣着不当
- 需氧量增加
- 剧烈活动

危险人群

- 体重过重的个体
- 暴露于极端环境温度的个体
- 皮下脂肪供应不足的个体
- 体表面积与体重比增加的个体

相关条件

- 代谢率改变
- 脑损伤
- 影响体温调节的疾病
- 发汗反应减少
- 健康状态受损
- 非战栗产热无效
- 药物制剂
- 镇静状态
- 脓毒症
- 创伤

领域 12. 舒　适

心理、生理和社会舒适或轻松的感觉。

分类 1. 躯体舒适
健康或轻松和（或）免于疼痛的感觉

编码	诊断	页码
00214	舒适受损	503
00183	愿意改善舒适	504
00134	恶　心	505
00132	急性疼痛	506
00133	慢性疼痛	507
00255	慢性疼痛综合征	509
00256	分娩痛	510

分类 2. 环境舒适
健康或个体环境轻松的感觉

编码	诊断	页码
00214	舒适受损	512
00183	愿意改善舒适	513

分类 3. 社交舒适
健康或个体社交环境轻松的感觉

编码	诊断	页码
00214	舒适受损	514
00183	愿意改善舒适	515
00054	有孤独的危险	515
00053	社交隔离	516

领域 12 · 分类 1 · 诊断编码 00214

舒适受损

诊断核心：舒适

通过 2008 · 修订 2010、2017 · 证据水平 2.1

定义： 感知缺乏躯体、心理精神、环境、文化和（或）社交方面的轻松、安心和超越。

定义性特征

- 焦虑
- 哭泣
- 放松困难
- 表达不适
- 表达对情境不满
- 表达恐惧
- 表达寒冷感
- 表达温暖感
- 表达瘙痒
- 表达心理困扰
- 易激心境
- 呻吟
- 精神运动性焦虑不安
- 报告睡眠 – 觉醒周期改变
- 报告饥饿
- 叹气
- 在环境中不安

相关因素

- 环境控制不足
- 卫生资源不足
- 情境控制不足
- 私密性不足
- 令人不适的环境刺激

相关条件

- 疾病相关症状
- 治疗方案

该诊断被归为分类 1（躯体舒适）、分类 2（环境舒适）和分类 3（社交舒适）。

领域 12 · 分类 1 · 诊断编码 00183

愿意改善舒适

诊断核心：舒适

通过 2006 · 修订 2013 · 证据水平 2.1

定义：一种在躯体、心理精神、环境、文化和（或）社会方面的轻松、安心和超越感，这种感觉可被加强。

定义性特征

- 表达加强舒适的意愿
- 表达加强满足感的意愿
- 表达加强放松的意愿
- 表达加强解决抱怨的意愿

该诊断被归为分类 1（躯体舒适）、分类 2（环境舒适）和分类 3（社交舒适）。

领域 12 · 分类 1 · 诊断编码 00134

恶　心

诊断核心：恶心

通过 1998 · 修订 2002、2010、2017 · 证据水平 2.1

定义：喉部和胃部不适感的主观现象，可能引起或不引起呕吐。

定义性特征

- 恶食
- 窒息感
- 唾液分泌增加
- 吞咽增加
- 酸味

相关因素

- 焦虑
- 毒性物质暴露
- 恐惧
- 有毒的味道
- 不愉快的感官刺激

危险人群

- 孕妇

相关条件

- 腹部肿瘤
- 生化现象改变
- 食管疾病
- 胃扩张
- 胃肠道激惹
- 颅内高压
- 迷路炎
- 肝包膜拉伸
- 局部肿瘤
- 梅尼埃病
- 脑膜炎
- 运动病
- 胰腺疾病
- 药物制剂
- 心理障碍
- 脾包膜拉伸
- 治疗方案

领域 12・分类 1・诊断编码 00132

急性疼痛

诊断核心：疼痛

通过 1996・修订 2013・证据水平 2.1

定义：与现存或潜在组织损伤，或描述为类似损伤相关的不愉快感和情绪体验（International Association for the Study of Pain）；突然或缓慢发生，可出现由轻到重的任何程度，具有预期或可预测的结局，持续时间少于 3 个月。

定义性特征

- 生理参数改变
- 食欲改变
- 出汗
- 注意力分散的行为
- 对无法进行语言沟通者，采用标准化疼痛行为清单获得疼痛证据
- 表达行为
- 疼痛的面部表情
- 绝望
- 缩小聚焦点
- 置于缓解疼痛的体位
- 保护行为
- 代理人报告活动改变
- 代理人报告疼痛行为
- 瞳孔放大
- 采用标准化疼痛量表报告疼痛程度
- 采用标准化疼痛评估工具报告疼痛特征
- 自我关注

相关因素

- 生物致伤因素
- 化学物质使用不当
- 躯体致伤因素

领域 12 · 分类 1 · 诊断编码 00133

慢性疼痛

诊断核心：疼痛

通过 1986 · 修订 1996、2013、2017 · 证据水平 2.1

定义：与现存或潜在组织损伤，或描述为类似损伤相关的不愉快感和情绪体验（International Association for the Study of Pain）；突然或缓慢发生，可出现由轻到重的任何程度，持续或反复出现，不伴有预期或可预测的结局，持续时间大于 3 个月。

定义性特征

- 持续活动能力改变
- 厌食
- 对无法进行语言沟通者，采用标准化疼痛行为清单获得疼痛证据
- 表达疲乏
- 疼痛的面部表情
- 代理人报告活动改变
- 代理人报告疼痛行为
- 报告睡眠 – 觉醒周期改变
- 采用标准化疼痛量表报告疼痛程度
- 采用标准化疼痛评估工具报告疼痛特征
- 自我关注

相关因素

- 体重指数高于同年龄同性别的正常范围
- 疲乏
- 性型态无效
- 致伤因素
- 营养不良
- 使用电脑的时间延长
- 心理困扰
- 反复持重物
- 社交隔离
- 全身震动

危险人群

- 个体年龄 > 50 岁
- 有被虐待史的个体
- 有割礼史的个体
- 有过度负债史的个体
- 有静态工作姿势史的个体
- 有物质滥用史的个体
- 有剧烈运动史的个体
- 女子

相关条件

- 骨折
- 中枢神经系统致敏
- 慢性肌肉骨骼疾病
- 挫伤
- 挤压综合征
- 肿瘤
- 神经压迫综合征
- 神经系统疾病
- 创伤后相关疾病
- 神经递质、神经调节剂和受体失衡
- 免疫系统疾病
- 代谢异常
- 先天遗传病
- 缺血
- 皮质醇水平长期升高
- 软组织损伤
- 脊髓损伤

领域 12 · 分类 1 · 诊断编码 00255

慢性疼痛综合征

诊断核心：慢性疼痛综合征

通过 2013 · 修订 2020 · 证据水平 2.2

定义：反复发生或顽固性疼痛，持续至少 3 个月，显著影响日常功能或健康。

定义性特征

- 焦虑（00146）
- 便秘（00011）
- 睡眠型态紊乱（00198）
- 疲乏（00093）
- 恐惧（00148）
- 情绪调节受损（00241）
- 躯体移动障碍（00085）
- 失眠（00095）
- 社交隔离（00053）
- 压力过多（00177）

相关因素

- 体重指数高于同年龄同性别的正常范围
- 害怕疼痛
- 回避恐惧的信念
- 缺乏疼痛管理行为的知识
- 负性情感
- 睡眠障碍

领域 12 · 分类 1 · 诊断编码 00256

分娩痛

诊断核心：分娩痛

通过 2013 · 修订 2017、2020 · 证据水平 2.2

定义：从愉快到不愉快的感觉和情感体验变化，和分娩有关。

定义性特征

- 血压改变
- 心率改变
- 肌肉紧张度改变
- 神经内分泌功能改变
- 呼吸速率改变
- 泌尿功能改变
- 焦虑
- 食欲改变
- 出汗
- 注意力分散的行为
- 表达行为
- 疼痛的面部表情
- 缩小聚焦点
- 恶心
- 会阴部受压
- 置于缓解疼痛的体位
- 保护行为
- 瞳孔放大
- 报告睡眠 – 觉醒周期改变
- 自我关注
- 子宫收缩
- 呕吐

相关因素

行为因素

- 液体摄入不足
- 仰卧位

认知因素

- 害怕分娩
- 缺乏分娩的知识
- 应对分娩痛的准备不足
- 低自我效能
- 感知分娩痛是非生产性的
- 感知分娩痛是负性的
- 感知分娩痛是有威胁的
- 感知分娩痛是不自然的
- 感知疼痛有意义

社会因素

- 决策干扰
- 无支持作用的陪伴

未调整的环境因素

- 产房嘈杂
- 产房过度拥挤
- 动荡的环境

危险人群

- 分娩期间经历紧急情境的女子
- 来自对分娩痛持负面看法的文化背景的女子
- 在基于疾病的医疗保健系统中分娩的女子
- 母亲文化程度高的女子
- 有孕前痛经史的女子
- 童年期有性虐待史的女子
- 无支持性陪伴的女子

相关条件

- 宫颈扩张
- 抑郁
- 胎儿娩出
- 母亲特质焦虑高
- 规定的移动限制
- 分娩时间延长

领域 12 · 分类 2 · 诊断编码 00214

舒适受损

诊断核心：舒适

通过 2008 · 修订 2010、2017 · 证据水平 2.1

定义：感知缺乏躯体、心理精神、环境、文化和（或）社交方面的轻松、安心和超越。

定义性特征

- 焦虑
- 哭泣
- 放松困难
- 表达不适
- 表达对情境不满
- 表达恐惧
- 表达寒冷感
- 表达温暖感
- 表达瘙痒
- 表达心理困扰
- 易激心境
- 呻吟
- 精神运动性焦虑不安
- 报告睡眠 – 觉醒周期改变
- 报告饥饿
- 叹气
- 在环境中不安

相关因素

- 环境控制不足
- 卫生资源不足
- 情境控制不足
- 私密性不足
- 令人不适的环境刺激

相关条件

- 疾病相关症状
- 治疗方案

该诊断被归为分类 1（躯体舒适）、分类 2（环境舒适）和分类 3（社交舒适）。

领域 12 · 分类 2 · 诊断编码 00183

愿意改善舒适

诊断核心：舒适

通过 2006 · 修订 2013 · 证据水平 2.1

定义：一种在躯体、心理精神、环境、文化和（或）社会方面的轻松、安心和超越感，这种感觉可被加强。

定义性特征

- 表达加强舒适的意愿
- 表达加强满足感的意愿
- 表达加强放松的意愿
- 表达加强解决抱怨的意愿

该诊断被归为分类 1（躯体舒适）、分类 2（环境舒适）和分类 3（社交舒适）。

领域 12 · 分类 3 · 诊断编码 00214

舒适受损

诊断核心：舒适

通过 2008 · 修订 2010、2017 · 证据水平 2.1

定义：感知缺乏躯体、心理精神、环境、文化和（或）社交方面的轻松、安心和超越。

定义性特征

- 焦虑
- 哭泣
- 放松困难
- 表达不适
- 表达对情境不满
- 表达恐惧
- 表达寒冷感
- 表达温暖感
- 表达瘙痒
- 表达心理困扰
- 易激心境
- 呻吟
- 精神运动性焦虑不安
- 报告睡眠 – 觉醒周期改变
- 报告饥饿
- 叹气
- 在环境中不安

相关因素

- 环境控制不足
- 卫生资源不足
- 情境控制不足
- 私密性不足
- 令人不适的环境刺激

相关条件

- 疾病相关症状
- 治疗方案

该诊断被归为分类 1（躯体舒适）、分类 2（环境舒适）和分类 3（社交舒适）。

领域 12 · 分类 3 · 诊断编码 00183

愿意改善舒适

诊断核心：舒适

通过 2006 · 修订 2013 · 证据水平 2.1

定义：一种在躯体、心理精神、环境、文化和（或）社会方面的轻松、安心和超越感，这种感觉可被加强。

定义性特征

– 表达加强舒适的意愿

– 表达加强满足感的意愿

– 表达加强放松的意愿

– 表达加强解决抱怨的意愿

该诊断被归为分类 1（躯体舒适）、分类 2（环境舒适）和分类 3（社交舒适）。

领域 12 · 分类 3 · 诊断编码 00054

有孤独的危险

诊断核心：孤独

通过 1994 · 修订 2006、2013 · 证据水平 2.1

定义：易于出现与期望或需要与他人更多接触相关的不适，可能损害健康。

危险因素

– 情感剥夺

– 情绪剥夺

– 躯体隔离

– 社交隔离

领域 12 · 分类 3 · 诊断编码 00053

社交隔离

诊断核心：社交孤立

通过 1982 · 修订 2017、2020 · 证据水平 3.1

定义： 缺乏与积极、持久和重要的人际关系相联系的感觉的状态。

定义性特征

- 躯体外表改变
- 表达疏远
- 表达对他人的尊重不满意
- 表达对社交关系不满意
- 表达对社会支持不满意
- 表达孤独
- 情感淡漠
- 敌对
- 满足他人期望的能力受损
- 社交活动水平低
- 与他人互动最少化
- 专注于自己的想法
- 无目的
- 眼神交流减少
- 报告感觉与他人不同
- 报告在公共场合无安全感
- 悲伤的情感
- 他人强加的隔离
- 社会行为与文化规范不一致
- 社交退缩

相关因素

- 认知功能障碍
- 建立满意的互惠人际关系困难
- 执行日常生活活动困难
- 分享个人生活期望困难
- 害怕犯罪
- 害怕交通堵塞
- 躯体移动障碍
- 缺乏心理社会支持系统
- 社交技能不足
- 社会支持不足
- 运输不足
- 低自尊
- 对支持系统的负性感知
- 神经行为表现
- 价值观与文化规范不一致

危险人群

- 经济窘迫的个体
- 有被拒绝史的个体

- 移民
- 经历社会角色改变的个体
- 经历丧失重要他人的个体
- 独居的个体
- 生活远离重要他人的个体
- 转移至陌生地点的个体
- 有创伤事件史的个体
- 家庭成员患病的个体
- 没有孩子的个体
- 被机构化的个体
- 老年人
- 丧偶的个体

相关条件

- 慢性疾病
- 认知障碍

领域 13. 生长 / 发育

经过重要发展阶段的躯体维度、器官系统成熟和（或）进展的适龄增加。

分类 1. 生　长
躯体维度或器官系统的成熟度增加

分类 2. 发　育
通过生命过程中一系列公认的里程碑式进展或倒退

领域 13 · 分类 2 · 诊断编码 00314

儿童发育迟滞

诊断核心：发展

通过 2020 · 证据水平 2.3

定义：在预期时间内持续达不到重要发展阶段的儿童。

定义性特征

- 执行同年龄段典型认知技能持续存在困难
- 执行同年龄段典型语言技能持续存在困难
- 执行同年龄段典型运动技能持续存在困难
- 执行同年龄段典型社会心理技能持续存在困难

相关因素

婴儿或儿童因素

- 接触卫生人员的机会不足
- 缺乏依恋行为
- 刺激不当
- 未解决的虐待
- 未解决的心理忽视

照顾者因素

- 焦虑
- 可用的情感支持减少
- 抑郁症状
- 压力过多
- 未解决的家庭暴力

危险人群

- 0~9 岁的儿童
- 在经济困难的家庭中出生的儿童
- 暴露于社区暴力的儿童
- 暴露于环境污染物的儿童
- 照顾者有发育障碍的儿童
- 母亲产前护理不当的儿童
- 低于同年龄同性别正常生长标准的儿童
- 机构化的儿童
- 低出生体重的婴儿
- 早产的婴儿

相关条件

- 产前应用的药物制剂
- 先天性疾病
- 抑郁
- 先天遗传病
- 母亲精神障碍
- 母亲躯体患病
- 产前物质滥用
- 感觉障碍

建议使用有效、可靠、标准化的发展评估量表。

领域 13 · 分类 2 · 诊断编码 00305

有儿童发育迟滞的危险

诊断核心：发展

通过 2020 · 证据水平 2.3

定义：容易在预期时间内达不到重要发展阶段的儿童。

危险因素

婴儿或儿童因素

- 接触卫生人员的机会不足
- 缺乏依恋行为
- 刺激不当
- 未解决的心理忽视

照顾者因素

- 焦虑
- 可用的情感支持减少
- 抑郁症状
- 压力过多
- 未解决的家庭暴力

危险人群

- 0~9 岁的儿童
- 在经济困难的家庭中出生的儿童
- 暴露于社区暴力的儿童
- 暴露于环境污染物的儿童
- 照顾者有发育障碍的儿童
- 母亲产前护理不当的儿童
- 低于同年龄同性别正常生长标准的儿童
- 机构化的儿童
- 低出生体重的婴儿
- 早产的婴儿

相关条件

- 产前应用的药物制剂
- 先天性疾病
- 抑郁
- 先天遗传病
- 母亲精神障碍
- 母亲躯体患病
- 产前物质滥用
- 感觉障碍

领域 13 · 分类 2 · 诊断编码 00315

婴儿运动发育迟滞

诊断核心：运动发育

通过 2020 · 证据水平 3.1

定义：持续达不到与骨骼、肌肉的正常增强以及移动和触摸周围环境的能力相关的重要发展阶段的个体。

定义性特征

- 抬头困难
- 维持头位困难
- 拿块状物困难
- 自行站立困难
- 翻身困难
- 在支撑下就座困难
- 在无支撑下就座困难
- 辅助站立困难
- 移动物体困难
- 手膝爬行困难
- 不参加活动
- 不开始活动

相关因素

婴儿因素

- 感觉处理困难
- 好奇心不足
- 主动性不足
- 持久性不足

照顾者因素

- 对照护婴儿焦虑
- 怀抱婴儿的时间过长
- 不允许婴儿选择躯体活动
- 不允许婴儿选择玩具
- 不鼓励婴儿抓握
- 不鼓励婴儿接触
- 不鼓励婴儿与其他儿童尽情玩耍
- 不让婴儿参与有关身体部位的游戏
- 不讲授动作词汇
- 婴儿的精细运动玩具不足
- 婴儿的粗大运动玩具不足
- 婴儿刺激期的间隔时间不足
- 仅限婴儿置于俯卧位
- 产妇的产后抑郁症状
- 对婴儿气质的负性感知
- 过度刺激婴儿
- 感知不能照护婴儿

危险人群

- 男孩
- 0~12 个月的婴儿
- 在经济困难的家庭中出生的婴儿
- 在大家庭中出生的婴儿
- 父母文化程度低的婴儿
- 低于同年龄同性别正常生长标准的婴儿
- 低出生体重的婴儿
- 重症监护病房的婴儿
- 在物理空间不足的家庭中生活的婴儿
- 母亲产前膳食不足的婴儿
- 早产的婴儿
- 住院期间未接受物理治疗的早产婴儿

相关条件

- 5 分钟肤色、脉搏、皱眉动作、肌张力和呼吸（APGAR）评分 < 7 分
- 产前的药物制剂
- 复杂的病症
- 未能茁壮成长
- 妊娠晚期母亲贫血
- 妊娠早期母亲心理健康障碍
- 母亲孕前肥胖
- 新生儿戒断综合征
- 神经发育障碍
- 未足月的婴儿产后感染
- 感觉障碍

领域 13 · 分类 2 · 诊断编码 00316

有婴儿运动发育迟滞的危险

诊断核心：运动发育

通过 2020 · 证据水平 3.1

定义：容易出现持续达不到与骨骼、肌肉的正常增强以及移动和触摸周围环境的能力相关的重要发展阶段的个体。

危险因素

婴儿因素

- 感觉处理困难
- 好奇心不足
- 主动性不足
- 持久性不足

照顾者因素

- 对照护婴儿焦虑
- 怀抱婴儿的时间过长
- 不允许婴儿选择玩具
- 不鼓励婴儿抓握
- 不鼓励婴儿接触
- 不鼓励婴儿与其他儿童尽情玩耍
- 不让婴儿参与有关身体部位的游戏
- 不讲授动作词汇
- 婴儿的精细运动玩具不足
- 婴儿的粗大运动玩具不足
- 婴儿刺激期的间隔时间不足
- 仅限婴儿置于俯卧位
- 产妇的产后抑郁症状
- 对婴儿气质的负性感知
- 过度刺激婴儿
- 感知不能照护婴儿

危险人群

- 男婴
- 0~12 个月的婴儿
- 在经济困难的家庭中出生的婴儿
- 在大家庭中出生的婴儿
- 父母文化程度低的婴儿
- 重症监护病房的婴儿
- 在物理空间不足的家庭中生活的婴儿
- 母亲产前膳食不足的婴儿
- 低于同年龄同性别正常生长标准的婴儿
- 低出生体重的婴儿
- 早产的婴儿
- 住院期间未接受物理治疗的早产婴儿

相关条件

- 5 分钟肤色、脉搏、皱眉动作、肌张力和呼吸（APGAR）评分 <7 分
- 产前的药物制剂
- 复杂的病症
- 新生儿戒断综合征
- 神经发育障碍
- 未能茁壮成长
- 妊娠晚期母亲贫血
- 妊娠早期母亲心理健康障碍
- 母亲孕前肥胖
- 未足月的婴儿产后感染
- 感觉障碍